2020 版

中国麻醉学
快捷指南

中华医学会麻醉学分会　编
总负责人　黄宇光　邓小明

U0376242

人民卫生出版社
·北京·

图书在版编目（CIP）数据

2020 版中国麻醉学快捷指南 / 中华医学会麻醉学分会编 . —北京：人民卫生出版社，2023.8
ISBN 978-7-117-34903-1

Ⅰ. ①2⋯ Ⅱ. ①中⋯ Ⅲ. ①麻醉学 – 指南 Ⅳ.
①R614-62

中国国家版本馆 CIP 数据核字（2023）第 101128 号

人卫智网	www.ipmph.com	医学教育、学术、考试、健康，购书智慧智能综合服务平台
人卫官网	www.pmph.com	人卫官方资讯发布平台

2020 版中国麻醉学快捷指南
2020 Ban Zhongguo Mazuixue Kuaijie Zhinan

编　　写：中华医学会麻醉学分会
出版发行：人民卫生出版社（中继线 010-59780011）
地　　址：北京市朝阳区潘家园南里 19 号
邮　　编：100021
E - mail：pmph @ pmph.com
购书热线：010-59787592　010-59787584　010-65264830
印　　刷：三河市国英印务有限公司
经　　销：新华书店
开　　本：787 × 1092　1/32　印张：19
字　　数：328 千字
版　　次：2023 年 8 月第 1 版
印　　次：2023 年 9 月第 1 次印刷
标准书号：ISBN 978-7-117-34903-1
定　　价：69.00 元

打击盗版举报电话：010-59787491　E-mail：WQ @ pmph.com
质量问题联系电话：010-59787234　E-mail：zhiliang @ pmph.com
数字融合服务电话：4001118166　E-mail：zengzhi @ pmph.com

编者名单

总负责人

黄宇光 邓小明

负责人
(以姓氏笔画为序)

于布为	马 虹	王天龙	王月兰	王东信
王英伟	王国林	方向明	邓小明	左明章
田 鸣	令狐恩强	朱 涛	刘 进	米卫东
李天佐	李师阳	李兆申	杨建军	吴新民
张铁铮	陈向东	俞卫锋	姚尚龙	徐军美
郭向阳	黄文起	黄宇光	葛衡江	董补怀
韩如泉	喻 田	熊利泽	薛张纲	

执笔人
(以姓氏笔画为序)

刁玉刚	于春华	万 里	万小健	马 骏
马亚群	王 军	王 庚	王 晟	王 强
王 锷	王天龙	王月兰	王东信	王志萍
王秀丽	王颖林	仓 静	卞金俊	孔 昊
邓小明	卢志方	冯 帅	刘志强	刘秀珍
刘艳红	刘海洋	闫 婷	许 力	阮 潋
孙 立	孙月明	孙永涛	孙绪德	严 敏

3

苏　帆　李　民　李　旭　李　茜　李天佐
李云丽　李文志　李文献　李兆申　李金宝
李诗月　杨建军　肖　玮　吴　震　吴新民
余　琼　余剑波　邹望远　张加强　张利东
张良成　陆智杰　陈向东　陈国忠　陈新忠
林献忠　欧阳文　罗天元　赵　磊　胡春晓
段开明　姚伟瑜　袁　素　袁红斌　耿智隆
夏中元　晏馥霞　倪东妹　徐　懋　徐子锋
徐军美　徐美英　徐道杰　高　卉　高子军
高成杰　郭　英　梅　伟　曹学照　龚亚红
麻伟青　梁　发　董海龙　喻　田　鲁开智
谢　旻　谢克亮　路志红　蔡宏伟　廖　炎
薄禄龙　穆东亮

参编人员
（以姓氏笔画为序）

刁玉刚　于布为　于红刚　于金贵　于泳浩
于春华　万　里　马　虹　马　爽　马　琳
马正良　马龙先　马汉祥　马亚群　马武华
马建兵　马艳丽　马璐璐　王　云　王　龙
王　庚　王　俊　王　洁　王　振　王　晟
王　晖　王　锋　王　强　王　锷　王月兰
王古岩　王东信　王邦茂　王秀丽　王国年
王国林　王学军　王建珍　王春艳　王洛伟
王海云　王雪花　王焕亮　王朝东　戈之铮
毛卫克　公茂伟　仓　静　卞金俊　方　莹
方向明　尹　岭　尹万红　邓　萌　邓小明

艾米娜　　　古丽拜尔·努尔　　左云霞　　左明章
石　娜　　　石翙飒　　　龙　波　　　申　乐　　　田　婧
田　毅　　　白晓光　　　令狐恩强　　冯　艺　　　冯　霞
冯泽国　　　曲　元　　　吕　欣　　　吕建瑞　　　吕艳霞
吕黄伟　　　朱　涛　　　朱　辉　　　乔　晖　　　任　旭
华　震　　　刘　进　　　刘　雅　　　刘　靖　　　刘　毅
刘子嘉　　　刘友坦　　　刘存志　　　刘存明　　　刘克玄
刘秀珍　　　刘学胜　　　刘孟洁　　　刘春元　　　刘艳红
刘菊英　　　刘鸿毅　　　刘敬臣　　　刘新伟　　　米卫东
江　伟　　　江　来　　　安立新　　　许　力　　　许　华
许　楠　　　许　鹏　　　孙　立　　　孙玉明　　　孙志荣
孙绪德　　　孙新宇　　　纪　方　　　严　敏　　　苏　帆
苏金华　　　杜奕奇　　　李　民　　　李　刚　　　李　军
李　羽　　　李　林　　　李　洪　　　李　娟　　　李　博
李　锐　　　李　皓　　　李九会　　　李天佐　　　李文志
李文献　　　李延青　　　李利彪　　　李佩盈　　　李金宝
李胜华　　　李恩有　　　李爱媛　　　李雪杰　　　杨　东
杨　艳　　　杨　瑞　　　杨宇光　　　杨金凤　　　杨建军
杨婉君　　　肖　玮　　　时文珠　　　时鹏才　　　吴水晶
吴多志　　　吴安石　　　吴林格尔　　吴黄辉　　　吴新民
何文政　　　何祥虎　　　余中良　　　余喜亚　　　角述兰
邹晓平　　　冷玉芳　　　闵　苏　　　汪　晨　　　沈晓凤
宋　青　　　宋丹丹　　　宋兴荣　　　张　卫　　　张　兰
张　军　　　张　宏　　　张　洁　　　张　砡　　　张　野
张　惠　　　张　毅　　　张小兰　　　张加强　　　张西京
张利东　　　张秀华　　　张良成　　　张昊鹏　　　张育民
张宗泽　　　张诗海　　　张孟元　　　张晓莹　　　张铁铮

张鸿飞　张澍田　陆智杰　陈　君　陈　果
陈　菲　陈　敏　陈　雯　陈力勇　陈万生
陈卫刚　陈幼祥　陈向东　陈绍辉　陈彦青
陈莲华　陈家伟　陈骏萍　陈新忠
努尔比艳·克尤木　拉巴次仁　林雪梅　林献忠
欧阳文　易　杰　易　斌　罗　艳　金晓红
金震东　周建新　郑　宏　郑晓春　郑跃英
宛新建　赵　平　赵　峰　赵　凌　赵　娴
赵　辉　赵　晶　赵　璇　赵广超　赵世军
赵国庆　郝阳泉　郝建华　胡　冰　胡　兵
胡　彬　思永玉　钟　良　段福建　俞卫锋
姜　虹　类维富　娄景盛　姚尚龙　秦再生
袁世荧　袁红斌　贾慧群　顾　伟　顾小萍
顾卫东　顾尔伟　柴小青　党　彤　倪　诚
倪东妹　倪新莉　皋　源　徐　庆　徐　红
徐　波　徐　懋　徐世琴　徐仲煌　徐军美
徐国海　徐建国　徐桂萍　徐宵寒　徐铭军
高　和　高　峰　高　鸿　高　巍　高升润
高昌俊　高钰琪　郭　旭　郭　政　郭　航
郭　强　郭　睿　郭　澄　郭永清　郭曲练
郭向阳　郭忠宝　唐　帅　唐　红　唐　希
唐　君　唐天云　诸杜明　陶坤明　黄文起
黄宇光　黄绍强　黄焕森　黄雄庆　梅　伟
曹定睿　曹铭辉　戚思华　麻伟青　康　焰
章放香　阎文军　屠伟峰　彭勇刚　葛圣金
葛衡江　董海龙　蒋　鑫　韩东吉　韩如泉
韩建阁　景向红　喻　田　黑子清　智发朝

嵇　晴　嵇富海　程守全　程明华　舒海华
鲁开智　曾庆繁　谢宇颖　谢克亮　解雅英
蔡一榕　裴　凌　裴丽坚　缪长虹　樊理华
薛纪秀　薛张纲　薛荣亮　薛富善　冀　明
穆东亮　衡新华　戴茹萍　魏　来　魏　珂
魏　蔚　魏新川

总负责人助理

龚亚红　薄禄龙

麻醉学是一门医学科学,更是一门艺术。科学意味着尊重规律,艺术意味着人文规范。麻醉学指南与专家共识的制定与更新,是总结麻醉学领域新时期发展的科学规律和临床规范,为麻醉学科进一步发展提供动力源泉。

中华医学会麻醉学分会一直致力于制定、更新、推广麻醉学临床实践的相关指南或专家共识,至今已在专业医学刊物上正式发表了数十部。吴新民教授在任中华医学会麻醉学分会第九届主任委员期间,启动了我国麻醉学指南与专家共识的制定工作,为我国麻醉学临床实践的规范迈出了一大步;于布为教授接任后继续积极推动这项工作并启动了麻醉学快捷指南的制定工作,2015 年出版的《2014 版中国麻醉学快捷指南》,共包含了 32 部快捷指南。

中华医学会麻醉学分会第十三届委员会进一步吸收近年来临床研究的最新证据,结合当前麻醉学领域内的新技术、方法和成果,围绕切实关乎患者围手术期结局的临床问题,深入开展相关指南与专家共识的修订/制定工作。此次更新/制定出版的《2020 版中国麻醉学快捷指南》共 46 部,力求特色创新:其一,理论与实践紧密结合,涵盖麻醉学各亚专业领域,在老年患者围手术期管理、无痛诊疗、分娩镇痛、急慢性疼痛诊疗、重症医学、超声应用等专题领域,提供了大量可供参照的证据建议;其二,紧密围绕新问题,如战创伤麻醉管理等,满足现实需求,具有临床新意。

中华医学会麻醉学分会致力于指南与专家共识的宣教与推广,通过学术讲座、专题学习等多种形式,激发广大麻醉学临床工作者"学习指南、理解指南、应用指南"的热情,切实将当前对患者最有利的医疗行为规范付诸应用于临床实践,保证患者围手术期安全,提高临床麻醉业务水平与质量,最终使广大手术麻醉患者从中受益。麻醉学快捷指南便于临床应用实践,也将成为麻醉科住院医师和带教老师的良师益友。相信《2020 版中国麻醉学快捷指南》将在麻醉科医师的临床实践、继续教育与住院医师规范化培训过程中发挥应有的促进作用。

在本书编写过程中,我们得到了众多麻醉学前辈无私的关怀、大力的支持与细致的指导。在此,衷心地向尊敬的麻醉学前辈们致敬!对参与编写本书的所有专家和中青年学者们表示诚挚的感谢!正是我们团队的精诚合作和共同努力保障了本书的高质量出版。尤其感谢人民卫生出版社编辑团队,为保证本书的顺利出版做出了大量严谨细致、高效勤恳的工作。

我们深知,高质量指南的形成,需建立在

大量高质量的临床试验基础上。近 5 年来,中国麻醉科医师在国际权威期刊上发表的临床试验逐年增多,这为指南的制定提供了重要支撑。临床指南和专家共识的制定工作,是一项科学严肃的系统工程。这既要求我们注重全面收集文献,对文献质量与临床证据进行分类和分级,又必须遵循一定的循证医学原理和方法。希望广大麻醉科同道在应用本书所列快捷指南的同时,不断思考实践,探索求证,从中积累自身的临床经验,为麻醉学指南与专家共识不断更新提供中国方案、中国证据。

　　快捷指南的制定可能无法全面客观地涵盖所有推荐建议,所收录的快捷指南并非法律文件,因此在临床上并不具备强制性,亦不作为医学责任认定和判断的依据,谨此说明。

黄宇光　邓小明

2021 年 8 月 23 日

目 录

1. 麻醉科质量控制快捷指南

马 虹　马 爽　王国林　王学军　仓 静　方向明
邓小明　米卫东　李天佐(执笔人)　杨建军　闵 苏
张 卫　张 惠　陈 果　思永玉　姚尚龙　柴小青
　黄宇光(负责人)　董海龙　黑子清　鲁开智

目 录

　　本共识修订由国家麻醉专业质控中心、中华医学会麻醉学分会(Chinese Society of Anesthesiology,CSA)常委和CSA麻醉质量管理学组共同完成。适用于具有麻醉科建制的各级医疗机构(包括公立及非公立医疗机构)。

　　共识要求的层级表述:①高度推荐:为确保患者安全的最低要求标准,任一级医疗机构的麻醉科均应达到该要求;②推荐:尽可能创造条件满足,尤其是三级医疗机构麻醉科;③建议:是相对较高层级的要求,为大型医院麻醉科应该达到的标准。

一、基本要求

(一) 总体要求

1. 麻醉科临床业务范围　麻醉科临床业务范围涉及临床麻醉、重症监护治疗、疼痛诊疗、急救复苏等门(急)诊和住院服务(推荐)。麻醉科应不断拓展服务范围,并将所有临床服务纳入到质量控制范畴。

2. 质量控制管理组织机构　麻醉科应设立"麻醉科质量与安全工作小组"(高度推荐)。科主任(或科室负责人)为质量控制与安全管理的第一责任人。应有专人负责麻醉质控相关报表及文档管理(高度推荐)。定期开展麻醉质量评估,将麻醉严重并发症的预防措施与控制指标作为科室质量安全管理与评价的重点内容(推荐)。

3. 信息化系统建设(推荐)　建立麻醉信息系统并纳入医院信息管理系统,对涉及麻醉质量的相关指标建立月和年度统计档案,并促进各项指标不断改进和提高。

4. 环境风险评估与控制(高度推荐)　评估环境风险因素对患者和工作人员安全的影响并有针对性地进行管控。

5. 应急突发事件管理(高度推荐)　建立并

不断完善麻醉科应急突发事件管理制度,评估并尽可能完善处理突发事件的软硬件条件,并加强人员培训和演练,不断优化流程和各类应急预案,持续提高患者安全和麻醉科抵御风险的能力。

(二)人员要求

1. 人员资质管理

(1)从事临床麻醉及相关工作的医护人员应具有相应的资格证书、执业证书或相关岗位培训的合格证书,且定期考核合格(高度推荐)。

(2)按照医疗机构的分级实行相应的麻醉科医师资格分级授权管理制度(建议),定期对麻醉科医师执业能力评价和再授权,并有相关记录(建议)。

2. 麻醉科人员配备

(1)麻醉科医师配备(推荐):三级综合医院麻醉科医师和手术科室医师比例逐步达到1∶3。二级及以下综合医院可根据诊疗情况合理确定比例,但不低于1∶5。专科医院以满足医疗服务需求为原则合理确定比例。开设疼痛病房的医院,疼痛病房医师与实际开放床位之比≥0.3∶1,且能满足临床工作需要。开设麻醉重症监护治疗病房(anesthesia intensive care unit,AICU)的医院,医师人数与床位数之比≥0.5∶1。手术室外麻醉及门诊需另外配备人员。

(2)麻醉科护士配备(推荐):手术室、麻醉相关门诊或普通病房护士配备参照有关文件。配合开展围手术期工作的麻醉科护士与麻醉科医师的比例原则上≥0.5∶1;手术间麻醉护士与实际开放手术间数量比≥0.5∶1;麻醉后监护治疗室(postanesthesia care unit,PACU)护士与PACU恢复室实际开放床位比≥1∶1;开设AICU的三级医院,护士人数与床位数之比≥3∶1(二级医院≥2∶1),至少有1名在麻醉科或重症监护岗位工作3年及以上、具有中级及以上职称的护理人员(推荐)。

(3)根据科室规模及工作负荷相应配置科学研究、信息管理、仪器及物资管理维护等专业人员(建议)。

3. 岗位职责与人员培训　建立并履行各级各类人员岗位职责,相关人员应知晓本岗位的履职要求(高度推荐)。配备相应的设施、资金和时间用于专业培训(建议)。制订各级各类人员培训方案(推荐)。不断加强并完善住院医师规范化培训基地的规范化建设(高度推荐),确保住院医师培训的时间和待遇(高度推荐)。基层医院麻醉科应采取多种方式持续加强麻醉科医师的培训,不断提高接受大型医院培训的人员比例(推荐)。

(三) 设备设施及耗材管理要求

1. 设备设施管理

(1)麻醉科应设专人(可兼职)负责麻醉科仪器设备的日常质控、检查、保养、报修和消毒

(高度推荐)。贵重仪器应建立使用档案,包括购买时间、价格、验收报告、启用时间、使用说明书、维修记录等内容(推荐)。

（2）所有仪器设备应定期检查,其中麻醉机、监护仪等设备每日麻醉前均需检查,保证处于完好状态且随时备用(高度推荐)。

（3）按要求对设备、设施(如中心供氧、中心负压吸引、麻醉废气等)进行质量检查。制定设备出现突发故障时的应急预案和措施,确保患者安全(高度推荐)。

2. 设备配备(表1-1)

3. 麻醉耗材管理要求(高度推荐)　建立麻醉耗材管理制度,指定专人负责。

（四）麻醉药品管理

1. 麻醉科应确保患者基本安全的药品配备(高度推荐)。

2. 制定麻醉药品管理制度(高度推荐),实行基数管理。应有医院职能部门的督导、检查、总结、反馈记录,并有改进措施。

3. 不断加强管制类药品的全程管控(高度推荐),完善和提升智能化药品管理体系(建议)。有条件的医疗机构,提倡由药剂科对围手术期用药进行管控(建议)。

4. 建立新药使用管理制度(高度推荐),确保科室新药使用的安全性。

5. 抢救药品应由专人负责,所有药品要定期清查有效期,及时进行补充和更换(高度

表 1-1　麻醉科不同场所设备配备及其推荐等级

设备设施名称	麻醉单元	公共区域	准备室/诱导室	PACU	AICU	门诊	专科病房
高流量（>10L/min）供氧源及吸氧装置和设施	A	A	A	A	A		A
麻醉机	A	C	A	A	A		
多功能监护仪	A	C	A	A	A	C	A
气道管理工具	A	B	A	A	A		A
负压吸引装置	A	A	A	A	A		A
简易人工呼吸器	A	A	A	A	A	A	A
应急照明设施	A	A	A	A	A	A	A
抢救车	A	A		A	A		A
除颤仪	A	A		A	A		A

续表

设备设施名称	麻醉单元	公共区域	准备室/诱导室	PACU	AICU	门诊	专科病房
呼气末二氧化碳监测仪	A		B	B	B		B
容量泵和/或微量注射泵	A	A	A	A	A		A
呼吸机		C		B	A		A
有创血流动力学监测仪	B	C	C	C	B		B
心排血量监测仪	C	C		C	B		B
呼吸功能监测仪	B	C	C	C	B	C	B
体温监测及保温设备	A	A	A	A	A		A
肌松监测仪	C	C		C	C		
麻醉深度监测仪	B	C	C	C	C		C
血气分析仪		B		B	B		

续表

设备设施名称	麻醉单元	公共区域	准备室/诱导室	PACU	AICU	门诊	专科病房
自体血回收机		B					
出凝血功能监测仪		C			C		
血细胞比容或血红蛋白测定仪		C	C		C		
脑氧饱和度监测仪	B	C	C	C	C		C
血糖监测仪	B	B		B	B	B	B
床旁便携式超声仪	B	B		B	B	B	B
经食管心脏超声检查设备		C			C		
神经刺激器		C					
纤维支气管镜	B	B	B	B	B		B
可视喉镜	B	B	B	B	B		B

续表

设备设施名称	麻醉单元	公共区域	准备室/诱导室	PACU	AICU	门诊	专科病房
转运呼吸机		B		B	B		B
转运监护仪		B		B	B		B
麻醉机专用消毒机		B					
麻醉信息系统	B	C	C	C	C	C	C
生化仪和乳酸分析仪		C		C	C	C	C
胃黏膜二氧化碳张力与pHi测定仪		C			C		C
持续血液净化设备					C		
防止下肢静脉血栓的间歇充气加压泵		C			C		C
闭路电视探视系统				B	B		B

注:A:高度推荐;B:推荐;C:建议。

推荐）。

6. 建立药品安全性监测制度，发现严重、群发不良事件应立即上报并记录（高度推荐）。

二、麻醉科制度与规范建设

（一）麻醉科制度

1. 建立完善的管理制度，保证日常工作安全、有序、高效运行。各项制度装订成册，便于员工查阅和执行（高度推荐）。

2. 建立科室突发事件处理流程、预案和相关制度，及时有效处理各种突发事件（高度推荐）。

3. 应定期审定各项技术操作和临床管理规范并部分更新，如质控中发现问题应及时更新（高度推荐）。

（二）麻醉科技术规范

1. 麻醉科应制定相关操作的技术规范和管理规定（高度推荐）。

2. 建立技术规范的培训制度，并有相关培训记录（推荐）。

3. 各级人员应遵循技术规范的原则开展相关临床工作（高度推荐）。

4. 不断完善各项技术操作和临床管理规范（高度推荐）。

（三）麻醉科流程管理

1. 建立麻醉科相关工作流程，以促进科室高效运行（高度推荐）。

2. 不断完善和优化各项流程（推荐），以适应和满足安全质量和服务的需求。

(四)重点环节控制与特殊患者人群安全管理(高度推荐)

对于涉及麻醉安全隐患的重点环节要特殊管理和控制,降低麻醉风险,保证患者安全。

三、麻醉前质量控制

1. 麻醉安排　根据麻醉科医师资质、手术种类及分级、麻醉难易程度、患者状况、麻醉科医师的技术水平及业务能力予以合理安排,以确保技术力量的合理配备(推荐)。

2. 麻醉前评估

(1)术前对患者情况及手术风险进行评估(高度推荐),对患者全身情况和麻醉风险进行分级,拟定麻醉方案,预判麻醉和围手术期间可能发生的问题和防治方法,并填写术前访视评估记录(高度推荐)。

(2)急诊手术患者根据病情由有资质的麻醉科医师决定术前评估内容和时间(高度推荐)。

(3)非住院手术患者应在门诊完成术前评估,并预约手术日期(推荐)。

(4)对择期手术疑难病例,手术科室应提前请麻醉科会诊或共同进行术前讨论(推荐)。

(5)麻醉科医师应与患者或家属充分沟通(高度推荐)。指导患者如何配合麻醉,并告知禁食禁水的时间等(高度推荐)。麻醉知情同意书由患者或被委托人、麻醉科医师签字后存入病历(高度推荐)。

3. 上报及讨论制度(高度推荐)

(1)术前访视患者时,如由住院医师完成或评估时发现患者有特殊疑难情况,应及时向上级医师汇报,以得到指导和帮助。

(2)发现患者术前准备不充分、需补充或复查必要的检查项目时,麻醉科医师应向手术医师提出建议,推迟或暂停手术,完善术前准备。

(3)对高危或麻醉处理十分复杂的病例,麻醉科应于术前向医务科(处)报告,必要时由医务科(处)组织相关科室共同进行术前讨论。

4. 麻醉前准备

(1)麻醉方案准备(高度推荐):根据手术要求、患者身体状况、本单位设备条件并结合患者意愿,选择合适的麻醉方式,制定麻醉计划,包括意外情况处理预案,并告知风险。

(2)患者准备(高度推荐):根据手术要求和麻醉方案对患者进行麻醉前准备工作。所有接受麻醉的患者麻醉前均应建立有效静脉通路(小儿可以在吸入麻醉下建立静脉通路)。

(3)麻醉药品与相关物品准备(推荐):配制好的注射用药物应有正确、醒目的标签标注药品名称、浓度等,并集中放好,急救药品应备好另外放置。麻醉前准备好相关耗材和用品(高度推荐)。

（4）麻醉设备准备(高度推荐)：麻醉实施前均应常规准备麻醉机、监护仪、氧气和吸氧装置、吸引器及吸痰管。

（5）手术安全核查制度、手术风险评估制度与工作流程(高度推荐)：建立并切实履行手术安全核查制度、手术风险评估制度与流程。

四、麻醉过程中质量控制

1. 具有主治医师及以上专业技术职称任职资格的麻醉科医师才能独立实施麻醉，不具备独立从事临床麻醉工作资质的医师应在上级医师的指导下开展相应的工作(推荐)。

2. 严格执行诊疗规范和技术操作常规。所实施的医疗技术需符合《医疗技术临床应用管理办法》的规定(高度推荐)。

3. 任何情况下均应确保患者气道通畅和有效通气(高度推荐)。所有接受全身麻醉的患者均需供氧，并持续观察/监测患者氧合情况。全身麻醉下机械通气时，应开启通气断开报警(推荐)。

4. 麻醉实施中变更麻醉方式、方法应有科学依据。应对变更麻醉方案的病例进行定期回顾、总结和分析，并有持续改进措施(推荐)。

5. 全程监测脉搏血氧饱和度、心电图、无创或直接动脉血压(高度推荐)。调节报警设置，并确保有声报警可以被整个手术间区域闻及(高度推荐)。全身麻醉应实施呼气末二氧化碳浓度监测(高度推荐)。积极创造条件,加强体温、麻醉深度、脑氧饱和度、神经肌肉功能等监测(建议)。

6. 麻醉科医师应全程床旁严密监护患者(高度推荐),关注手术进程,随时与手术医师保持有效沟通。

7. 建立紧急抢救情况时使用口头医嘱的制度和相关流程(推荐)。

8. 切实执行手术中用血的相关制度与流程(高度推荐)。合理、安全输血,积极开展自体输血(推荐)。

9. 建立防范患者坠床的相关制度与措施(高度推荐)。

10. 出现并发症或意外情况,按麻醉前准备的预案采取必要的救治措施,并马上通知上级医师,全力保障患者安全(高度推荐)。

11. 应按照《病历书写基本规范》、WS 329—2011、《手术安全核查制度》要求如实填写麻醉知情同意书、麻醉术前访视记录、手术安全核查表、麻醉记录和麻醉后访视记录等医疗文书(高度推荐)。

12. 临床科研项目中使用的医疗技术应严格执行相关管理制度并履行审批流程(高度推荐)。

13. 严格执行新技术管理规定,预先做好培训,制定发生风险和并发症的处理预案(高度推荐)。

五、麻醉后质量控制

（一）麻醉恢复场所的选择

1. 所有患者麻醉结束后均应在适当场所进行恢复（高度推荐）。

2. 危重患者、生命体征不平稳或术后需要较长时间连续监测生命体征的患者应转送至重症监护治疗病房（intensive care unit, ICU）或AICU（推荐）。

3. 大多数患者麻醉后应在 PACU 进行恢复（高度推荐）。

4. 部分非全身麻醉患者，手术结束后即达到出 PACU 标准，可直接送返病房观察（推荐）。

（二）PACU 管理工作要求

1. 按照相应要求配备有资质的麻醉科医师和经过专业培训的麻醉科护士（推荐），并实行主治医师负责制。

2. 建立健全 PACU 各项规章制度；制定患者转入、转出标准与流程（高度推荐）。

3. 由麻醉科医师向 PACU 人员交班，并对患者入室情况进行共同评估（推荐）。

4. PACU 医师和护士继续对患者进行生命体征监测。如需专科医师协助，可根据情况通知手术医师或请专科医师会诊（高度推荐）。

5. 符合离开 PACU 或离开医院条件的，由麻醉科相关人员负责送离手术室，日间手术由陪护人员陪同离开医院（推荐）。

6. 记录患者在术后恢复阶段的生命体征、阶段性评估情况以及患者进、出 PACU 的时间，并作为病历的一部分，与病历一同保存(高度推荐)。

(三) 患者转入 ICU 或 AICU 要求(推荐)

1. 由麻醉科医师根据患者情况与手术医师协商决定是否进入 ICU 或 AICU。

2. 转入 ICU 或 AICU 的患者由麻醉科医师、外科医师、护士等相关人员共同转送。转送途中应连续监测生命体征，并给予呼吸支持，一旦出现意外情况由麻醉科医师和外科医师共同负责处理。

3. 由麻醉科医师和外科医师分别向 ICU 或 AICU 医师和护士交班，由 ICU 或 AICU 医师和护士负责患者的后续治疗。

(四) 术后随访(推荐)

1. 麻醉科医师应常规对住院患者进行术后随访。

2. 术后随访应重点关注麻醉恢复情况、镇痛效果与不良反应，以及麻醉相关并发症。

3. 术后出现麻醉并发症应及时有效处理，并执行上报制度。

4. 填写麻醉术后访视记录，记录生命体征、麻醉恢复情况、镇痛效果和并发症及处理情况。

(五) 术后镇痛管理

1. 给予手术患者安全、有效的药物和措施以预防和缓解术后疼痛及其相关并发症(推荐)。

2. 建立术后镇痛管理相关制度和规范(高度推荐)。

3. 由实施术后镇痛的麻醉科医师或专人进行术后镇痛管理(建议)。

4. 术后镇痛随访重点为镇痛效果及相关并发症。及时调整药物种类和剂量,在确保镇痛效果的同时预防和处理相关并发症(高度推荐)。

六、麻醉医疗交接管理(高度推荐)

主管麻醉的医师将患者的麻醉实施、管理和责任转交给另一位具有同等及以上资质的麻醉科医师时,所有关于患者病史、麻醉方案、麻醉实施情况、患者的特殊情况、用药、现阶段患者状况、计划预案等交接信息均应完整、有效,以确保医疗安全的连续性和有效性。

七、妥善处理与麻醉相关的医疗安全(不良)事件

1. 建立主动报告医疗安全(不良)事件的制度与可执行的工作流程(高度推荐)。

2. 建立网络医疗安全(不良)事件直报系统及数据库(建议)。

3. 麻醉科工作人员对不良事件报告制度知晓率应达到100%(高度推荐)。

4. 需持续改进安全(不良)事件报告系统的敏感性,有效降低漏报率。对于严重不良事件,

需要溯源分析并制定相应的防范措施(建议)。

八、院感防控管理

1. 严格按照医疗机构院感防控要求制定麻醉科相关制度和流程(高度推荐)。

2. 麻醉医护人员应严格执行手卫生制度(高度推荐)。

3. 严格执行一次性耗材使用管理制度(高度推荐)。

4. 严格执行麻醉机/呼吸机内部消毒制度(推荐)。

5. 纤维支气管镜或电子软式内镜使用后清洗消毒,执行中华人民共和国卫生行业标准WS507—2016《软式内镜清洗消毒技术规范》(高度推荐)。

九、建立质量控制和改进管理制度

1. 建立质量数据库,设立若干质量监控指标,定期开展质量评估,实施持续质量改进(推荐)。

2. 科室应有专人负责组织实施持续质量改进项目,提交科室质量控制小组讨论、组织、实施、总结、标准化,制定相应的工作制度规范(推荐)。

3. 应遵循PDCA循环管理(P代表计划plan,D代表执行do,C代表检查check,A代表处理act)的质量改进工作程序(推荐)。

4. 科室每年至少要完成1项持续质量改进项目(建议)。

2. 麻醉前访视和评估快捷指南

王东信　王英伟(共同负责人)　王　振　王海云　王　强

王　锷(共同执笔人)　邓小明　朱　涛(共同负责人)

乔　辉　刘存明　刘学胜　许　力(共同执笔人)

孙绪德　李金宝　杨建军　宋兴荣　张加强　张　野

陈向东　陈新忠　林献忠　罗天元(共同执笔人)

赵　晶　赵　璇　倪新莉　徐国海　徐道杰(共同执笔人)

黄宇光　曹铭辉　戚思华　阎文军

喻　田(共同执笔人/负责人)

目　录

一、麻醉前访视和评估目的

1. 了解患者病史,评估麻醉风险。

2. 优化患者术前治疗方案,制订合适的麻醉方案。

3. 缓解患者术前紧张情绪,签署麻醉知情同意书。

二、麻醉前访视评估人员资质

1. 麻醉科医师亲自去病房询问患者病史或通过麻醉专科门诊进行术前评估。

2. 基于计算机或智能设备的患者自我评估问卷进行初步评估，然后由麻醉科医师审核。

三、麻醉前病史采集

1. 了解吸烟史、饮酒史、麻醉手术史、家族史和药物过敏史等，重点关注药物过敏史以及与麻醉不良事件密切相关的家族史，如恶性高热的家族史、假性胆碱酯酶缺乏史等。

2. 高血压患者了解平时降压药使用情况以及平时血压控制情况，血管紧张素转换酶抑制剂（angiotensin converting enzyme inhibitor，ACEI）和血管紧张素受体阻滞剂（angiotensin receptor blocker，ARB）类降压药可能引起围手术期低血压，如患者平时血压控制较好手术当天早晨药量减半或暂停服用，长期服用利血平降压患者建议术前 7d 停用以免引起术中顽固性低血压，其他类降压药应服用至手术当天早晨。

3. 合并冠心病、心脏瓣膜疾病或心律失常等心脏疾病患者应了解既往有无心肌梗死病史，目前有无胸痛、胸闷和心悸等症状。评估目前临床心功能和运动耐量。对合并严重心脏疾病患者术前应完善超声心动图、24h 动态心电图或冠脉 CT 等检查,请心脏专科医师共同会诊评估。

4. 合并有慢性阻塞性肺疾病或哮喘等呼吸系统疾病术前应了解患者平时是否有呼吸困难、喘息或慢性咳嗽、咳痰等症状,近期有无急性加重等情况。肺部听诊有无哮鸣音、干啰音或湿啰音等异常呼吸音。采用 6min 步行试验或心肺运动试验评估患者活动耐量,对慢性阻塞性肺疾病可通过 BODE 评分系统进行综合评估,术前应积极改善肺功能,支气管扩张剂和激素等药物应用至手术当天早晨。

5. 合并有神经系统疾病的患者应了解患者的疾病类型和严重程度,要特别关注脑血管疾病,建议所有老年患者术前采用 Essen 卒中风险评分量表进行卒中风险评估。癫痫患者抗癫痫药物应服用至手术当天早晨,长期服用抗癫痫药物患者应注意是否有肝功能损伤。长期服用三环类抗抑郁药的患者术前应进行全面的心功能检查,不建议术前常规停止抗抑郁药物治疗,仅需在术日早晨停用;选择性 5-羟色胺再摄取抑制剂撤药可能产生严重的撤药反应。不推荐术前常规停用 5-羟色胺再摄取抑制剂,但若患者有较高的出血风险可考虑术前 2 周停用;不可逆性单胺氧化酶抑制剂(第一、二代)应在术前 2 周停用,并转换为可逆性的同类药物;术前 72h 停用锂剂。

6. 对合并内分泌疾病的患者术前需详细评估原发疾病,特别是并发症的评估非常重要,必要时需请专科医师进一步评估。糖尿病患者手术当日停用口服降糖药和非胰岛素注射剂,停药期间监测血糖,使用常规胰岛素控制血糖水平;甲状腺功能亢进患者抗甲状腺药物和β受体阻滞剂应持续应用到手术当天早晨;甲状腺功能减退患者甲状腺素应服用至手术当日早晨。

7. 合并有肝功能不全或肝脏疾病患者进行常规肝功能评估,肝硬化患者可根据 Child-Pugh 分级标准对肝脏储备功能进行量化评估。

8. 合并有肾脏疾病患者进行常规肾功能评估,对于所有需手术的肾脏疾病患者推荐根据慢性肾脏病流行病学合作(CKnEPI)公式估算肾小球滤过率(glomerular filtration rate,GFR),以评估患者的肾功能状况及术后发生急性肾损伤的风险。

9. 建议对所有患者进行围手术期血栓栓塞风险及手术出血风险评估。根据评估结果合理制定围手术期抗凝药物管理方案。

四、特殊患者麻醉前评估

1. 老年患者可能合并多种疾病及多重用药,应评估老年患者的多种共病及多重用药问题,并建议采用基于年龄校正的评分量表,比如查尔森合并症指数进行共病评估,针对用药情况进行围手术期适当的用药调整。同时,老年患者应进行功能状态评估,包括社交和认知等活动的能力总和,可应用基本日常生活活动能力(basic activities of daily living,BADL)和工具性日常生活活动能力(instrumental activities of daily living,IADL)评分。另外,老年患者应进行虚弱和认知功能的评估。

2. 小儿患者术前需详细查询患儿的孕龄、生长发育、营养状况、气道、手术史、抢救史、插管史和全身各系统疾病(心脏、肺、内分泌、肾脏疾病等)。对患有遗传代谢性或各种畸形综合征的患儿应进行细致深入的评估,有些先天性疾病可能合并多种器官畸形缺陷,特别是对合并心血管和气道畸形的患儿术前应进行相关的检查。早产儿可能合并支气管和肺部发育不良,术后发生支气管痉挛和缺氧的风险增加。患儿如有喘息、严重咳嗽咳痰、肺炎或哮喘急性发作,择期手术应延期,必要时最好推迟4~6周再行择期手术。对于重度阻塞性睡眠呼吸暂停,BMI>40kg/m^{2}的患儿术后建议重症监护。

3. 产科手术麻醉要特别注意预防误吸性窒息和肺炎。前置胎盘、胎盘早剥、凶险型前置胎盘、胎盘植入是产科大出血的高危因素,术前要做好预防措施,常规进行中心静脉穿刺置管和有创动脉测压,对预计术中可能出现大出血的产妇应首选全身麻醉。合并有妊娠期高血压疾病的产妇,对无凝血功能障碍、弥散性血管内凝血、休克和昏迷的患者应首选椎管内麻醉。

五、麻醉和手术综合风险评估

1. 麻醉风险评估 根据术前访视的结果，可参照美国麻醉科医师协会（ASA）分级方法，对手术患者的全身情况做出评估。

2. 外科手术类型、创伤程度与手术风险评估 手术过程本身也是围手术期风险的影响因素，它包括外科手术类型、创伤程度、出血以及对重要脏器功能的影响。一般而言，腹腔、胸腔和大血管手术，以及较长时间的、复杂的手术，有较大量的失血和术中液体转移的手术，以及急诊手术，与较高的围手术期风险相关。

六、麻醉专科评估

1. 气道评估 推荐采用多模式评估方法进行风险评估。综合上唇咬合试验、改良 Mallampati 分级、甲颏距离、张口度和各种影像学等方法联合作为困难气管插管的评估指标。

2. 椎管内麻醉评估 观察患者背部是否有脊柱畸形、皮肤外伤和感染等。询问患者是否有中枢神经病史和周围神经病变，了解异常出血史、用药史、过敏史，术前完善血常规和凝血功能检查。

3. 神经阻滞评估 观察神经阻滞穿刺点及周围皮肤是否有皮疹、红肿、感染、溃烂等异常情况，术前完善血常规和凝血功能检查。

4. 血管内穿刺置管评估 桡动脉穿刺置

管应观察穿刺部位是否有感染或外伤;有无血管疾病如脉管炎等;严重凝血功能障碍者建议在 B 超引导下穿刺,减少穿刺失败次数;改良 Allen 试验阴性应避免行桡动脉穿刺置管。中心静脉穿刺置管局部皮肤是否有红肿、感染和溃烂;严重凝血功能障碍者建议在 B 超引导下穿刺,减少穿刺失败次数;有上腔静脉综合征、安装过起搏器的患者应避免行颈内静脉或上肢静脉穿刺置管,可通过股静脉穿刺置管。

七、麻醉前宣教

术前宣教包括禁食禁饮、心理疏导、麻醉方式介绍、术后疼痛预防告知和术后肺功能锻炼指导等内容。

八、总结

所有接受麻醉的患者必须由麻醉科医师进行麻醉前评估,术前评估的目的是了解患者的身体状况和对手术麻醉的耐受能力,做好麻醉预案,减少麻醉和手术的风险,降低不良事件发生率和死亡率。对于 ASA≥3 级的患者,必要时术前应进行讨论,并由高年资麻醉科医师负责麻醉。

3. 术前抗焦虑快捷指南

王东信　王　振　邓小明　许　力(共同执笔人)
罗天元(共同执笔人)　黄宇光
喻　田(共同执笔人/负责人)

目　录

一、术前焦虑的流行病学及对患者预后的影响

术前焦虑为患者因疾病、住院、麻醉与手术或不明原因的担心而导致的不安或紧张状态，可以表现为急性焦虑发作和慢性、广泛性的焦虑情绪，发生率达 25%~80%。术前焦虑可增加术中麻醉药用量、加重术后疼痛、增加术后并发症和死亡率。

二、术前焦虑的原因及影响因素

1. 社会人口学因素　幼儿、小于 30 岁的年轻人、女性、受教育程度高、有恶性肿瘤病史的

患者,术前焦虑的发生率高。

2. 社会生理学因素　与家人关系疏远、缺少亲友关爱和支持的患者,情感脆弱、缺乏自信、性格内向、多虑、情绪不稳定者,术前存在无助感和自责的患者,经济负担重的患者更易发生术前焦虑。

3. 手术和麻醉类型　妇产科、美容整形手术患者术前焦虑的发生率较高。患者对全身麻醉的焦虑程度高于局部麻醉。

三、术前焦虑的表现和评估

1. 焦虑的临床表现　睡眠障碍、注意力不集中、多汗、乏力、胃部不适、消化不良、头晕等。儿童表现为恐惧、躁动不安、深呼吸、全身发抖、哭闹、停止说话或玩耍等,有些儿童会突然出现遗尿、肌肉紧张,甚至试图挣脱医务人员。

2. 焦虑评估工具

（1）焦虑视觉模拟量表（visual analog scale for anxiety,VAS-A,图3-1）:使用最为简单,耗时最短,但缺乏焦虑的细节信息。

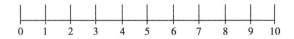

图3-1　焦虑视觉模拟量表（VAS-A）

注:该量表的范围为0~10。最左边分数是0,表示没有焦虑;量表的最右为10,表示最大的焦虑。由患者根据自我感觉的焦虑程度在直线上做出标记,代表患者的焦虑程度。

（2）阿姆斯特丹术前焦虑与信息量表（Amsterdam preoperative anxiety and information scale，APAIS评分，表3-1）：具有较好的心理学测量特性，是目前临床应用最为广泛的针对手术前患者进行评估的量表，但缺乏针对特定疾病和治疗的评价。

表3-1　阿姆斯特丹术前焦虑与信息量表（APAIS）

项目	APAIS条目	1分（完全没有）	2分	3分	4分	5分（非常明显）
与麻醉相关的焦虑	1. 我对麻醉感到担心					
	2. 我一直担心麻醉这件事					
与手术相关的焦虑	3. 我对手术感到担心					
	4. 我一直担心手术这件事					
信息需求	5. 我希望尽可能多地了解有关麻醉的事					
	6. 我希望尽可能多地了解有关手术的事					

注：6个条目均采用5级评分，1分为完全没有，5分为非常明显。6个条目可分成3个部分：麻醉相关焦虑评分（条目1+条目2）、手术相关焦虑评分（条目3+条目4）及信息需求评分（条目5+条目6）。其中，麻醉相关焦虑评分与手术相关焦虑评分之和记为总焦虑评分，得分越高，表示焦虑程度越高。信息需求评分2~4分提示为低信息需求，5~7分为中度信息需求，8~10分为高信息需求。

（3）状态-特质焦虑问卷（state-trait anxiety inventory,STAI,表 3-2）:包括状态焦虑和特质焦虑的评估,是手术前焦虑评估的金标准,常用于术前焦虑相关的科学研究。

表 3-2　状态-特质焦虑问卷（STAI）

项目	完全没有	有些	中等程度	非常明显
1. 我感到心情平静				
2. 我感到安全				
3. 我是紧张的				
4. 我感到紧张束缚				
5. 我感到安逸				
6. 我感到烦乱				
7. 我现在正烦恼,感到这种烦恼超过了可能的不幸				
8. 我感到满意				
9. 我感到害怕				
10. 我感到舒适				
11. 我有自信心				
12. 我觉得神经过敏				
13. 我极度紧张不安				
14. 我优柔寡断				
15. 我是轻松的				
16. 我感到心满意足				
17. 我是烦恼的				
18. 我感到慌乱				

续表

项目	完全没有	有些	中等程度	非常明显
19. 我感觉镇定				
20. 我感到愉快				
21. 我感到愉快				
22. 我感到神经过敏和不安				
23. 我感到自我满足				
24. 我希望能像别人那样高兴				
25. 我感到我像衰竭一样				
26. 我感到很宁静				
27. 我是平静的、冷静的和泰然自若的				
28. 我感到困难——堆积起来,无法克服				
29. 我过分忧虑一些事,实际可能无关紧要				
30. 我是高兴的				
31. 我的思想处于混乱状态				
32. 我缺乏自信心				
33. 我感到安全				
34. 我容易做出决断				
35. 我感到不合适				
36. 我是满足的				

续表

项目	完全没有	有些	中等程度	非常明显
37. 一些不重要的思想总缠绕着我,打扰我				
38. 我产生的沮丧是如此强烈,以致我不能从思想中排除它们				
39. 我是一个镇定的人				
40. 当我考虑我目前的事情和利益时,我就陷入紧张状态				

注:状态-特质焦虑问卷涵盖40个项目,进行1~4级评分。第1~20项为状态焦虑量表(S-AI),主要用于评定即刻的或最近某一特定时间或情景的恐惧、紧张、忧虑和神经质的体验或感受,可用来评价应激情况下的状态焦虑。第21~40项为特质焦虑量表(T-AI),用于评定人们经常的情绪体验。该量表是一种自评量表,有较好的信度和效度。通过分别计算S-AI和T-AI量表的累加分值,最低20分,最高80分。总分值在20~80分,评分越高,反映患者的焦虑程度越严重。

(4)改良耶鲁术前焦虑量表(modified Yale preoperative anxiety scale,m-YPAS,表3-3):特定针对儿童术前焦虑进行评估,可在1min内判断患儿的焦虑状态。

(5)术前焦虑量表(perioperative anxiety scale,PAS-7,表3-4):基于中国人群编制,针对围手术

期患者焦虑的自评量表。

表 3-3 改良耶鲁术前焦虑量表(m-YPAS)

项目	观察内容
活动	1. 环顾四周,好奇,玩玩具,阅读(或其他同年龄适当的行为);在等待区或治疗室寻找玩具或父母,也可能走向手术室设备 2. 对周围不关心,目光下垂,摆弄着手指,或吸吮拇指(其他随身物品);等待时紧靠父母,或玩耍时过于多动 3. 注意力不集中,放下玩具去找父母;无目的乱动;烦躁不安地走动和玩耍,在手术床上乱动,扭动身体,挣脱口罩或黏着父母 4. 试图离开,四肢挣扎或全身乱动;在等候室无目的地乱跑,不关注玩具,无法与父母分离,拼命抓住父母
发声	1. 阅读,不断提问和评价,自言自语,大笑,快速回答问题,态度平和,或由于年龄过小不适合社交或过于专注玩具而不做回应 2. 回应大人很小声,"呀呀耳语",或仅仅点头 3. 安静,不做声,对提问者无反应 4. 啜泣,呻吟,嘟囔,无声哭泣 5. 大声哭泣或尖声喊"不" 6. 持续大哭、大声尖叫(戴着面罩也能听见)
情绪表达	1. 表现出明显的高兴、微笑,专注于玩耍 2. 面无表情 3. 焦虑到害怕,难过,担心,或泪眼汪汪 4. 悲伤、哭泣、极度不安、可能睁大眼睛

续表

项目	观察内容
明显的警醒状态	1. 警觉,偶尔四周张望,会注意或观察麻醉科医师在做什么(可以放松) 2. 沉默寡言,独自安静地坐着,可能会吸吮手指或把脸埋入大人怀里 3. 很警惕,迅速地环顾四周,可能会被周围的声音吓一跳,睁大眼睛,身体紧张 4. 惊慌失措地啜泣,或大哭推开他人,转身跑开
对父母的依赖	1. 忙于玩耍、闲坐,或与年龄相适应的活动,不需要父母;能够配合父母并与之互动 2. 伸手去够父母,与安静的父母讲话,主动寻求安慰,可能还会靠倚父母 3. 安静地看向父母,表面上注视着他们的行动,不主动寻求接触或安慰,但当父母主动给予时,会欣然接受,紧贴着父母 4. 与父母保持一定距离或主动离开父母,可能会把父母推开或极度紧黏着父母,不让他们离开

注:m-YPAS量表主要用于儿童术前焦虑的评定,共包含5个部分22个项目,具体内容如下:①活动,包含4个项目;②发声,包含6个项目;③情绪表达,包含4个项目;④明显的警醒状态,包含4个项目;⑤对父母的依赖,包含4个项目。依据各部分的项目数赋1~4分或1~6分,再换算为100分制,具体换算方法:每部分实际分数为(各部分项目得分数÷项目数)×(100÷部分数),各部分实际分数的总和即为总分数,分数越高表明患儿的焦虑程度越高。在术前等待区由于有父母的陪伴,分值由5部分组成,总分范围是23.33~100分;其余三个时刻,因缺少父母的陪伴,分值由4部分组成,总分范围是22.92~100分。

表3-4 术前焦虑量表（PAS-7）

项目	完全没有	有些	中等程度	比较明显	非常明显
1. 我担心手术效果	0	1	2	3	4
2. 我担心手术发生意外	0	1	2	3	4
3. 我担心手术引起疼痛	0	1	2	3	4
4. 想到手术让我变得比平时更容易紧张和着急	0	1	2	3	4
5. 想到手术让我手脚发抖	0	1	2	3	4
6. 想到手术让我脸红发热或手脚多汗	0	1	2	3	4
7. 想到手术让我呼吸困难	0	1	2	3	4

注：本量表将评估您（患者）有关手术的一些状况，请仔细阅读每一条，然后根据您过去几天的实际情况，在5种选择中选择适当的选项，在相应的数字上画圈。评分越高，反映患者的焦虑程度越严重（量表编制人：王振，等，上海交通大学医学院附属精神卫生中心）。

（6）焦虑自评量表：内容较为复杂，有20个项目，主要评价焦虑相关症状出现的频率，得分越高表明越焦虑。

（7）手术特定焦虑问卷（anxiety specific to surgery questionnaire）：国内少用。

四、术前焦虑的预防

1. 手术医师应当主动向患者进行术前宣教,并建立良好的信任关系。耐心听取患者的自我倾诉和要求,向患者及家属阐明手术的必要性以及对患者健康的影响,正确认识手术的风险性与安全性。

2. 麻醉科医师应当向患者告知手术拟实施的麻醉方案,术后镇痛策略并为患者解释麻醉相关疑问,消除患者对麻醉的担忧。

3. 术前宣教可以在术前 1~2 周于门诊对患者进行术前评估时开展,同时评估患者的焦虑水平,对术前严重焦虑的患者需制定相应干预策略。

五、术前焦虑的干预

1. 成人

(1)非药物干预

1)音乐疗法:通过音乐的熏陶和感染来缓解心灵的抑郁之情。

2)心理干预:是指在心理学理论指导下有计划、按步骤地对患者的心理活动、担忧或心理问题施加影响,使之朝向预期目标变化的过程。

3)催眠疗法:借助暗示性语言,以消除病理心理和躯体障碍的一种心理治疗方法。

4)引导性想象法:用象征性想象解决潜意识中的心理冲突。

5）针灸:印堂穴及耳郭处神门穴、心穴、肾穴针灸,被证明能有效减少术前焦虑。

（2）药物干预

1）苯二氮䓬类药物:①咪达唑仑:可经多种途经给药,起效快、半衰期短,临床较为常用。②劳拉西泮:适用于焦虑障碍的治疗或用于缓解焦虑症状及与抑郁症状相关焦虑的短期治疗。③阿普唑仑:术前 60~90min 口服阿普唑仑 0.5mg 可减轻术前焦虑,其中,老年人应用有增加术后谵妄发生的可能,需谨慎。

2）普瑞巴林:术前 1d 以及术前 1.5h 两次分别给予普瑞巴林 150mg 口服。

3）褪黑素:0.05~0.2mg/kg 或 3~14mg 口服或舌下含服。

2. 儿童

（1）非药物干预

1）术前准备计划:旨在让儿童和家长提前对手术和麻醉有一定的了解和适应,较为经典的是以患儿家庭为中心的术前准备项目,包括术前参观手术室、对父母进行麻醉手术知识宣教、提前给儿童与父母观看麻醉相关的卡通或视频进行引导与教育、给儿童展示麻醉面罩模型等物品、以简便易行的方式分散儿童注意力等,都被认为可以降低患儿术前焦虑水平。

2）父母陪伴下麻醉诱导（parent presence at the induction of anesthesia,PPIA）:麻醉诱导期是儿童及其父母压力最大、焦虑程度最严重的阶段。父母的陪伴可以减轻患儿对手术室陌生环境、陌生医护人员以及静脉穿刺和麻醉诱导等过程的恐惧,并且缓解儿童不良情绪。然而,有部分家长陪伴时,其本身的焦虑情绪会影响孩子,使得患儿更加焦虑。因此,该方案的可行性目前仍有待探讨。

3）儿童转运方式:患儿在父母陪同下"自驾"玩具车的转运方式。

4）其他:分散注意力法,观看视频(电视、手机、平板电脑等)、玩具、小丑演员的陪伴、互动音乐、针灸印堂穴等。

（2）药物干预

1）苯二氮䓬类:口服咪达唑仑(原液和单糖浆冲兑)0.25~1.00mg/kg(常用0.5mg/kg,最大量不超过15mg),视手术时间长短和儿童的焦虑程度而定,也可经鼻给药。使用时应注意可能显著延长麻醉苏醒时间,以及增加术后不良反应的发生率。

2）右美托咪定:经鼻腔给药(喷雾或滴鼻),常用剂量1~2μg/kg,用药后生物利用度约65%(35%~93%)、血浆浓度达峰时间38min(15~60min)。呼吸抑制较弱,镇静后诱导产生生理样睡眠,患儿可以快速觉醒,当与父母分离和麻醉诱导时能表现得更为平静。

3）可乐定:儿童口服后约30min起效,需60~90min达峰浓度,而直肠给药需50min达峰浓度。

4）口服芬太尼（OTFC）：是一种棒糖制剂，口服 15~30min 后达峰浓度，药动学显示儿童达峰浓度的时间差异较大，抗焦虑作用有限，且多数儿童会出现明显的面部瘙痒，少数出现呼吸抑制，且术后恶心、呕吐发生率增加，因此除非儿童伴有疼痛，OTFC 一般不宜常规应用。

4. 术中知晓预防和脑电监测快捷指南

王英伟(共同负责人) 王国林(共同负责人) 白晓光

余 琼(共同执笔人) 陈 君 陈莲华 陈家伟

赵 磊(共同执笔人) 阎文军 韩如泉 谢克亮

目 录

一、术中知晓的定义和基本概念

1. 术中知晓(intraoperative awareness) 全身麻醉下的患者在手术过程中出现了有意识(conscious)的状态,并且在术后可以回忆(recall)起术中发生的与手术相关联的事件。

2. 记忆 可以分为外显记忆(explicit memory)和内隐记忆(implicit memory)。

(1)外显记忆 患者能够回忆起全身麻醉期间所发生的事件。

（2）内隐记忆　患者并不能够回忆起全身麻醉期间所发生的事件，但某些术中发生的特定事件能够导致患者术后在操作（performance）能力或行为（behavior）方面发生变化。

3. 本共识对术中知晓只限定为外显记忆，并不包括内隐记忆；也不包括全身麻醉诱导入睡前和全身麻醉苏醒之后所发生的事件。术中做梦也不认为是术中知晓。

4. 改良的 Brice 调查问卷用于术中知晓的术后调查

（1）What is the last thing you remembered before you went to sleep?

（在入睡前你所记得的最后一件事是什么？）

（2）What is the first thing you remembered when you woke up?

（在醒来时你所记得的第一件事是什么？）

（3）Can you remember anything between these two periods?

（在这两者间你还记得什么？）

（4）Did you dream during your operation?

（在手术中你做过梦吗？）

（5）What was the worst thing about your operation?

（有关这次手术，你感觉最差的是什么？）

5. 术中知晓的调查时机应包括术后第一天和一周左右的两个时间点。

二、术中知晓的发生率及潜在危害

1. 术中知晓的发生率　发生率 0.1%~0.4%，高危人群（接受心脏手术、剖宫产术、神经外科创伤急诊手术的患者和休克患者，耳鼻喉等短效手术患者等）可高达 1% 以上。

2. 术中知晓的潜在危害　发生术中知晓可引起严重情感和精神（心理）健康问题（PTSD）。

三、术中知晓的可能危险因素

1. 病史和麻醉史

（1）有术中知晓发生史。

（2）大量服用或滥用药物（阿片类药、苯二氮䓬类药和可卡因）。

（3）慢性疼痛患者使用大剂量阿片类药物史。

（4）预计或已知有困难气道。

（5）ASA 4~5 级。

（6）血流动力学储备受限的患者。

2. 手术类型

（1）全身麻醉手术均有可能发生。

（2）心脏手术、剖宫产术、颅脑创伤手术、耳鼻喉手术、急症手术等发生率更高。

3. 麻醉管理

（1）全凭静脉麻醉。

（2）N_2O-阿片类药物的麻醉。

（3）肌松药的使用。

（4）催眠药物用量不足。

（5）没有预先给予苯二氮䓬类药物。

四、减少术中知晓发生的策略

1. 术前评估

（1）麻醉前对每位患者评估术中知晓的危险因素。

（2）对高危人群告知术中发生知晓的风险。

（3）术前预防性使用苯二氮䓬类药物。

2. 术中麻醉管理

（1）检查麻醉设备。

（2）预防性使用苯二氮䓬类药物或胆碱能受体拮抗剂——长托宁。

（3）术中有知晓危险时,应追加镇静药。

（4）单纯血流动力学数据不是判断麻醉深度的指标。

（5）肌松药可掩盖麻醉科医师对麻醉深度的判定。

（6）监测呼气末吸入麻醉药浓度,维持年龄校正后的呼气末浓度>0.7MAC。

（7）提倡使用基于脑电图信号分析的麻醉深度监测手段,避免麻醉过浅或过深。

（8）减少术中对患者的不必要刺激(声、光)。耳塞的使用可能有预防术中知晓的作用。

（9）麻醉科医师对使用过 β 受体阻滞剂、钙通道阻滞剂及掩盖麻醉状态所导致生理反应药物保持警惕。

（10）所有手术室人员避免不恰当的说笑、讨论其他患者或不相关的话语。

3. 术后处理

（1）分析患者的知晓报告。

（2）向质控部门汇报。

（3）为患者提供适当的术后随访和相应治疗。

五、脑电监测的定义和种类

1. 脑电图（electroencephalogram，EEG）反映的脑皮质神经细胞电活动已被证实与睡眠或麻醉深度直接相关，即：睡眠或麻醉时脑电活动同步变化。

2. 临床使用的监测麻醉深度的脑电分析仪

（1）脑电双频谱指数（bispectral index，BIS）监测仪。

（2）熵（Entropy）模型。

（3）Narcotrend 监测仪。

（4）NeuroSENSE 监测仪。

（5）Conview 监测仪。

（6）SEDline 监测仪。

（7）SNAPⅡ监测仪。

（8）qCON 2000 监测仪。

（9）BISpro 与 NOX 监测仪。

3. 常用的监测指标

（1）脑电功率谱。

（2）暴发抑制率（BS）。

（3）脑电双频谱指数（BIS）。

（4）反应熵（response entropy，RE）。

（5）状态熵（state entropy，SE）。

（6）Narcotrend 指数；

（7）WAVcns 指数。

（8）患者状态指数（patient state index，PSI）。

（9）SNAP 指数。

（10）Ai 麻醉深度指数。

六、脑电监测的临床应用

1. 预防术中知晓

（1）可降低其术中知晓的发生率。

（2）不建议将脑电监测常规用于所有全身麻醉的患者以预防术中知晓的发生。

2. 监测麻醉深度

（1）全身麻醉深度与术后谵妄发生的关系尚待进一步研究。

（2）吸入全身麻醉状态下，BIS 数值的高低与手术患者一年内的死亡率无关。

七、脑电监测的局限性

1. 目前所有脑电监测仪都依赖于原始 EEG 信号，均来自患者额部或颞部的脑区，存在较大的局限性，无法使用统一标准的 EEG 特征来准确判断所有患者的麻醉状态/深度。

2. 许多因素可通过影响 EEG 信号干扰其作为麻醉深度指标的可靠性。

5. 神经外科术中神经电生理监测与麻醉快捷指南

王国林(共同负责人) 刘海洋(执笔人) 孙 立
苏金华 李 娟 杨 艳 余喜亚
韩如泉(共同负责人) 谢克亮 裴 凌

目 录

目前,神经外科手术中常见的神经电生理监测技术包括:躯体感觉诱发电位(somatosensory evoked potentials,SSEP)、运动诱发电位(motor evoked potentials,MEP)、脑干听觉诱发电位(brainstem auditory evoked potentials,BAEP)、视觉诱发电位(visual evoked potentials,VEP)、肌电图(electromyography,EMG)和脑电图(electroencephalogram,EEG)等。

一、常见术中电生理监测技术

(一)躯体感觉诱发电位

SSEP 主要用于评估脊髓外侧和后侧柱、部分脑干、腹后外侧丘脑核及其与皮质的联络和部分敏感皮质的神经功能。目前为神经外科术中神经电生理监测的最常用方法。SSEP 对特异性神经损伤非常敏感,尤其是脊髓后柱介导的神经通路。采集基线数据后,在手术过程中监测诱发电位的波幅和潜伏期变化,波幅降低 50% 和/或潜伏期延长超过 10%,提示发生神经损伤。除手术因素,还需要考虑其他因素,包括低血压、低体温、麻醉方案、体位和监测技术等。

(二)运动诱发电位

MEP 监测用于评估通过内囊、脑干、脊髓和周围神经等下行运动神经通路的功能完整性。与基线相比,波幅下降 50% 和/或潜伏期延长 10% 有可能发生神经损伤。神经损伤的原因包括缺血、代谢变化、机械性损伤或压迫。需要注意的是,较高刺激强度引起的咬肌剧烈收缩会导致舌裂伤,牙齿损伤甚至颌骨骨折。适当降低刺激强度,可以将发生不良事件的风险降到最低或消除。MEP 监测禁用于癫痫、皮质损伤、颅骨缺损、颅内压增高以及使用颅内植入物的患者。

(三)脑干听觉诱发电位

BAEP 用于监测颅内听觉神经(听神经的耳蜗部分)的完整性。脑干听觉电位基本不受麻醉药物影响。通常根据潜伏期和/或波幅来解释 BAEP 数据,将波幅降低超过 50% 和/或潜伏期延长超过 1ms 视为术中神经损伤和术后听力障碍的风险指标。

(四) 视觉诱发电位

闪光刺激视觉诱发电位(flash visual evoked potentials,FVEPs)的价值是可以在患者术中意识消失的状态下客观地评估视觉功能,监测到从视网膜到视觉皮质的视觉通路中任何部位的功能障碍。如果术中 FVEPs 波形持续消失超过 3min 提示存在永久损伤,往往预示术后严重的视觉功能损伤。然而,FVEPs 的波形、波幅和潜伏期的个体差异性极大,因此关于波幅降低而非消失的结果一定要慎重评估。

目前为止,仍推荐使用丙泊酚、瑞芬太尼和肌松药复合的全凭静脉麻醉方法进行全身麻醉下 FVEPs 监测。术中需密切关注血压、脉搏、血氧饱和度、Hb、$PaCO_2$、pH 值、体温等相关因素的变化情况。

(五) 脑电图

EEG 用于监测手术期间的脑功能,对于早期发现脑缺血和麻醉深度变化具有一定价值。脑电图在血管损伤风险高的手术、心血管手术、颞叶癫痫激光消融术中具有重要意义。

(六) 肌电图

EMG 监测有 3 种基本技术,包括:自发 EMG、诱发 EMG 和术中肌电图监测。

自发肌电图无需电刺激,监测处于危险中的神经根,通常是由机械和/或代谢引起的神经损伤。自发肌电图可以观察到两种具有不同临床意义的放电模式:强直性放电和阶段性放电。

前者经常在与牵引有关的神经缺血和电灼以及盐水冲洗引起的刺激中观察到,后者主要与神经挫伤有关。诱发肌电图主要用于运动神经的监测,通过电刺激神经并在支配肌肉记录动作电位,可以为手术医师提供有关运动神经解剖变化的信息,区分运动神经和感觉神经。术中肌电图可用于监测颅内和周围神经,评估神经完整性并根据神经支配的肌肉定位神经。

二、麻醉对术中电生理监测的影响(表 5-1)

(一)吸入麻醉药

1. 卤族类吸入麻醉药　地氟烷、七氟烷和异氟烷呈剂量依赖性地延长潜伏期,并通过抑制脊髓运动神经元的锥体激活或抑制大脑皮质的突触传递而明显降低波幅。由于吸入麻醉药对突触的抑制作用比轴突传递更强,因此其对皮质电位的干扰较皮质下更明显。如果以最佳 MEP 监测质量为目标,最好的策略是避免使用吸入麻醉药。

2. 氧化亚氮　氧化亚氮单独使用会降低诱发电位波幅并延长潜伏期,不会改变诱发电位的波形。与卤族类吸入麻醉药联合使用时,氧化亚氮对诱发电位的抑制作用会显著增强。

(二)静脉麻醉药

1. 氯胺酮　与大多数麻醉药物不同,氯胺酮增强 SSEP 和 MEP 信号,因此,对于已有神经

表 5-1 不同麻醉药物对诱发电位波幅和潜伏期的影响

药物	SSEP 潜伏期	SSEP 波幅	BAEP 潜伏期	BAEP 波幅	VEP 潜伏期	VEP 波幅	MEP 潜伏期	MEP 波幅
卤族类吸入麻醉药	Yes	Yes	No	No	Yes	Yes	Yes	Yes
氧化亚氮	Yes	Yes	No	No	Yes	Yes	Yes	Yes
巴比妥类	Yes	Yes	No	No	Yes	Yes	Yes	Yes
丙泊酚	Yes	Yes	No	No	Yes	Yes	Yes	Yes
硫喷妥钠	No	No	No	No	—	—	Yes	Yes
苯二氮䓬类	Yes	Yes	No	No	Yes	Yes	Yes	Yes
阿片类	No	No	No	No	No	No	No	No
α₂受体激动剂	No	No	No	No	No	No	No	No
氯胺酮	No	No	No	No	No	No	No	No
依托咪酯	No	No	No	No	No	No	No	No

注：Yes，是；No，否。

系统损伤(诱发电位异常)的患者是良好的选择。应注意氯胺酮的副作用,包括致幻,长半衰期,次生代谢物的长期存在,拟交感神经效应以及在颅内病理状态下增加颅内压。

2. 巴比妥类和苯二氮䓬类药物　硫喷妥钠诱导后,诱发电位的波幅下降,潜伏期延长。硫喷妥钠对皮质诱发电位的潜伏期的影响最大,对皮质下和周围反应的影响可以忽略不计。苯二氮䓬类药物也会降低 MEP 波幅。在没有其他药物的情况下,诱导剂量的咪达唑仑会导致皮质 SSEP 轻微降低,对皮质下 SSEP 的影响较弱。与硫喷妥钠一样,咪达唑仑会强烈抑制 MEP。

3. 依托咪酯　与氯胺酮类似,静脉推注依托咪酯后增加皮质诱发电位波幅,而皮质下和周围反应无变化。与巴比妥类药物和丙泊酚相比,依托咪酯对 MEP 的抑制可忽略不计。诱导剂量会短暂降低 MEP 波幅,潜伏期不变。与其他静脉麻醉药比较,依托咪酯在诱导剂量或连续静脉输注期间对诱发电位波幅的影响最小。持续静脉输注时应关注其肾上腺皮质抑制作用。

4. 丙泊酚　丙泊酚会导致 SSEP 和 MEP 波幅呈剂量依赖性降低,对潜伏期的影响不大。丙泊酚持续输注是诱发电位监测的最佳选择,可以保证更加可靠的 SSEP 和 MEP 监测。

5. α_2 激动剂　无论单独使用还是与吸入麻醉药联合使用,可乐定都不会对潜伏期或波幅产生影响。临床使用剂量的右美托咪定对诱发电位监测影响不大，剂量高达 1.2mg/（kg·h）时仍可有效进行术中神经电生理监测。

（三）阿片类药物

静脉内给药时，阿片类药物几乎不会引起皮质诱发电位的波幅和潜伏期抑制。阿片类药物的这一特性使其广泛应用于 SSEP 和 MEP 监测。持续输注阿片类药物可以维持稳定的血药浓度，对诱发电位的影响更小，是术中神经电生理监测麻醉的主要镇痛方案。

（四）肌肉松弛剂

神经肌肉阻滞剂靶向作用于神经肌肉接头，由于 SSEP 监测不需要肌肉运动，因此肌松药对 SSEP 的影响很小。但是，深度肌松对 MEP 监测影响明显。目前推荐在麻醉诱导时使用作用时间短或中等的肌肉松弛药（短时效或中时效肌肉松弛药），以利于气管插管，术中不再追加肌松药，MEP 监测期间应尽量避免使用肌松药。特异性肌松拮抗药或许可以拮抗术中肌松，目标是在手术和 MEP 监测期间将 TOF 恢复至 100%，这样可以提高敏感性，并降低 MEP 监测失败的风险。

三、生理学因素对术中神经电生理监测的影响

（一）血流动力学变化

除了外科手术操作所引起的神经电生理变

化以及麻醉药物的作用,生理学稳态在神经元功能中也起着重要作用。SSEP 和 MEP 对于缺血或机械性压迫事件均较敏感。

(二)颅内压和血红蛋白

颅内压升高导致皮质 SSEP 波幅降低和潜伏期延长。颅内压升高时,首先观察到 MEP 信号随着颅内压的升高逐渐升高,其后 MEP 反应消失。血细胞比容的变化会干扰氧含量和血液黏度,IONM 时的理想水平是 30%~32%。

(三)通气、温度和其他生理变量

低氧血症可以在其他临床参数未改变之前使诱发电位恶化。低于 20mmHg 的 $PaCO_2$ 水平会导致过度的脑血管收缩和神经组织缺血,随后皮质 SSEP 和 MEP 信号将被抑制。为了获得可靠的 SSEP 和 MEP 信号,正常的血压和脑组织氧合水平是非常必要的。

体温过低可能会增加脊柱手术中 IONM 的假阴性结果。低体温会导致 SSEP 和 MEP 潜伏期延长和传导速度减慢。当核心体温低于 28℃ 时,SSEP 和 MEP 信号消失。其他生理变量,例如血糖变化,电解质异常,循环血量减少和上腔静脉压力升高均与诱发电位信号变化有关。

6. 围手术期经食管超声心动图监测操作快捷指南

王　晟　王　锷　尹万红　朱　涛　刘　进(负责人)

李雪杰　宋海波(执笔人)　段福建　唐　红

彭勇刚　魏　蔚

目　录

　　围手术期经食管超声心动图(transesophageal echocardiography, TEE)检查从形态和功能两个方面评估循环系统,具有定位、定性、定时、定量的基本功能,为围手术期诊疗决策提供依据,提高麻醉和手术的安全性和有效性。

围手术期合理应用标准化的超声心动图,可有效地监测循环事件,如:骨科和泌尿外科手术的肺动脉栓塞,开颅手术的气体栓塞,胸部创伤的心包压塞等。在超声循环监测方面常用于:血容量监测,整体和局部左心功能、右心功能评价,监测基本的瓣膜形态及功能变化,成人常见先心病的形态和功能监测等。

2014 年中华医学会麻醉学分会组织专家组制定了《围手术期经食管超声心动图快捷指南》,本次更新补充多个标准化采图流程,统一了目标导向心脏超声(focused cardiac ultrasound)的定义为:聚焦临床问题,以特定心血管形态和功能为评估目标,选择有限的、相对固定的超声切面,定时、定位、定性、定量评估心脏结构和功能,辅助诊疗决策。

一、TEE 检查前评估

1. 是否需要行术中 TEE 检查,是否具备 TEE 检查的条件。

2. 询问病史　心血管、肺专科病史,食管外伤及手术史,上消化道病史,肝硬化及门脉高压病史,糖尿病及高血压病史。

3. 查体　纽约心功能分级,心、肺专科体征,口、咽部专科体征。

4. 实验室检查 心肌酶学指标,凝血功能,输血免疫全套。

5. 评估病情 麻醉、外科操作引起术中血流动力学不稳定的风险。

6. 所有患者行 TEE 检查需要随时关注通气情况。

二、TEE 检查的适应证

1. 围手术期出现难以解释的低血压、低氧血症、低 CO_2 分压,且难以纠正者。

2. 血流动力学监测,包括:心率/律、前负荷、心室舒缩功能、后负荷。

3. 循环功能障碍,如休克、心力衰竭类型的鉴别诊断。

4. 肺栓塞诊疗决策所需的直接和间接征象。

5. 胸痛的鉴别诊断,如夹层动脉瘤、肺栓塞、心肌梗死的鉴别。

6. 排查心脏和大血管的创伤,如心脏破裂、主动脉横断等。

7. 心脏瓣膜功能检查。

8. 经胸超声检查显像困难,难以明确各种心脏大血管形态和功能异常。

三、TEE 检查的禁忌证

1. 绝对禁忌证 患者拒绝、活动性上消化道出血、食管狭窄、食管占位性病变、食管撕裂和穿孔、食管憩室、先天性食管畸形、近期食管手术史;咽部脓肿、咽部占位性病变;严重的颈椎创伤未妥善固定。

2. 相对禁忌证　食管静脉曲张应权衡 TEE 监测的收益和上消化道出血的风险。

四、TEE 检查前准备

1. 签署知情同意书。

2. 全身麻醉下选择仰卧位或侧卧位,清醒下选择侧卧位。

3. 检查并清除患者口腔内和食管内异物。

4. 气管导管固定于患者口角一侧,便于探头置入。

5. 必要时放置探头前经胃管负压吸引,以获得清晰的 TEE 图像。

6. TEE 探头放置后观察 5min,无活动性出血,方可进行 TEE 操作。

7. 围手术期 TEE 检查时,注意不要影响患者的通气。

8. 清醒的患者可行必要的镇静、镇痛,口咽部局部麻醉,在助手帮助下,侧卧位置入探头。

9. TEE 监测中要全程密切观察心电图、有创动脉波形、无创血压、血氧饱和度等监测指标,以便及时发现和处理异常状况。

五、TEE 探头的安全使用

1. 检查探头结构是否正常,将探头与超声主机妥善连接,在控制面板上找到探头驱动软件,选择所需检查模式。

2. 探头前端换能器面涂上超声耦合剂。

3. 手持探头管体前 1/3 处,轻提下颌,打开咽腔、轻柔地将探头送至咽后壁,如遇到阻力,稍前屈探头,通过咽后壁阻力点后,将探头稍向右旋转,用探头细心体会食管开口的位置,观察双侧颈部与梨状窝对应部位,使用恰当的手法,尽量轻柔地将 TEE 探头推送过食管开口。

4. TEE 探头置入困难时禁用暴力,必要时使用喉镜、可视喉镜辅助,或者寻求他人帮助。尝试 3 次以上未能成功置入探头,或者在放置过程中发现活动性出血,应考虑放弃使用 TEE 监测。

5. 成人 TEE 探头建议最低安全体重为 30kg,儿童 TEE 探头要求最低安全体重为 5kg,新生儿 TEE 探头用于体重低于 5kg 的患儿。

6. 在 TEE 探头操作过程中要注意检查口咽部有无出血,及时发现和处理相关并发症。

7. 退出探头时遇到阻力,需要确认探头是否处于前端弯曲状态并被卡锁固定,先解除卡锁,将探头轻柔送入胃内,调直探头后方可重新退出。

8. 全身麻醉患者各种保护反射受到抑制,应尽量保护患者。

9. 对血液传播性疾病的患者必须用透声性能良好的探头套隔离 TEE 探头,方可使用。

六、TEE检查的操控及术语

探头接触患者的位置是图像的顶点,基本操作如下(图6-1)。

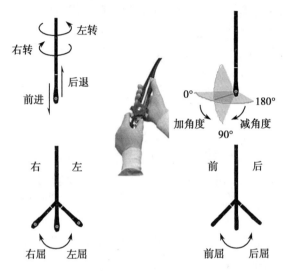

图6-1 TEE探头的8种运动及"声平面"操控示意图

1. 手握TEE探头向食管远端或胃推进称之为"前进",反之称为"后退"。手握探头朝向患者右侧转动称之为"右转",向患者左侧转动称之为"左转"。

2. 使用操作柄的大轮将探头前端向前弯曲称之为"前屈",向后弯曲称为"后屈"。使用操作柄的小轮将探头顶端向左方弯曲称之为"左屈",反之称为"右屈"。

3. TEE探头处于某一个姿态不动时,在探头保持静止的状态下,可通过手柄上的2个圆形按键,调节声平面角度从0°~180°,称之为"加角度",反向调节声平面角度从180°~0°,称之为"减角度"。

七、TEE 图像的观察方法

观察 TEE 图像需要遵循断层解剖学的原则,统一图像方位和观察视角,首先明确探头与图像的毗邻关系,将 TEE 图像还原到患者的解剖空间,统一人体模型、心脏模型和超声切面。

以食管中段4腔心切面为例,图6-2显示了探头、切面与心脏模型的空间关系,帮助理解探

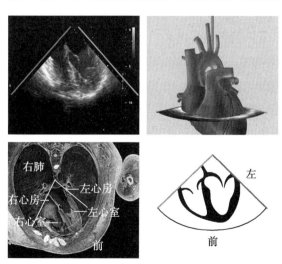

图6-2 食管中段4腔心切面及三维模型图

头与图像、图像和心脏模型的位置关系(图 6-2)。

八、TEE 切面的标准化及目标导向的 TEE

1996 年美国麻醉学会发表 TEE 20 个标准切面以来,切面的标准化一直在推进(图 6-3),近年来目标导向床旁超声成为推广热点,本文重点推荐中国 Focus-TEE 基本切面(表 6-1)及临床应用,本次更新还将列出 4 个心脏基本切面的比较(表 6-2)。

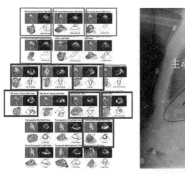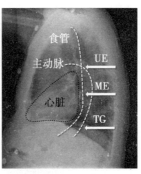

图 6-3　TEE 标准切面示意图

九、TEE 标准化切面定性评估的基本内容

TEE 标准化切面定性评估的基本内容概括为:壁、腔、瓣、流 4 个方面(表 6-3)。壁:房壁、室壁、血管壁;腔:心房、心室和血管腔;瓣:房室之间的两个房室瓣、心室和大动脉之间的两

表 6-1 Focus-TEE 6 个基本切面一览表

切面名称	切面成像	多平面角度	显示结构
食管中段升主动脉长轴 （ME asc aortic LAX）		100°~150°	升主动脉、右肺动脉
食管中段降主动脉短轴 （ME desc aortic SAX）		0°	降主动脉、左侧胸膜腔

续表

切面名称	切面成像	多平面角度	显示结构
食管中段四腔心 （ME 4 chambers）		0°~20°	LV、LA、RV、RA、MV、TV、IAS
食管中段左室长轴 （ME LAX）		120°~160°	LV、LA、AV、LVOT、MV、升主动脉

续表

切面名称	切面成像	多平面角度	显示结构
食管中段右室流入-流出道（ME RV inflow-outflow）		60°~90°	RV、RA、TV、RVOT、PV、PA
经胃底中段心室短轴（TG，mid SAX）		0°~20°	LV、RV、乳头肌

注：asc，升主动脉；AV，主动脉瓣；CS，冠状静脉窦；desc，降主动脉；IAS，房间隔；IVC，下腔静脉；LA，左心房；LAA，左心耳；LV，左心室；LVOT，左室流出道；MV，二尖瓣；PA，肺动脉；prox，近端；PV，肺动脉瓣；RA，右心房；RV，右心室；RVOT，右室流出道；SVC，上腔静脉；TV，三尖瓣。

表 6-2　Focus-TEE 4 个基本切面

切面特点	食管中段右室流入-流出道	经胃底中段心室短轴	食管中段四腔心	食管中段左室长轴
显示瓣叶	显示 2 个瓣	显示 0 个瓣	显示 2 个瓣	显示 2 个瓣
功能导向	右心通道功能	心室泵功能	房、室功能	左心通道功能
瓣膜功能	三尖瓣、肺动脉瓣	二尖瓣孔头肌	二尖瓣、三尖瓣	二尖瓣、主动脉瓣
探头接触点	ME/胸骨旁	TG/胸骨旁	ME/心尖	ME/胸骨旁
室间隔	顶部室间隔	肌部室间隔	下分室间隔	前分室间隔
房间隔	显示	不显示	显示	不显示

表6-3 TEE标准化切面定性评估的基本内容

壁	腔	瓣	流
厚度	大小	厚度	正常层流
动度	比例	开闭运动	分流
完整性	形态	完整性	反流
占位	局部梗阻	赘生物	射流

个半月瓣;流:心血管的正常和各种异常血流。定性分析,应观察一系列前述的正交切面后对左心室射血分数做出的目测评估,评估内容见表6-3。

十、TEE 标准化切面的定量评估

(一) 左心室形态和功能定量评价

左心室 TEE 的定量分析,包括:心腔、室壁、瓣膜、血流。比照 TTE M 型超声、二维超声和多普勒超声方法,目前缺乏全身麻醉状态下 TEE 的正常值。

左心室容积是左心定量的核心。左心室容积-时间曲线的最大值点对应着左心室舒张末容积,最小值点对应着左心室收缩末容积,最大值点和最小值点之间的差值是每搏输出量(SV)(图 6-4)。EF(射血分数)=SV/EDV。

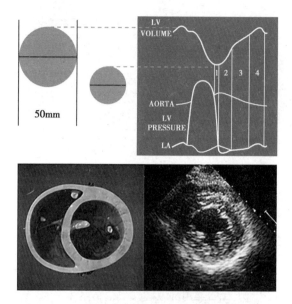

图6-4　左心室短轴切面与左心室容积/面积-时间曲线的关系

如果心室形态正常,推荐用M型超声测量LVEDD和LVESD,计算短轴缩短分数(FS)FS=(LVEDD–LVESD)/LVEDD,采用经胃底左心室中段短轴2D切面测量计算FAC=(LVEDA–LVESA)/LVEDA,EF≈2FS。

(二) 心血管壁、腔定量参考值见表6-4。

表6-4　心血管壁、腔定量参考值

测量部位	正常参考值/mm
AO(根部主动脉)	23~36
LA(左心房)	33~40
LVEDA(舒张内径)	45~55(M)35~50(F)
LVESA(收缩内径)	25~37(M)20~35(F)

测量部位	正常参考值/mm
IVS(室间隔)	8~11
LVPW(左室后壁)	8~11
RA(右心房)	30~38
RV(右心室)	<25
RVOT(右室流出道)	18~34
PA(肺动脉主干)	24~30
FS(短轴缩短率)	>25%
EF(射血分数)	50%~70%
心肌质量	96~200g(M),66~150g(F)

(三) 左心室舒张功能

TEE 可有效评估左心室舒张功能,常用指标包括:左心房舒张末容积指数、二尖瓣口前向血流、肺静脉血流和二尖瓣侧壁或间壁组织多普勒频谱等。二尖瓣环侧壁瓣环峰≤10cm/s和二尖瓣环间壁瓣环峰≤8cm/s 可提示左室舒张功能障碍。左室舒张功能障碍分为 4 期:正常、松弛障碍、假性正常、限制性充盈。随病情进展,各期二尖瓣前向血流、二尖瓣环组织多普勒、肺静脉血流频谱和二尖瓣彩色 M 型血流传播速度等指标的演变见图 6-5。左室舒张功能障碍可引起左房压力的改变,多种指标可评估左房压力,其评估流程见图 6-6。

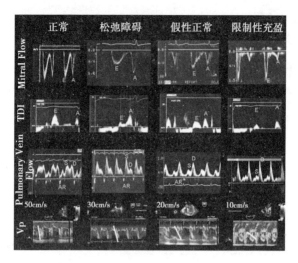

图 6-5　超声多普勒评价左室舒张功能分期

十一、TEE 在围手术期急诊重症中的应用

(一) TEE 在围手术期休克抢救中的应用

TEE 结合围手术期临床表现,可用于休克诊疗决策。评估指标为心腔大小,室壁舒缩,瓣膜功能,动静脉血流等。表 6-5 总结了 4 种休克类型的超声心动图表现。

(二) TEE 在围手术期心力衰竭中的应用

1. 急性左心衰竭　TEE 经食管中段四腔、经胃心室短轴切面,可测量左心室射血分数(EF),观察左心房、室形态。

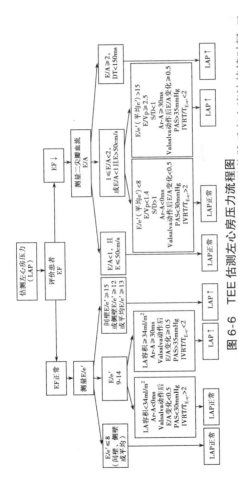

图 6-6　TEE 估测左心房压力流程图

注：LA，左心房；LAP，左心房压力；PAS，肺动脉收缩压；Ar-A，肺静脉反向血流波持续时间-二尖瓣血流 A 波持续时间；EF，射血分数；IVRT，等容松弛时间；E，舒张早期二尖瓣血流 E 波峰速度；e'，舒张早期二尖瓣环速度；DT，二尖瓣血流 E 波减速时间；Vp，彩色 M 型血流传播速度；S，肺静脉血流 S 波峰速度；D，肺静脉血流 D 波峰速度。

表 6-5 休克的超声心动图表现

休克类型	心腔大小	室壁舒缩	瓣膜功能	CVP	CO/SvO_2
分布性	正常	代偿	正常	—	正常/升高
低血容量性	减小	正常/增强	正常	减低	降低
心源性	增大	减低	正常/异常	升高	降低
梗阻性（心包压塞/积液）	右心室减小 左心室减小	左、右心室 舒张受限	—	升高	降低
梗阻性（肺栓塞/气胸）	右心室扩大 左心室减小	右心室减低 左心室代偿	可有三尖瓣反流	升高	降低

EF减低的左心衰竭表现为：左心腔扩大，室壁变薄，搏幅减低，左室舒张末压升高（图6-7箭头所示），造成冠脉灌注压降低，心肌缺血。这类患者若诱导期出现心搏骤停，心肺复苏极为困难。常见于扩张型心肌病、主动脉瓣反流、缺血性心肌病、容量过负荷等。处理上要保持心率/律稳定，合适的前负荷，减轻后负荷，增强心肌收缩力。

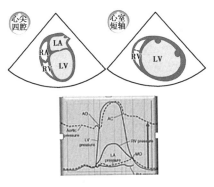

图6-7 左室壁变薄，心腔扩大，左心室舒张末压升高

EF正常或升高的左心衰竭表现为：左心房增大、左心室壁增厚、左室腔小，常见于原发性高血压、主动脉瓣狭窄、左室流出道梗阻、肥厚型心肌病、心肌糖原贮积病；左室长轴、左室短轴切面，可见左心室壁增厚，左心室腔减小（图6-8）肥厚心室的顺应性降低，前负荷对心房收缩功能的依赖性增加，心肌供氧对后负荷依赖性增加，硬膜外或腰麻可降低外周血管阻力，如

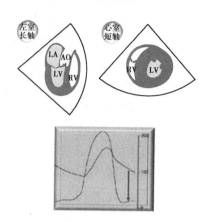

图 6-8　室壁增厚,心腔缩小,心室
收缩压高于主动脉收缩压

盲目进行麻醉可能带来灾难性后果。一般情况
下不需要主动增强心肌收缩力,合并流出道梗
阻还要减低心肌收缩力,增加外周血管阻力(图
6-8 箭头所示)和血容量。

2. 急性右心衰竭　食管中段四腔心、右心
室流入-流出道切面及胃底心室短轴切面评估。

右心室腔扩张,右室游离壁搏幅减低,三
尖前瓣瓣环运动减低。常见于右室心肌缺血、
急性肺动脉高压、急性较大的肺动脉栓塞。肺
栓塞、右室心肌梗死、肺动脉高压、大房缺、二尖
瓣狭窄晚期、三尖瓣重度反流、肺静脉异位引流
(图 6-9)。这类心脏右心室舒张末压升高,如遇
到左房压急性升高的因素(急性左心衰竭、突发
心房颤动、二尖瓣急性关闭不全),发生心搏骤
停的风险较高。

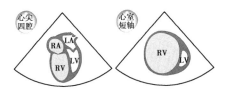

图 6-9　右心扩大，左心室容量不足，右心室舒张末压升高

(三) TEE 在围手术期危重症中的应用

本共识基于 2014 年目标导向 TEE 4 个基本切面（Focus-TEE）和循环管理思维导图（图 6-10），结合 2019 年《中国重症经食管超声临床应用专家共识》，推荐围手术期目标导向重症 TEE 循环管理评估方案如下表（表 6-6）。

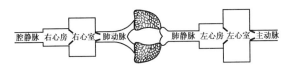

图 6-10　循环管理思维导图

十二、TEE 在常见瓣膜病手术中的应用

(一) 围手术期 TEE 在二尖瓣手术中的应用

1. 二尖瓣评估切面　二尖瓣评估切面有：食管中段四腔心切面、食管中段二尖瓣交界切面、食管中段左心室 2 腔心切面、食管中段左心室长轴切面。

2. 推荐按照 Carpentier 建议的根据二尖瓣

表 6-6　围手术期目标导向的重症 TEE 循环管理评估方案

目标流程	评估切面	定量/半定量评估要点
第一步：上、下腔静脉	食管中段双房腔静脉切面	下腔静脉内径及塌陷程度判断容量状态与容量反应性
第二步：右心定量评估	食管中段四腔心切面	心腔大小，室壁厚度，运动及室间隔受累
		右心舒末面积/左心舒末面积
		三尖瓣环期收缩期位移
	食管中段右心室流入流出道	三尖瓣反流及肺动脉宽度
	经胃左心室短轴乳头肌切面	离心指数
		室间隔形态，运动及受累情况
第三步：左心功能评估	食管中段四腔心切面	左心室收缩与舒张功能
	经胃左心室短轴乳头肌切面	心室室壁节段运动障碍

续表

目标流程	评估切面	定量/半定量评估要点
第四步:左心定量评估	食管中段四腔心切面	左心房容积指数
		二尖瓣前向血流频谱 E 峰及 A 峰
		二尖瓣侧壁瓣环及间壁组织多普勒 e' 和 a'
		辛普森法测射血分数
		二尖瓣环收缩期位移
	食管中段左心室长轴切面	左心室壁厚度
		M 型超声射血分数
第五步:问题导向切面	食管上段主动脉弓长轴切面	主动脉弓峰流速变异
	食管上段主动脉弓短轴切面	肺动脉瓣峰流速变异

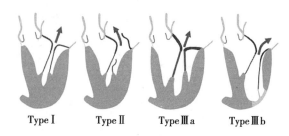

图6-11 Carpentier分型

Ⅰ型:瓣叶活动正常,二尖瓣反流呈中心性。Ⅱ型:二尖瓣瓣叶活动过度,二尖瓣反流偏向健侧。Ⅲ型二尖瓣活动受限,又分为Ⅲa(结构性)和Ⅲb(功能性)两个亚型。

瓣叶的活动度对MR进行分型(图6-11)。

3. MR的严重程度分为轻度,中度,重度(表6-7)。推荐通过测量缩流颈(VC)来判断反流的程度,当VC≥5.5mm时,与心导管测量的重度反流相关性很好;偏心(贴壁)反流束可认为中度以上。

表6-7 二尖瓣反流程度的TEE评估

	轻度	中度	重度
多普勒参数			
反流面积/LA面积	20%	—	40%
CW的密度	—	—	浓密、完整
肺静脉血流	—	收缩期变钝[a]	收缩期反向[a]
定量参数			
缩流颈宽度	<3mm	3~6.9mm	≥7mm
反流容积	<30ml	30~60ml	≥60ml
反流分数	<30%	30%~50%	≥50%
EROA	<0.20	0.20~0.40	≥0.40

注:[a]收缩期变钝和收缩期反向具有特异性但敏感性不高。LA,左房;CW,连续多普勒;EROA,有效反流口面积。

4. TEE 评估二尖瓣狭窄 二尖瓣狭窄导致左心房压力增高,常合并房颤,二尖瓣狭窄和房颤均可引起血流淤滞,导致左心房血栓风险增高。TEE 除了基本评估外应重点评估左心房,尤其是左心耳血栓情况,二尖瓣狭窄严重程度评估见表6-8。

表 6-8 二尖瓣狭窄严重程度 TEE 评估(EAE/ASE)

	瓣口面积/cm^2	压差/mmHg	压力半降时间/ms	肺动脉压峰值/mmHg
正常	4~6	—	40~70	20~30
轻度	>1.5	<5	70~150	<30
中度	1.0~1.5	5~10	150~220	30~50
重度	<1.0	>10	>220	>50

(二) 围手术期 TEE 在三尖瓣手术中的应用

1. 三尖瓣反流 TEE 评估的目标切面如图6-12所示,分级常用的参数及参考值如表6-9所示:

2. 三尖瓣反流程度的分级(表6-9)。

3. 三尖瓣反流程度的分期及评估要点(表6-10)。

(三) 围手术期 TEE 在主动脉瓣反流手术中的应用

围手术期 TEE 可以量化主动脉瓣反流程度,评估其反流机制。依据主动脉瓣反流的机制可以分为:Ⅰ型(瓣膜活动度正常)、Ⅱ型(瓣膜活动度增加)和Ⅲ型(瓣膜活动度受限)。

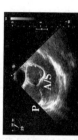

ME 4C 切面（0°）
瓣环直径（28±5mm）
TR 方向+描记反流入右房的血流面积

ME 右室流入流出道切面（60°~75°）
（后瓣叶/左侧，前瓣叶或隔瓣/右侧），
多普勒角度较好

TG右室流入道切面（90°~120°）
瓣下结构，腱索
多普勒角度较差

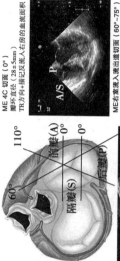

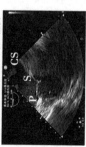

冠状窦（CS）切面（0°）
从4C切面进入到食管胃底连接处，瓣膜接合
部，可观察到三尖瓣以及冠状窦血流束。

改良上下腔静脉切面（110°~140°）
从4C切面进入到食管胃底连接处，瓣膜接合
部，可观察到三尖瓣以及冠状窦血流束。

TG短轴切面（0°~40°）
可同时观察到三个瓣叶，多普勒角度较差。

图 6-12　三尖瓣反流 TEE 评估的目标切面

表 6-9　三尖瓣反流程度分级（ASE）

		轻度	中度	重度
定性	反流面积 [a,b]	<5cm²	5~10cm²	>10cm²
	彩色多普勒反流密度	弱　抛物线形	高密度　形状不定	高回声　三角形
半定量	反流束面积	不确定	不确定	>7
	缩流径 [a]	<0.3	0.30~0.69	≥0.7
	PISA 半径 [c]	≤0.5cm	0.6~0.9cm	≥0.9cm
	肝静脉血流	S 峰为主	S 峰圆钝	负向 S 峰
	三尖瓣前向血流	A 峰	可变的	E 峰
定量	有效反流口面积	<0.20cm²	0.20~0.39cm²	≥0.4cm²
	反流容积	<30ml	30~44ml	≥45ml

注：Nyquist 极限：[a]（50~70cm/s），[b] 不适用于偏心反流，[c]（28cm/s）；S：收缩期。

表 6-10　三尖瓣反流分期及评估要点

分期	瓣膜解剖结构	瓣膜血流动力学	血流动力学后果（腔/壁/压）	症状
A 存在 TR 风险	原发性:轻度风湿、脱垂;感染赘生物、早期类癌、放疗;导线、导管。功能性:正常/早期瓣环扩大	无反流或微量反流	无	无症状或左心、肺、血管变病变相关
B TR 进展	进展中的瓣叶退变/毁损;中-重度脱垂;局部腱索断裂。功能性:早期瓣环扩大,瓣叶中度牵张	中心反流面积 <5cm^2,缩流颈界限不明;CW 密度低,抛物线型。肝静脉血流收缩期低钝	轻度 TR:右心房、右心室大小和下腔静脉内径正常。中度 TR:右心室不大,右心房轻度增大或正常,下腔静脉内径正常或轻度增宽,下腔静脉内径呼吸变异率正常,右房压正常	同上

续表

分期	瓣膜解剖结构	瓣膜血流动力学	血流动力学后果（腔壁/压）	症状
C 严重 TR 无症状	瓣叶显著毁损或连枷。功能性：瓣环显著扩张>40mm 或 21mm/m²；瓣叶重度牵张	中心反流面积>10cm²；缩流颈>0.70cm；CW 密度大，收缩早期三角形改变。肝静脉血流收缩期逆流	右心房、右心室及下腔静脉扩张，下腔静脉内径呼吸变异率降低；右房压升高，C-v 波出现；舒张期室间隔变平	同上
D 严重 TR 有症状	同上	同上	晚期右心室收缩功能减低，余同上	乏力、心悸、呼吸困难、腹胀、食欲减退、水肿

　　对于中重度主动脉瓣反流的患者,在 CPB 前行 TEE 检查可建议停搏液灌注方式(顺灌/逆灌),辅助决策是否放置左室引流,避免术中左心室过度扩张。

　　主动脉瓣反流的定性、定量、半定量评估见表 6-11。

表 6-11　主动脉瓣反流严重程度 TEE 评估(ASE)

	评估指标	轻度	中度	重度
定性	LVOT 射流宽度	小	轻重度之间	大
	血流聚集	无/小	轻重度之间	大
	彩色多普勒密度	薄弱	致密	致密
	压力半降时间	>200ms	200~500ms	>500ms
	降主动脉反向血流	短暂早期	轻重度之间	全舒张期
半定量	缩流径	<3mm	3~6mm	>6mm
	反流束/LVOT 宽度[a]	<5	5~59	≥60
	反流束/LVOT 面积[a]	<25	25~64	≥65
定量	反流容积	<3ml	30~59ml	≥60ml
	反流分数	20%~30%	30%~49%	≥50%
	有效反流口面积	<0.10cm^2	0.1~0.29cm^2	≥0.30cm^2

注:Nyquist 范围 50~60cm/s [a] 中央射流。

（四）TEE 在主动脉瓣狭窄手术中的应用

围手术期 TEE 可用于评估主动脉瓣狭窄程度、瓣膜钙化程度、评估左心室功能和室壁厚度；排查其他相关瓣膜疾病。退行性钙化所致主动脉瓣狭窄的特点是大量钙化累及主动脉瓣瓣环、根部，而炎症后主动脉瓣狭窄的典型表现是主动脉瓣交界处增厚、融合和挛缩。主动脉瓣狭窄 TEE 评估指标见表 6-12。

表 6-12　主动脉瓣狭窄 TEE 评估（ASE）

	轻度	中度	重度
峰值流速	2.6~2.9m/s	3~4m/s	>4m/s
平均压差	<20mmHg	20~40mmHg	>40mmHg
瓣口面积	>1.5cm^2	1.0~1.5cm^2	<1.0cm^2
瓣口面积指数	>0.85cm^2/m^2	0.6~0.85cm^2/m^2	<0.6cm^2/m^2
速度比值	>0.50	0.25~0.50	<0.25

在主动脉瓣置换手术需要注意的是，瓣环径<2cm 的钙化主动脉瓣瓣环可能需要广泛瓣环扩大术或自体心包瓣膜成形术，以放入足够大小的瓣环。如果存在明显的室间隔基底段增厚，可能会增加 CPB 后 LVOT 梗阻的风险，因此必要时考虑同时行室间隔基底段切除术。对于所有患者，尤其是同时存在主动脉瓣病变的二尖瓣病变患者，确认主动脉根部、升主动

脉、主动脉弓的直径是考虑术中同时修复这些结构的重要因素。

主动脉瓣置换术后,在心排血量较低时,即使发生瓣膜不匹配或瓣膜阻塞,主动脉瓣收缩期平均压差仍可能正常;相反,当瓣膜置换效果正常时,增加心排血量也可导致主动脉瓣收缩期平均压差升高。CPB 结束时患者合并贫血和正性肌力药物的使用也可导致主动脉瓣收缩期平均梯度升高。这些情况下,测量 LVOT 流速以校正主动脉瓣平均压差,有助于对新植入的瓣膜进行血流动力学评估。

十三、TEE 在主动脉手术中的应用

在主动脉手术中行 TEE 检查时,应常规对胸主动脉进行细致探查,尤其对于术中新发或进展的主动脉病变,TEE 检查至关重要。因此,检查者应熟悉 TEE 对胸主动脉各部分的显像,并熟悉相关疾病的特征表现以及检查重点。

主动脉常见病变包括主动脉夹层、壁内血肿、主动脉粥样硬化、主动脉瘤样扩张等,在探查到这些病变后,应尽可能明确其累及的解剖部位以及病变的严重程度,以协助临床决策。在实际操作中,可随主动脉走行顺序进行探查,各部分常用切面和探查重点如表 6-13 所示。

TEE 在诊断升主动脉夹层中具有极高的敏

表 6-13 各部分的胸主动脉 TEE 评估要点

	评估切面	评估和测量要点	注意事项
主动脉根部	食管中段主动脉瓣短轴 食管中段主动脉瓣长轴	主动脉瓣功能 左右冠脉口受累情况 瓣环、窦部和窦管交界内径	评估主动脉瓣反流的严重程度和反流机制 冠脉受累情况应结合室壁运动评估
升主动脉	食管中段升主动脉短轴 食管中段升主动脉长轴	升主动脉内径	通常仪能显示近端升主动脉 内径测量部位为右肺动脉水平 TEE 通常仅能显示近心端升主动脉中远段 要时可行心表超声探查升主动脉中远段
主动脉弓	食管上段主动脉弓长轴 食管上段主动脉弓短轴	头臂血管受累情况 远端弓部内径	TEE 通常仅能显示远端主动脉弓和左锁骨下动脉 必要时可行体表颈部血管超声探查无名动脉和左颈总动脉
胸降主动脉	食管中段降主动脉短轴 食管中段降主动脉长轴	降主动脉内径	—

感性和特异性,尤其对于术中急性夹层,TEE 的诊断具有重要临床意义。在进行检查时,应遵循逻辑顺序(表 6-14),首先明确夹层的诊断,随后探明病变累及的血管范围、确定 Standford 分型,然后探查夹层相关并发症,检查内膜破口位置及分流血流,如在夹层累及范围内有动脉插管,还需确定导丝或插管的位置是否在真腔内。

表 6-14　术中主动脉夹层的 TEE 检查

检查	分析
1. 明确夹层诊断	主动脉腔内有漂浮的内膜片,将血管腔分为真腔和假腔
2. 受累范围	根据受累范围明确 Standford 分型
3. 相关并发症	心包积液和心包压塞 主动脉瓣反流 冠脉受累缺血、节段性室壁运动异常 头臂血管受累缺血
4. 内膜破口位置,明确真腔与假腔	多普勒血流显像可见血液自真腔流入假腔
5. 确定动脉插管和导丝位置	必须确定动脉插管、导丝等在真腔内

十四、TEE 在先心病手术中的应用

先天性心脏病根据病理生理特征可有多种分型方法,如根据有无右向左分流方向可分为非发绀型与发绀型,根据肺动脉血流量多少可

分为"肺充血型"和"肺缺血型"(表 6-15)。常见先心病包括房间隔缺损、肺静脉异位、室间隔缺损、动脉导管未闭等。

表 6-15　先天性心脏病按肺动脉血流分型

肺动脉血流/典型表现	"肺充血"型	"肺缺血"型
常见疾病	大 VSD、PDA	法洛四联症
肺动脉高压	常见	少见
体肺侧支循环	少见	常见
艾森曼格综合征	晚期可见	罕见
鱼精蛋白反应	常见	罕见
左心扩大	常见(除外 ASD、APVD)	少见

以肺充血为主要表现的先天性心脏病包括:房间隔缺损,肺静脉异位引流,室间隔缺损,动脉导管未闭等疾病。早期表现为左向右分流,图 6-13 为常见跨肺分流病理生理思维导图。

肺充血后血管床扩张,胸片常见肺纹理增多,容易发生感染和急性肺动脉高压危象,体外循环术后容易发生鱼精蛋白过敏,严重者甚至会发生心脏停搏。房间隔缺损、室间隔缺损、动脉导管未闭的患者长期肺充血可导致肺动脉高压,肺小动脉管壁增厚、闭塞直至艾森曼格综合

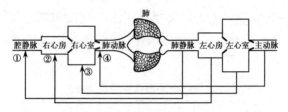

图 6-13　常见"跨肺分流"先心病病理生理分析思维导图

①肺静脉异位引流(APVD);②房间隔缺损(ASD);③室间隔缺损(VSD);④动脉导管未闭(PDA)。

征。艾森曼格综合征的患者行剖宫产手术时要注意维持体循环阻力和血容量,降低肺循环阻力。

以"肺缺血"为主要表现的先天性心脏病有:法洛四联症、肺动脉闭锁等。这类疾病肺血管床发育差,胸片肺纹理稀疏,早期表现为右向左分流,术中血氧饱和度下降的常见原因是体循环阻力下降,右向左分流增加,肺血减少,如遇到右室流出道动力性梗阻,会出现严重的低氧血症,称为缺氧发作。"肺缺血"的先心病通常无肺动脉高压,不易发生鱼精蛋白过敏,不发生艾森曼格综合征,左房压低,左心室容积偏低,术后需要避免容量过负荷。侧支循环在术后常会带来间质性肺水肿在矫正肺动脉狭窄/闭锁的同时行侧支封堵。

十五、小结

TEE 监测要根据临床和教学的实际需要制

定标准和规范,并持续改进,学科之间的协作已经成为围手术期 TEE 辅助临床、教学、科研、管理工作的新特点,不仅有超声学会和麻醉学会两个学科之间的协作,也包括心脏学会在内的三个学科之间的协作,TEE 临床推广与各学会的专科准入制度的结合。

围手术期 TEE 要在临床中实现规范化、标准化,基本的思路是:发现 TEE 影像的特征,建立个体化的病理生理学模型,结合相关诊疗经验和循证医学证据进行术中诊疗决策,管理和控制围手术期风险。

对于非心脏专科麻醉科医师,超声快速监测和评价心血管功能将使高风险手术的围手术期管理变得更加安全,有助于帮助手术团队进一步明确术前诊断,发现新的形态及功能异常,调整麻醉和外科、急危重症的决策,评估、监控手术风险、随访手术效果。

附录 1 术中 TEE 监测记录单

日期： 年 月 日

术间	姓名		性别	年龄		住院号：

术前诊断： 拟行手术：

病史： 身高： cm

体重： kg

专科查体:BP / mmHg,HR： 次/min,SpO₂： %,听诊：

ECG： X 线,造影：

术前 TTE ：

　二维测值(径线 mm,面积 cm²)：

　LV　LA　RV　RA　IVS　LVPW　MVO　MVA

　AO　AAO　AVD　DAO　MPA　LPA　RPA

　多普勒测值(速度m／s ,压差 mmHg）

　Emv　Amv　AV　PV　TR　（估测 PASP　）EOA

心功能:EDD mm ESD mm EDV ml ESV ml SV ml EF % FS %

超声诊断：

主刀医师床旁 TEE 讨论(关注点、新诊 | 麻醉情况：
断、决策及知识)： |

手术记录摘要：

		CPB 前	CPB 后
壁	厚度		
	动度		
	完整性		
腔	大小		
	形态		
	比例		
瓣	狭窄		
	关闭不全		
	赘生物		
流	血流正常		
	射流		
	分流		
	反流		
ICU 随访			

培训医师： 指导医师：

7. 围手术期肺动脉导管临床应用快捷指南

于春华(共同执笔人) 马 骏(共同执笔人) 王天龙
(共同负责人/共同执笔人) 王 晟(共同执笔人)
邓小明 阮 澂(共同执笔人) 袁 素(共同执笔人)
夏中元(共同执笔人) 晏馥霞(共同负责人/共同执笔人)
徐军美(共同负责人/共同执笔人) 徐美英(共同执笔人)
黄宇光 熊利泽

目 录

肺动脉导管(pulmonary artery catheter, PAC)也被称为 Swan-Ganz 导管,是右心导管的一种。PAC 可连续监测肺动脉压力(PAP)、心排血量(CO)、右心室舒张末期容积(RVEDV)和混合静脉血氧饱和度(SvO_2),并通过计算心内分流量、全身血管和肺血管阻力、氧转运量和氧消耗量等指标,显示心脏前负荷、后负荷、收缩功能和组织氧合的状态,评估心、肺功能和病变的严重程度。PAC 是评估危重症患者病情和疗效的较为准确的方法之一。

围手术期肺动脉导管临床使用指南可作为麻醉科医师、重症监护室以及相关危重医学科医师的参考。PAC 的使用要密切结合患者临床,才能使 PAC 的使用价值最大化。

一、PAC 的适应证与禁忌证

1. PAC 的适应证　患者放置 PAC 的适应证应从患者(ASA 分级)、事件(手术创伤)和人员技术、设备条件三个方面综合考虑:

(1)患者因素

低危:ASA Ⅰ~Ⅱ 级,血流动力学改变轻微,不影响器官功能。

中危:ASA Ⅲ 级,较明显血流动力学改变,且可能影响器官功能。

高危:ASA Ⅳ~Ⅴ 级,明显血流动力学改变,严重影响器官功能状态,死亡风险高。

(2)外科手术风险

低风险:体液丢失少,血流动力学变化小,围手术期并发症和死亡率低。

中风险:中等量体液丢失,血流动力学变化较大或存在感染,可能出现围手术期并发症,但死亡率并不高。

高风险:大量血液丢失,显著血流动力学改变或其他因素,有围手术期高并发症和较高死亡风险。

（3）操作者的熟悉程度

熟悉：具有熟练的 PAC 操作、护理技术，完善的设备和丰富的并发症处理经验。

较熟悉：有一定的 PAC 操作、护理技术和设备支持。

不熟悉：缺乏 PAC 操作、护理经验，设备支持弱，不能及时判断和处理并发症。

综合以上三方面因素，对 PAC 的适应证可归纳为：强烈推荐、推荐和不推荐（表 7-1）。

表 7-1　决定使用肺动脉导管的影响因素

操作者因素	患者因素	外科因素		
		低风险	中风险	高风险
熟悉	高风险	不推荐	推荐	强烈推荐
	中风险	不推荐	推荐	推荐
	低风险	不推荐	不推荐	推荐
较熟悉	高风险	不推荐	推荐	推荐
	中风险	不推荐	不推荐	推荐
	低风险	不推荐	不推荐	不推荐
不熟悉	高风险	不推荐	不推荐	不推荐
	中风险	不推荐	不推荐	不推荐
	低风险	不推荐	不推荐	不推荐

2. PAC 的禁忌证　PAC 的绝对禁忌证包括：持续室性心动过速或室颤高危的患者、右心系统占位或血栓形成、三尖瓣重度狭窄、三尖瓣

机械瓣置换术后、右室流出道或肺动脉瓣重度狭窄。相对禁忌证包括:严重心律失常、凝血功能障碍、严重感染、急性肺栓塞等。

综上所述,PAC不建议用于低危患者;高危、高风险手术患者在具备有资质的医护人员情况下,推荐使用PAC;在复杂临床情况下使用PAC,改善临床转归的效果可能不同于文献报道的研究数据,经验、对血流动力学数据的正确解读以及治疗决策的选择同样也会影响患者的临床转归。

二、PAC放置的基本设备和操作

1. 基本设备

(1)PAC和相关物品:穿刺针、导引钢丝、带静脉扩张器和旁路输液管的导管鞘、压力测量装置等。

(2)PAC种类:目前临床常用的PAC导管有六种,分别为二腔、三腔、四腔、五腔和六腔(两种类型,一种增加了CCO的监测功能;另一种为容量型PAC,除CCO监测外,还增加了右心室射血分数和右心室舒张末期容积的监测功能)。

2. 操作

(1)PAC置入途径:常用的入路是经皮颈内静脉和股静脉穿刺,也可经锁骨下静脉穿刺置入。

(2)操作技术:经颈内静脉途径进入的导管,在置入20cm左右时,尖端即可达右心房,可记录到低平右房压波形;气囊充气,PAC 顺血流通过三尖瓣进入右心室,压力突然升高,下降支又迅速回落接近零点,出现右心室压力(RVP)波形。当置入 35cm 左右后,导管进入肺动脉(PAP),此时收缩压改变不大,而舒张压显著升高,呈现肺动脉压力波形。将导管继续推进,即可嵌入肺小动脉分支,出现 PAWP 波形;气囊放气后可再现肺动脉波形。图 7-1 为置入肺动脉导管过程中记录到的连续压力变化曲线。

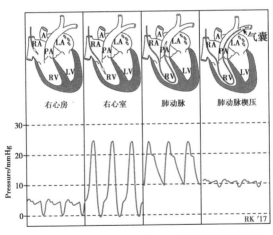

图 7-1　肺动脉导管置入过程中连续压力变化曲线

三、PAC 监测参数

1. 前负荷相关参数

(1)中心静脉压(CVP):其结果反映右心室的前负荷,正常值范围 2~6mmHg,受以下因素的影响:循环血容量、静脉张力、右心室功能、胸腔内压力、肺循环阻力、心脏周围压力(如心包疾病等)、其他因素(如导管堵塞等)。CVP可以用于指导输液和输血,以及判定血管活性药物治疗的效果。

(2)肺动脉楔压(PAWP):其结果反映左心室的前负荷。在肺动脉-左心室通道无狭窄的情况下,PAWP等于左房压(LAP)和左心室舒张末期压力(LVEDP),正常值范围6~12mmHg。PAWP可以协助判断左心室功能状态,鉴别心源性或肺源性肺水肿,诊断低血容量及评估输液、输血及血管活性药物的治疗效果。

(3)右心室舒张末期容积(RVEDV):容量型PAC导管可直接测定右心室射血分数(RVEF),正常值范围:40%~60%;通过SV/EF%(SV=CO/HR)计算获得RVEDV,正常值范围:100~160ml(RVEDVI:60~100ml/m^2)。RVEDV不受胸膜腔内压和腹内压升高的影响。

2. 后负荷相关参数　后负荷是指心室射血时所要克服的压力,在没有流出道和瓣膜狭窄的情况下,后负荷由动脉的顺应性,外周血管阻力,血液黏度等因素决定。

(1)体循环阻力(SVR)=(MAP−RAP)/CO×80,正常值范围:800~1 200dyn·s^{-1}·cm^{-5}。

(2)肺血管阻力(PVR)=(MPAP−LAP)/CO×80,正常值:<250dyn·s^{-1}·cm^{-5}。

3. 心脏收缩功能相关参数

（1）每搏量（SV）和每搏量指数（SVI）：SV 是指心脏每次收缩的射血量；正常值为 60~90ml（SVI:25~45ml/m²），主要反映心脏的射血功能，取决于心室前负荷、心肌收缩力及全身血管阻力。

（2）右心室射血分数（EF%）：容量型 PAC 具有测定 RVEF 和 RVEDV 的功能。RVEF 正常值范围为 40%~60%，常会受到右心室前负荷、右心室收缩力和后负荷的影响。

（3）连续心排血量（CCO）和连续心指数（CCI）：正常值范围：4~6L/min（2.5~4.0L·min⁻¹·m⁻²）。CO 是全身供氧（DO_2）的主要决定因素，它反映心肌整体的射血功能，但在代偿状态下，通过增快心率仍可维持 CO 在正常范围；因此在判断心功能状态时，使用 SVI 更能真实反映心肌的收缩状态。

4. 压力相关参数

（1）肺动脉压（PAP）：通过 PAC 可以连续测定肺动脉压力（PAP），成年人静息状态下 MPAP 正常值为（14±3.3）mmHg，即使考虑年龄、性别、种族等因素，MPAP 正常也不超过 20mmHg。在海平面，平卧静息状态下，经右心导管测量肺动脉平均压≥25mmHg，即可诊断肺动脉高压。

（2）CVP/RAP：见前负荷相关参数。

（3）PAWP/LAP：见前负荷相关参数。

5. 全身供氧需平衡参数

（1）混合静脉血氧饱和度（SvO_2）:SvO_2 是衡量机体供氧需平衡的综合指标,是呼吸系统、循环功能和代谢变化整合的结果,但不反映局部器官的氧合状态,正常值范围:60%~80%。SvO_2 的影响因素包括:SaO_2、CO、Hb 和 VO_2。SvO_2 读数及其临床解释见表 7-2。

（2）供氧（DO_2）（需血气结果）:单位时间内由左室向全身组织输送的氧总量。它由心排血量（CO）和动脉血氧含量（CaO_2）的乘积表

表 7-2　SvO_2 的临床解释

SvO_2	原因	临床解释
80%~90%	供氧增加（SaO_2↑）	FiO_2↑,低温,麻醉,肌松剂
	氧耗减少（VO_2↓）	感染性休克血管扩张,导管移位
	血流动力学（CO↑）	
60%~80%	供氧正常	组织灌注满意
	氧耗正常	
	CO 充足	
30%~60%	供氧减少（SaO_2↓）	贫血,气道梗阻,气管内吸痰,高热,寒战
	氧耗增加（VO_2↑）	体位,疼痛,心包压塞性心源性休克,张力性气胸
	血流动力学不稳定（CO↓）	心律失常,休克,高 PEEP 血管收缩

示。正常范围:600~1 000ml/min;麻醉期间供氧指数(DO_2I)的临界值为330ml/($min·m^2$)或7~8ml/($kg·min$)。

（3）氧耗（VO_2）（需血气结果）:单位时间内组织细胞实际消耗的氧量,代表全身氧利用的情况,并不代表对氧的实际需要量。通过PAC测定的CO以及动脉、混合静脉血血气,即可实现对VO_2的实时监测。正常值范围:200~250ml/min;氧耗指数（VO_2I）正常值范围:100~125ml/($min·m^2$)。

临床使用SvO_2指导临床诊断和进行治疗决策时,可参考图7-2进行:

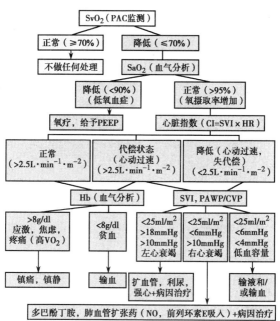

图7-2　SvO_2指导临床诊断和治疗决策

四、PAC 并发症

1. 穿刺并发症　穿刺不当可能导致程度不等的损害,包括穿刺局部的血肿、误伤造成的动-静脉瘘、假性动脉瘤及静脉血栓形成等。

2. 导管并发症　见表 7-3。

表 7-3　报道的 PAC 并发症发生率

并发症	报道 发生率/%	大部分研究 发生率/%
中心静脉穿刺		
动脉穿刺	0.1~13	≤3.6
切开部位出血(儿童)	5.3	
术后神经病变	0.3~1.1	
气胸	0.3~4.5	0.3~1.9
空气栓塞	0.5	
置管		
轻度心律失常	4.7~68.9	>20
严重心律失常	0.3~62.7	0.3~3.8
(室性心动过速或室颤)		
轻度三尖瓣反流	17	
右束支阻滞	0.1~4.3	
完全性心脏阻滞	0~8.5	
(以前伴有 LBBB)		
导管留置		
肺动脉破裂	0.03~1.5	0.03~0.7
导管尖端阳性培养	1.4~34.8	≥19
导管相关脓毒血症	0.7~11.4	0.7~3.0

并发症	报道 发生率/%	大部分研究 发生率/%
血栓性静脉炎	6.5	
静脉血栓	0.5~66.7	0.5~3
肺梗死	0.1~5.6	0.1~2.6
附壁血栓	28~61	
瓣膜/心内膜炎	2.2~100	2.2~7.1
死亡（和 PAC 有关）	0.02~1.5	

（1）导管打折、断裂。

（2）心律失常。包括房性期前收缩、室性期前收缩、室上性心动过速、室性心动过速甚至心室颤动。

（3）留置导管时可能会造成肺动脉破裂、血栓性静脉炎和与导管相关的脓毒血症等，甚至导致 PAC 相关性死亡。

五、PAC 的临床应用

1. PAC 对治疗决策的影响 术后 ICU 和重症监护病房的调查研究表明，在 30%~62% 的病例中，PAC 监测提供了新的临床信息或在一定程度上影响了治疗决策的制定。这些影响的临床作用尚不明确，未来需要更强的研究证据来证明 PAC 的有效性。

2. PAC 在围手术期的应用 PAC 监测使手术患者获益的主要证据仅限于非随机观察研

究,血流动力学监测、病种的差异和疾病的严重程度等因素干扰了对研究结果的判断。

（1）PAC 在目标导向治疗（goal-directed therapy）中的应用:在目标导向治疗中,PAC 持续监测 CO,使供氧（$DO_2 = CO \times CaCO_2 \times 10$）达到超常值,以改善危重症患者的术后转归。临床对照试验表明,PAC 监测下的目标导向治疗可以缩短 ICU 时间、降低并发症和死亡率;有 meta 分析表明,PAC 监测联合治疗预案的治疗策略可降低手术死亡率和并发症的发生率。当然也有研究质疑 PAC 改善预后的作用。研究结果的差异可能和病例的选择偏倚有关。要得出肯定性的结论仍需进一步研究。

（2）PAC 在血流动力学监测中的应用:围手术期的血流动力学障碍（如心肌梗死）是外科患者放置 PAC 的主要原因。研究表明,PAC 监测有助于改善大多数患者的预后。在评估复杂患者的血流动力学状况时,PAC 监测数据比临床评估更为准确。对有适应证的外科患者进行 PAC 监测可以减少围手术期并发症的发生。可以认为,正确地选择适应证,准确的 PAC 数据解读并给予精准化的治疗,可以改善患者的预后。

（3）PAC 在外科手术中的应用

1）PAC 在心脏外科手术中的应用:PAC 常用于心脏外科手术患者的血流动力学监测,特别是冠状动脉搭桥术（CABG）,肺动脉高压及术前严重心功能不全的患者。心脏外科患者,放置 PAC 的适应证包括:左室收缩功能障碍(EF<0.3);右室收缩功能障碍;左室舒张功能障碍;急性室间隔穿孔和有左室辅助装置的患者。在成人心脏手术中,PAC 能缩短住院时间、降低心肺并发症的发生率但可能增加感染的发生率。

2)PAC 在周围血管外科的应用:术前放置 PAC,可减少周围血管外科患者术中心动过速、低血压和心律失常的发生率并降低术后死亡率和并发症的发生率。

3)PAC 在腹主动脉手术中的应用:对照研究显示,采用以 PAC 监测为核心的积极液体管理方案(包括 PAC 插管)与对照组的患者比较,死亡率、围手术期低血压及肾衰的发生率均明显降低。

4)PAC 在神经外科手术中的应用:虽然已有非对照、观察性试验提示 PAC 监测可以降低颅脑外伤患者的死亡率,但是这些研究都缺乏内部对照,而且 PAC 监测也只是多种监测和干预手段中的一种,这降低了研究结果的临床价值。

5)PAC 在创伤外科中的应用:普遍的观点认为,PAC 监测下,以高血流动力学指标为治疗目标,能够降低创伤患者的死亡率和并发症的发生率。

6)PAC 在妇产科手术中的应用:PAC 监测已被推荐用于严重先兆子痫,而且也常用于产科危重疾病如妊娠期心肌梗死、肺动脉高压的围手术期治疗,但仍缺乏临床研究的证据支持。

7)PAC 在器官移植手术中的应用:器官移植手术中的血流动力学监测对术中的循环管理至关重要。在肝移植和肺移植中,PAC 监测是最重要的围手术期血流动力学监测手段。在心脏或肺移植术后早期,一过性右心室衰竭是常见的并发症,PAC 监测指导下的抗心力衰竭治疗是最重要的治疗手段。

3. PAC 在 ICU/CCU 患者中的应用

(1)PAC 在心力衰竭患者中的应用:心肌梗死伴心源性休克或进行性低血压是 ACC/AHA 指南中使用 PAC 的 I 级推荐。同时,对于经验性治疗无效的充血性心力衰竭患者和传统治疗无效,血流动力学不稳定,且同时合并充血和低灌注的患者,建议使用 PAC 监测。

(2)PAC 在严重脓毒血症和脓毒性休克中的应用:PAC 可能适用于早期复苏治疗无效的脓毒性休克患者,似乎更有助于维持此类患者的血流动力学状态,但对改善预后的有效性仍有待研究。

(3)PAC 在急性呼吸窘迫综合征(ARDS)中的应用:目前,仍未明确 PAC 作为诊断和监测工具在各类呼吸衰竭中的作用,还需要进一步的研究进行明确。

六、PAC 的临床应用总体评价

总体而言,PAC 监测在有效性和安全性方面的证据仍然缺乏,从已经公开的数据难以得出明确结论。根据目前的证据,建议:低危患者常规使用 PAC 监测不会降低患者的死亡率和住院时间。对有相对禁忌证的患者,PAC 监测本身的危险性就可能超过了它的获益。对于有明确适应证的患者,PAC 监测可能改善其预后。尽管 PAC 监测的临床试验没能得出肯定性的结论,但临床实践中的确有大量需要 PAC 监测的患者,并且他们也确实从 PAC 监测中获益。

七、PAC 的临床使用及继续教育

所有操作 PAC 的人员都应该接受严格的、高质量的知识培训,以满足 PAC 的临床要求。另外,以模拟器和模拟软件为基础的决策辅助系统可丰富医护人员的临床知识,减少实际操作所要求的数量,同时还可以加强医护人员解读 PAC 数据并制定正确治疗方案的能力。使用 PAC 的所有单位,必须制定质量改进计划。理想的改进方案是:根据患者的临床转归,定期对医护人员的知识体系和操作水平作出评价。

总之,目前的研究证据证实了 PAC 监测对有适应证的患者具有潜在的益处,但仍需更多设计完善的随机对照试验来证明 PAC 的有效性。未来的研究应该强调疾病严重程度的分级、合并症的情况,并采用相关的临床结局指标来判断 PAC 的有效性。最终,数据的统计结果将超越专家的意见,成为判断 PAC 利弊的客观证据。

8. 中国老年患者围手术期麻醉管理快捷指南

中华医学会麻醉学分会老年人麻醉学组,国家老年疾病临床医学研究中心(宣武医院),国家老年麻醉联盟

于金贵　马正良　马　琳

王天龙(共同负责人/共同执笔人)

王东信(共同负责人/共同执笔人)　王国年　王建珍

王　晖　王海云　王　锷　毛卫克　尹　岭

孔　昊(参与执笔人)　邓小明　邓　萌　古丽拜尔·努尔

左明章　石翊飒　龙　波　冯　帅(参与执笔人)

吕艳霞　吕黄伟　朱　辉　刘　进　刘敬臣　刘　靖

刘新伟　刘　毅　闫婷(参与执笔人)

孙月明(参与执笔人)　孙玉明　孙志荣　纪　方

严　敏(共同执笔人)　李天佐　李云丽(参与执笔人)

李　民(共同执笔人)　李金宝(共同执笔人)

李诗月(参与执笔人)　李　茜(共同执笔人)　李恩有

肖　玮(参与执笔人)　吴水晶　吴新民　何文政

余中良　冷玉芳　汪　晨　张良成　张　洁　张　毅

陆智杰　陈彦青　陈　菲　陈　敏　努尔比艳·克尤木

欧阳文(共同执笔人)　易　斌　罗　艳　赵世军

赵国庆　段开明(参与执笔人)　俞卫锋　娄景盛

贾慧群　顾小萍　顾卫东　顾尔伟

倪东妹(参与执笔人)　倪新莉　徐　庆　徐国海

徐桂萍　郭永清　唐天云　黄宇光　黄雄庆

梅　伟(共同执笔人)　曹定睿　蒉圣金　黑子清

程守全　曾庆繁　谢宇颖　谢　旻(参与执笔人)

107

解雅英　廖　炎(参与执笔人)　熊利泽　薛荣亮
穆东亮(参与执笔人)　衡新华　魏　来　魏　珂

目录

第一部分 老年患者术前评估与准备

一、总体评估与准备

老年患者术前访视与评估是实施麻醉手术前至关重要的一环,其目的是客观评价老年患者对麻醉手术的耐受力及其风险,同时对患者的术前准备提出建议,包括是否需要进一步完善检查、调整用药方案、功能锻炼甚至延迟手术麻醉,在条件允许的情况下尽可能地提高患者对麻醉手术的耐受力,降低围手术期并发症和死亡风险。目前提倡由老年医学科为主的多学科对老年人的合并症、功能、心理和社会学特点进行的多方位的评估,即老年状态全面评估(comprehensive geriatric assessment,CGA)。其中老年人的认知(cognition)、功能(function)、营养(nutrition)及衰弱(frailty)状态等情况都与围手术期不良事件发生率明显相关,逐渐成为老年人术前评估的一部分,尤其适用于复杂手术前的评估(表 8-1)。

表 8-1 老年患者术前评估项目

项目		评估方法
认知功能	痴呆	用简易智力状态评估量表(Mini-Cog)进行筛查,如果阳性,则继续用蒙特利尔认知评估量表(MoCA)评估。
	谵妄	1)在手术前明确易感因素和诱发因素 2)意识错乱评估方法(CAM)
	抑郁	老年人抑郁量表
功能状态		1)日常生活活动量表(ADLs) 2)工具性日常生活活动量表(IADLs)
营养状态		1)微型营养评估量表(MNA) 2)六个月内意外减重超过 10%~15% 3)体重指数<18.5kg/m^2 4)无肝肾疾病时白蛋白水平<30g/L
衰弱状态		1)Fried 衰弱表型中的 5 条诊断标准 2)多维衰弱状态评分(MFS)

（一）ASA 分级

美国麻醉科医师协会（American Society of Anesthesiologists，ASA）分级及患者年龄可以初步预测围手术期死亡率。文献报道大于 80 岁的患者接受大中型非心脏手术时，年龄每增加 1 岁，围手术期死亡率增加 5%。

（二）认知功能

谵妄、痴呆和抑郁是评估认知功能时的重要考虑因素，且术前评估的结果可以做为术后认知功能评估的基线值。推荐采用 Mini-Cog 作为术前认知功能快速筛选工具；如果 Mini-Cog 筛查阳性，痴呆的进一步临床评估是必要的。

谵妄常发生于术后 1~5d，也有部分老年患者术前即存在谵妄；术前评估易感因素和诱发因素可以确定患谵妄的风险并进行针对性预防和治疗。

术前有抑郁症状的患者发生术后功能恢复不良的概率增加，更容易发展成术后谵妄，而且谵妄的持续时间更长。老年抑郁量表是简单有效的抑郁症筛查工具。

（三）日常生活功能

老年患者的功能状态评估可以使用日常生活活动量表（activity of daily living scale，ADLs）和工具性日常生活活动量表（instrumental activity of daily living scale，IADLs）。日常活动功能缺陷患者生活或行动困难，应接受进一步评估以及适当的术前治疗。

（四）营养状态

术前营养不良可导致伤口裂开、吻合口瘘、

感染、谵妄、死亡率和住院时间增加。微型营养评估量表（mini nutritional assessment，MNA）是敏感性和特异性最强的术前营养状态评估工具。高危患者应在择期手术前请营养师指导实施围手术期营养补充计划。

（五）衰弱状态

衰弱状态是因生理储备下降而出现抗应激能力减退的非特异性状态，涉及多系统的生理学变化，包括神经肌肉系统、代谢及免疫系统改变，这种状态增加了死亡、失能、谵妄及跌倒等负性事件的风险。目前还没有评估衰弱的统一标准。

目前基于 CGA 的多维衰弱状态评分（multidimensional frailty score，MFS）是术后并发症和 6 个月死亡率的最佳评估工具。

二、外科手术类型、创伤程度与手术风险评估

手术过程本身可以显著影响围手术期风险，它包括外科手术类型、创伤程度、出血以及对重要脏器功能的影响。表浅性手术其围手术期不良预后要比胸腔、腹腔或颅内手术者低得多。以下手术风险较大：重要器官的手术、急症手术、估计失血量大的手术、对生理功能干扰剧烈的手术、新开展的复杂手术（或术者技术上不熟练的手术）和临时改变术式的手术。同类手术在施行急症或择期手术时，急诊手术的不良预后可比择期手术者高 3~6 倍。不同的手术方

式对麻醉风险的影响不同,应该根据手术类型针对性地向患者及家属交待风险。

三、心功能及心脏疾病评估与准备

术前应重点评估患者是有症状还是无症状的冠脉疾病以及患者的体能状态。"活动性心脏病"的患者进行内科治疗稳定后才能行择期手术。是否进行进一步诊断评估取决于患者和手术的具体因素以及体能状态,应特别关注那些体能状态差的高危患者。具体可参照老年人非心脏手术的心血管风险评估流程(图 8-1)。

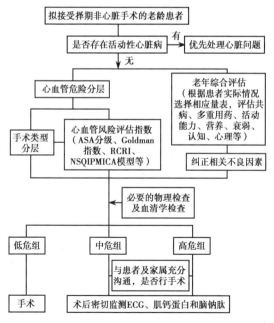

图 8-1 老年人非心脏手术的心血管风险评估流程

四、肺功能及呼吸系统疾病评估与准备

术后肺部并发症（postoperative pulmonary complications，PPC）包括肺不张，支气管痉挛，支气管炎，肺炎，肺栓塞，急性呼吸窘迫综合征（acute respiratory distress syndrome，ARDS）和呼吸衰竭。年龄>60岁是一项显著的危险因素。Arozullah术后呼吸衰竭预测评分、ARISCAT外科患者呼吸风险评估预测模型可用于PPC风险评估。

处于急性呼吸系统感染期间的患者，建议择期手术推迟到完全治愈1~2周后，对于合并严重肺部疾病的老年患者，术前应做肺功能和血气分析检查。若 $FEV_1 \leq 600ml$、$FEV_1\% \leq 50\%$、$FRV_1 \leq 27\%$ 正常值、$VC \leq 1\,700ml$、FEV_1/VC 比率 $\leq 32\%~58\%$、$PaO_2 \leq 60mmHg$ 或呼气高峰流量（PEFR）$\leq 82L/min$，则提示患者存在术后通气不足或咳痰困难之虑，易发生术后坠积性肺炎、肺不张，可能出现呼吸衰竭。

老年人术前采用戒烟、运动等积极的肺保护策略可减少术后肺部并发症。包括腹式呼吸、深呼气、有氧耐力训练等。有肺部疾病的患者还可采用强化胸部物理治疗，包括体位性引流、背部叩击、振动疗法。

五、肝脏、肾脏功能及肝肾疾病评估

老年患者肝脏重量减轻，肝细胞数量减少，

肝血流也相应降低。肝脏合成蛋白质的能力降低,代谢药物的能力也有不同程度的减少。慢性肝病患者合成Ⅱ、Ⅶ、Ⅸ、Ⅹ因子不足,术前须重视凝血功能。

肝功能损害采用Child-Pugh分级加以评定:C级手术危险度大,预后最差。由于血浆白蛋白水平对药效学、药代动力学、胶体渗透压存在较大影响,应严格纠正术前低蛋白血症,降低围手术期并发症发生。

老年人肾小球滤过率降低,肾浓缩功能降低,需经肾清除的麻醉药及其代谢产物的消除半衰期延长。如果原先已存在肾病,则围手术期肾损伤将更显著。除肾性疾病,高血压、糖尿病是造成老年人肾功能受损的主要原因。肾功能评价主要以肾小球滤过率(GFR)为指标。慢性肾衰竭已依赖透析的患者,在术前一日进行透析有助于确保可接受的容量状态,避免高钾血症,维持正常的酸碱状态。

六、胃肠道功能及胃肠系统疾病评估

老年人胃肠道血流量降低,胃黏膜有一定程度的萎缩,唾液及胃液分泌减少,胃酸低,胃排空时间延长,肠蠕动减弱。

疼痛、近期创伤、禁食时间不足、糖尿病、肥胖或应用麻醉性镇痛药、β-肾上腺素能药物或抗胆碱药等,均可延迟胃内容物排空,或改变食管下端括约肌张力,增加误吸的机会,此外食管裂孔疝是误吸的高危因素,术前有"烧心"症状患者应注意排查。65 岁以上的接受中大型手术老年患者围手术期易并发应激性溃疡,需进行相应预防。

七、凝血功能评估

血栓性疾病是严重危害人类健康的重要疾病之一,在老年人群中尤为突出,并且许多老年患者停用抗凝药物易导致围手术期血栓性疾病发生,因此停用抗凝药物应当慎重。术前凝血功能检查,有助于评估患者凝血功能状态,指导术前药物的使用(详见九、老年患者术前用药与既往用药医嘱)。

八、内分泌功能及内分泌疾病评估

1. 合并糖尿病的老年患者应当复查血糖和糖化血红蛋白水平,择期手术糖化血红蛋白水平应小于 8.0%。评估对降糖药物的敏感性、是否合并心血管疾病、周围神经病变程度以及认知功能状态等情况。

2. 肾上腺功能抑制与使用皮质激素有关。对经常使用皮质激素治疗的患者,应询问其用药剂量和最后一次用药时间。

3. 甲状腺疾病有甲状腺素补充型(甲状腺功能低下)或抗甲状腺素型(甲状腺功能亢进)两类。近年资料表明,对稳定型的甲状腺功能低下患者,允许施行择期麻醉和手术;大型及高风险手术,需推迟择期手术,并给予甲状腺素补充治疗。

九、老年患者术前用药与既往用药医嘱

因影响术后认知功能,术前慎用抗胆碱及苯二氮䓬类药物,尤其是东莨菪碱和长托宁,长期服用苯二氮䓬类药物者可更换成短效药物。

术前使用 β 受体阻滞剂的患者应当继续服用,但是需要严密监测心率、血压,不建议预防性使用 β 受体阻滞剂。既往使用血管紧张素转换酶抑制剂(ACEI)和血管紧张素受体阻滞剂(ARB)患者建议手术当天早晨暂停给药,以减少术中低血压。使用植物提取物或中药的患者应当注意测定凝血功能、电解质和肝功能。

抗凝药物的停用与否应当根据疾病状态权衡处理,推荐发生急性冠脉综合征或置入支架的患者终身服用阿司匹林。置入金属裸支架后应服用两种血小板凝集抑制剂至少 4~6 周,而置入药物洗脱支架后,时间最好延长至 6 个月。择期手术应延期至停用氯吡格雷等 P2Y12 受体拮抗剂 5~7d 后,期间酌情使用 GPⅡb/Ⅲa 受体抑制剂,术后应尽早恢复双药物抗血小板治疗。但对于限期手术如肿瘤外科患者,在术前停用抗血小板药物期间,可以改用短效抗血小板药物(如替罗非班、坎格雷洛)。如果有条件,术中

采用血栓弹力血流图（TEG）进行血小板功能监测指导出凝血管理。对于急诊手术，应该准备血小板，以应对意外的外科出血，术后应尽早恢复抗血小板治疗。对于术前长期使用华法林抗凝的患者，行出血风险高的手术需停用华法林5~7d，期间使用肝素桥接抗凝。

第二部分　术中管理部分

一、老年患者的常规监测/脆弱脏器功能监测

（一）老年患者的常规监测

1. 全身麻醉除生命体征外，应监测吸入氧浓度、呼气末二氧化碳分压、麻醉气体吸入和呼出浓度、气道压力、潮气量等。

2. 对实施大手术的老年患者强烈建议行脑电监测及肌松监测。

（二）脆弱肺功能早期预警指标及干预

1. 气道压力，如气道压力升高，应判断是否有肺容积改变，或气道痉挛，或者肺水增加等因素，针对病因做出分析与处理。

2. 呼气末二氧化碳波形及呼气末二氧化碳分压（$P_{et}CO_2$）监测，结合肺部听诊、气道压力等诊断，如发生支气管痉挛或静默肺，可经静脉给予肾上腺素与糖皮质激素治疗。

3. 氧合指数（PaO_2/FiO_2）监测，是对肺通

气功能以及心肺交互效应的综合评定,正常值应该至少大于 300mmHg。如果术中出现低于 300mmHg 的状况,应该快速进行病因分析与处理。

4. 呼吸频率与节律监测,拔管期可以协助判断拔管时机。

(三)脆弱心功能早期预警指标及干预

1. 心电图,对怀疑心肌缺血患者采用 5 电极双导联系统,如 $II+V_5$ 导联监测。

2. 血压监测,对于术后风险增加的老年患者,收缩压应控制在术前平静血压 ±10% 内。对于术前合并脑血管疾病患者,术中血压应维持在术前平静血压基线水平至基线血压 120% 范围内。

3. 心脏前负荷监测,包括每搏量变异度(SVV)、脉压变异度(PPV)、脉搏波变异指数(PVI)、收缩压变异度(SPV);液体反应性指标:液体冲击试验(ΔSV)等。可以采用上述指标实施目标导向液体管理(GDFT)。

4. 心排血量(CO)以及每搏量(SV)监测,每搏量指数为反映心脏射血功能的金标准,正常值 $25\sim45ml\cdot kg^{-1}\cdot m^{-2}$。术前超声心动图测定的 SV/CO 值可作为术中参照的个体化基线值。Swan-Ganz 导管可用于监测混合静脉血氧饱和度(SmvO_2)以及肺动脉压、肺血管阻力及 PAWP。

5. SmvO_2 以及上腔静脉血氧饱和度(ScvO_2)

监测,$SmvO_2$ 正常值为 60%~75%,低于 50% 预示患者的全身供氧需严重失衡;$ScvO_2$ 正常值应大于 70%,可以替代 $SmvO_2$ 反映全身供氧需平衡状态。

(四)脆弱脑功能患者的早期预警监测与干预

1. 对于脆弱脑功能高危患者和高危手术,强烈建议实施功能性血流动力学监测指导下的目标导向液体管理。可联合预防性缩血管药物处理,维持术中血压在基础值至基础值的 120% 水平。

2. 推荐行近红外光谱无创局部脑氧饱和度(rSO_2)、经颅超声多普勒(TCD)等无创脑监测技术。

3. 术中实施 GDFT,血糖控制于 7.8~10.0mmol/L;脑卒中高危患者应避免低碳酸血症。

二、麻醉药物选择

1. 针对脆弱脑功能老年患者,避免使用抗胆碱药物以及苯二氮䓬类药物。

2. 脆弱肝肾功能的患者,肌松药物最好选择不经过肝肾代谢的药物,如顺式阿曲库铵。舒更葡萄糖钠+罗库溴铵可安全用于麻醉诱导和维持。

3. 中效镇静药物要在麻醉镇静深度监测指导下给予;推荐短效镇静镇痛药物维持麻

醉,如丙泊酚和瑞芬太尼。依托咪酯可安全用于老年患者麻醉诱导,如采用丙泊酚诱导,诱导前应启动给予缩血管药物,如去甲肾上腺素 $[0.05\sim0.10\mu g/(kg\cdot min)]$,并小量、缓慢、多次静脉注射或分级靶控输注丙泊酚。

4. 对于行髋膝关节等四肢手术的老年患者,如无禁忌证,强烈建议行区域麻醉。

三、非全身麻醉方法的术中辅助镇静与镇痛

(一) 辅助术中镇静

原则上,非机械通气患者不推荐给予任何辅助镇静药物。如果需要,推荐给予小剂量 α_2 受体激动剂,如右美托咪定,并注意监测患者的镇静水平。

(二) 辅助术中镇痛

1. 应选择对呼吸抑制影响最小的阿片类镇痛药物,如舒芬太尼,从 $2.5\mu g$ 开始,原则上不超过 $0.1\sim0.2\mu g/kg$;芬太尼推荐剂量不超过 $1\mu g/kg$。

2. 可联合非甾体类镇痛药物,如氟比洛芬酯、帕瑞昔布钠等。

3. 弱阿片类药物如地佐辛、曲马多也可用于术中辅助镇痛。

4. 使用过程中应密切监测上述药物对呼吸中枢的抑制效应。

四、术中输血输液管理

(一) 液体类型选择

1. 老年患者围手术期首选液体类型推荐晶体液。

2. 对于肾功能受损、脓毒症或脓毒性休克的老年患者,不推荐使用羟乙基淀粉治疗。

3. 术前有低蛋白血症的脓毒症患者,可以采用白蛋白进行液体复苏,维持血清白蛋白水平 30g/L 以上。

(二) 目标导向液体治疗联合预防性缩血管药物

1. 推荐实施 GDFT 策略联合预防性缩血管药物以降低围手术期并发症。目标导向液体管理指标包括 PPV、SVV、PVI 及液体冲击试验+维持液体输注量方案。

2. SVV、PPV、PVI 主要用于机械通气下目标导向液体管理,PPV 或 SVV>13% 时可能有心脏前负荷不足。SVV、PPV 等指标值<5% 时,基本可排除容量不足的可能。

3. 液体冲击试验+小容量液体持续输注可用于非机械通气患者的容量治疗。该方法是指在 5min 内输注 3ml/kg 液体,如果 SV 超过 10% 视为液体冲击试验阳性,需行第 2 次液体冲击试验直至 SV 小于 10%;维持期间给予小容量液体输注 1~2ml/(kg·h)。

4. 全身麻醉时可预防性连续给予去氧肾

上腺素,或给予小剂量去甲肾上腺素或甲氧明,可降低对液体输注的过度依赖。如持续输注应遵循从小剂量开始,逐渐滴定至最佳剂量的原则。对有心、肾功能不全患者的老年患者应特别注意避免因使用不当导致严重后果。

5. 一般腔镜手术术中维持的液体输注量不超过 $3\sim5ml/(kg\cdot h)$,开放性手术不超过 $5\sim7ml/(kg\cdot h)$。

(三) 术中输血与凝血管理

1. $Hb>10g/dl$ 无需输入红细胞悬液,$Hb<7g/dl$ 应考虑输注红细胞悬液,Hb 介于 $7\sim10g/dl$ 应主要根据患者心肺代偿能力、机体代谢和耗氧情况及是否存在进行性出血决定是否输入红细胞悬液。

2. 非肿瘤患者大量出血可采用自体血液回收、快速等容性血液稀释等技术;肿瘤患者输血的原则为维持全身基本氧供需平衡的前提下,尽量减少异体血输注。

3. 抗纤溶药物如氨甲环酸可以部分减少输血。

4. 在没有活动性出血或有明确的凝血障碍的实验室证据前,不应输注血浆。输注红细胞与输注新鲜冷冻血浆的比例为 $2:1$。

5. 输注异体血建议行以下监测 血红蛋白浓度监测;实时凝血功能监测;体温监测及对输血以及输液进行加温处置,维持患者体温在 $36℃$ 以上。

五、术中循环管理

（一）基于术中全身氧供需平衡的血流动力学管理

在出现术中氧供需平衡异常时，应从肺功能、血红蛋白含量、心脏前负荷、HR、心脏收缩功能以及氧需方面进行全面分析。

（二）基于脆弱脏器功能氧供需平衡维护的血流动力学管理

1. 对于脆弱心功能的老年患者，应维持较慢 HR（基线心率 ±20%）以及适当心肌灌注压力（适当血压以及适当的心室前负荷）。在术中出现心肌缺血时，需要通过分析原因逆转不稳定的血流动力学状态。

2. 对于脆弱脑功能的老年患者，需要维持血压在平静状态血压的基线水平至 120% 范围。

3. 对于脆弱肾功能的老年患者，需要维持血压在术前平静状态血压，严格控制液体输入量，避免给予胶体溶液。

4. 对于脆弱肝功能的老年患者，如合并晚期肝硬化，少数患者可能合并肝肾或肝肺综合征，可预防性给予缩血管药物以防止低血压以及过度液体输注。

（三）术中血管活性药物的选择与应用

1. 术前不伴存心脏收缩功能异常的老年患者，术中常用的血管活性药物为缩血管药物或者短效 β_1 受体阻滞剂。

2. 对于术前伴存心脏收缩功能异常的老年患者,除使用上述血管活性药物外,可能需要给予正性肌力药物等。

(四) 术中常见心律失常病因分析与处理

1. 心动过速常与缺氧、电解质异常、二氧化碳蓄积、麻醉镇痛深度过浅、低血容量、急性大量失血、心肌缺血等有关。在排除上述原因后可给予艾司洛尔试验性治疗。对于除外心房血栓后的新发快速房颤,出现严重心动过速且合并严重低血压时,可以考虑同步电复律治疗。

2. 术中出现室性早搏的老年患者,首先排除引起心肌缺血的各种原因,优化心肌氧供需平衡指标;若无改善可考虑经静脉给予利多卡因,如果仍然无效,可静脉给予胺碘酮治疗。

3. 肥厚型心肌病,特别是梗阻性肥厚型心肌病的患者,术中出现低血压以及心律失常,可在排除麻醉过浅、二氧化碳蓄积、缺氧等因素后,给予连续输注 β 受体阻滞剂处理或者联合给予去氧肾上腺素治疗,同时应注意避免容量不足。

4. 术前为慢性房颤的患者术中如转化为急性房颤,应该在排查导致左心房压力过高的病理性因素后,给予艾司洛尔或者胺碘酮治疗。如果快速房颤已经导致严重低血压发生,可以考虑同步电复律治疗。

(五) 术中血压管理

1. 对于术后风险增加的老年患者,更加严格的术中血压控制能减少术后重要脏器功能障碍。

2. 建议将术中血压维持在基础血压值的 90%~110%,MAP 保持在 65~95mmHg。较高基础血压非心脏手术患者其目标是将血压保持在基础值的 80%~110%,且 SBP 低于 160mmHg。

六、术中呼吸管理与肺功能保护策略

(一) 术中机械通气期间通气参数的设定与肺功能保护

1. 对于术前伴有哮喘病史,近期上呼吸道感染等高气道反应性患者,麻醉诱导前可静脉滴注甲泼尼龙 1~2mg/kg 或者琥珀酸氢化可的松 100~200mg。

2. 机械通气患者实施标准体重 6~8ml/kg 的低潮气量+中度呼气末正压(PEEP)5~8cmH$_2$O 策略;每小时给予连续 3~5 次的手控膨肺。应谨慎考虑肺复张策略的潜在风险。

3. FiO$_2$ 不超过 60%,以防止吸收性肺不张。

4. 吸呼比例 1:2.0~2.5。

5. 术中实施目标导向或者限制性液体管理方案。

6. 术前合并严重心肌收缩功能障碍(EF<50%)的患者,术中通过监测 SV 以及 CO,维持其正常。

(二) 术中肺通气与换气功能监测

1. 气道压力、呼气末二氧化碳波形以及分压监测、吸气呼气流量环、配合肺部望触叩听诊等,可对围手术期患者的肺通气功能进行监测与病因判定。

2. 衡量换气功能的临床常用指标为肺氧合指数(PaO_2/FiO_2)。

七、术中体温监测与维护

老年患者术中极易发生低体温,建议术中常规进行体温监测,并维持患者体温在 36 ℃以上。

八、术中麻醉深度、脑氧供需平衡监测及干预

1. 对于老年患者这一高危人群强烈建议使用麻醉深度监测。

2. 脆弱高危脑功能和高风险手术患者,具备条件下,强烈建议实施连续 rSO_2 监测及干预。

九、术中肌肉松弛药物合理应用、肌松监测与残余肌松效应处置

1. 老年患者术中应选用中、短效非去极化肌松药,避免残余肌松导致的术后并发症。

2. 肝功能受损的老年患者应避免使用维库溴铵或罗库溴铵;肾功能受损的老年患者应避免使用哌库溴铵;对于肝肾功能都同时受损的老年患者可选用不经肝肾代谢的顺式阿曲

库铵。

3. 如果没有拮抗的禁忌证,推荐静脉给予新斯的明 0.04~0.07mg/kg 与阿托品 0.020~0.035mg/kg 拮抗。

4. 术前并存陈旧性脑梗死患者,如果实施气管插管,可给予标准剂量的肌松药物;如果实施喉罩置入,给予标准插管剂量的 1/3~1/2 肌松药物即可达到放置喉罩的需要。维持期间大多数患者可能并不需要追加肌松药物。

5. 建议在定量肌松监测指导下使用非去极化肌松药和肌松拮抗药。

6. 如腹腔镜手术采用深肌松,可使用罗库溴铵,采用舒更葡萄糖钠拮抗。

十、全身麻醉术中抗应激与抗炎管理

1. 在大型手术中,联合使用乌司他丁、糖皮质激素、非甾体抗炎药物,可以防止组织水肿,维护液体平衡。

2. 为防止肠道微循环紊乱,应避免术前长时间禁饮与灌肠处理,术前 2h 推荐口服不超过 400ml 的碳水化合物饮料。

3. 联合应用全身麻醉和广义区域阻滞麻醉技术,使用短效阿片类药物,有效管控急性疼痛应激。

4. 采用充分抗应激状态下的循环管理策略,即联合实施目标导向液体治疗和预防性缩血管药物干预。

5. 控制围手术期血糖浓度<10.0mmol/L,以降低术后伤口感染等并发症发生率。

十一、特殊老年患者的麻醉

(一) 近期(<3 个月)脑卒中患者的麻醉管理

1. 近期合并脑卒中的老年患者行择期手术尽可能推迟至脑卒中发生 3 个月后。

2. 术前充分行脑功能评估。

3. 围手术期血压应维持在基线水平至基线水平 120% 以内,实施目标导向液体治疗联合预防性缩血管药物处理。

4. 建议联合使用麻醉镇静深度监测、无创脑氧饱和度监测实施个体化脑功能保护策略。

5. 根据患者情况及手术方式个体化选择麻醉方法,四肢手术中优选区域麻醉。

6. 全身麻醉应避免过度通气,术中调整通气参数维持 $PaCO_2$ 在 40~45mmHg。

7. 术中确保适当动脉血氧饱和度和血红蛋白浓度,防止氧含量过低。

8. 防止外科相关炎性反应对血脑屏障的损害,围手术期使用抗炎药物如乌司他丁可能使患者受益。

9. 围手术期维持体温在 36℃以上。

10. 提供有效的术后镇痛,防止血流动力学剧烈波动。

（二）近期急性心肌梗死患者的麻醉管理

1. 对于心肌梗死的老年患者,限期手术建议在急性心肌梗死发生后 4~6 周再进行。急诊手术患者可进行急诊冠脉支架置入术,或者对患者心脏功能优化治疗,没有急性心力衰竭和心肌缺血症状后,再进行手术治疗。

2. 术前进行充分的心功能评估。

3. 维持心率在术前基线心率 ±20%,维持血压在基线血压 ±20% 范围内可有效维持冠状动脉的灌注,推荐采用有创动脉血压监测。

4. 加强心功能监测,如功能性血流动力学监测,或经食管/经胸超声心动图监测(TEE/TTE)。

5. 有条件可实施连续上腔静脉血氧饱和度监测,以确保上腔静脉血氧饱和度>70%。

6. 行血气以及血乳酸监测也可为维持全身氧供需平衡提供指导。

7. 限制性或目标导向液体治疗联合预防性缩血管药物为优选策略。

8. 外科最好采用微创或相对低创伤性操作,防止血流动力学的剧烈波动。

9. 维持体温在 36℃ 以上。

10. 急性心肌梗死期老年患者,应该在麻醉深度监测下逐步滴定给药,麻醉诱导前需要预防性给予足够的缩血管药物,麻醉诱导和维持应该给予充分抗应激措施,防止心肌氧供需失衡。

11. 围手术期提供有效的术后镇痛,避免使用非甾体抗炎药物及环氧合酶-2 抑制剂。

（三）合并哮喘或近期急性上呼吸道感染疾病患者的麻醉管理

1. 术前对呼吸道疾病进行充分评估。

2. 避免使用诱发过敏性介质释放的麻醉药物以及其他药物,如吗啡、阿曲库铵等;避免使用增加迷走神经张力的药物,如硫喷妥钠等;尽量减少血液制品以及异体血输注。

3. 在麻醉诱导开始前,连续静脉滴注糖皮质激素,起效后开始麻醉诱导。

4. 麻醉监测应该包括潮气量、气道压力、呼气末二氧化碳分压、压力-流量环监测、SpO_2 等,肺部听诊也为最重要的支气管痉挛诊断措施之一。

5. 麻醉方式依据手术方式以及气道发生支气管痉挛的风险程度而定。

6. 如果术中出现支气管痉挛,应该首次静脉注射肾上腺素 $5\sim10\mu g$,可以重复或者连续输注肾上腺素,必要时可以追加糖皮质激素。

7. 优化肌松药物使用时机以及剂量,避免术后给予新斯的明拮抗。可以使用罗库溴铵,需要拮抗残余肌松效应时,给予舒更葡萄糖钠。

8. 术后应尽早拔除气管插管导管,并送PACU 或者 ICU 做进一步观察。

第三部分 老年患者苏醒期的管理

在手术结束时应注意防止应激反应,给予

适当镇痛药物如舒芬太尼、芬太尼等以防止暴发性疼痛的发生。老年患者苏醒期多模式镇痛有助于提升拔管的成功率。术中连续输注适量右美托咪定有助于增强患者苏醒期对气管插管的耐受性。

一、气管插管或者喉罩拔除的管理

1. 老年患者拔管前要考虑麻醉镇静镇痛肌松药物的残余效应是否完全消除。

2. 拔管前，患者在足够的镇静深度下应该进行充分的气道吸痰以及肺复张。

3. 拔管前出现氧合指数低于 300mmHg 的状况，需要考虑各种原因导致的心肺功能异常，有无严重低血容量或者低血红蛋白血症存在。

二、老年患者苏醒延迟的可能原因

1. 术中镇静过度，该状况需要等待直至镇静效应消退。

2. 低体温，如果体温低于 36℃，需尽快给予复温处置。

3. 潜在脑损伤或者急性脑卒中，需要请神经内外科专家会诊。

4. 如存在苏醒期循环不稳定的状况，需寻找病因，并积极处理低或过高血压。

5. 术前合并的代谢及内分泌疾病可能诱发术后苏醒延迟。

6. CO_2 气腹和老年患者肺功能衰退,均可能在拔管期间出现严重 CO_2 潴留,甚至 CO_2 昏迷。注意在通气不足的状态下,$PetCO_2$ 不能准确反映 $PaCO_2$。

7. 血气以及电解质、血糖检查对于快速诊断苏醒延迟病因可提供帮助。

第四部分　老年患者 PACU 管理

一、PACU 的作用和任务

1. 麻醉后监护治疗室(postanesthesia care unit,PACU)是为麻醉后恢复期的患者提供进一步评估、监测和治疗的区域。

2. PACU 内对患者进行充分评估和监测,并对发现的异常及并发症进行及时处置;达到出室标准后将患者送返外科病房。

二、老年患者转入 PACU 的流程

1. 原则上所有接受麻醉(包括全身麻醉、区域麻醉和局部麻醉)的患者在回病房前均应在 PACU 进行观察。

2. 手术结束后应由麻醉科医师与外科医师、巡台护士一起护送患者至 PACU。转运过程中,应该给予患者持续吸氧,予以适当监护和生命支持。

三、老年患者 PACU 期间常见不良事件的处置

(一) 苏醒延迟

1. 苏醒延迟一般指患者麻醉结束后超过 30min 患者意识仍未恢复。

2. 首先按照 ABC 顺序进行检查和处理,即 (A) 保持气道通畅;(B) 常规补充吸氧,通气量不足时使用无创或有创通气;(C) 判断循环状态,补充容量不足,必要时使用血管活性药物。

3. 判断导致苏醒延迟的原因,包括了解病史、详细的体格检查、实验室检查,如病因不明或怀疑神经系统损伤,应尽快寻求神经内/外科医师的会诊协助。

4. 针对可能的原因进行处理。麻醉药物残留是苏醒延迟的最常见原因,如果是吸入性药物麻醉过深,在停止给药并保持足够通气后可逐渐苏醒;阿片类药物残留可试用纳洛酮分次或持续静脉注射或肌内注射;如怀疑苯二氮䓬类药物引起,可给予氟马西尼拮抗;同时应纠正存在的任何病理生理功能紊乱。

(二) 恶心呕吐

1. 不用或少用吸入麻醉药和阿片类药物可降低术后恶心呕吐的发生率。

2. 对于术后恶心呕吐发生的高危人群,建议联合应用不同作用机制的止吐药进行多模式治疗,常用药物包括 5-HT$_3$ 受体拮抗剂、糖皮质

激素如地塞米松、多巴胺受体拮抗剂如氟哌啶醇等药物。

（三）寒战和低体温

1. 老年患者建议在 PACU 进行常规体温监测。

2. 麻醉诱导前即开始使用被动覆盖和主动保温措施可减少术后低体温发生。

3. 已经出现低体温，应对患者进行积极复温。因低体温而寒战的患者可给予哌替啶、曲马多或右美托咪定治疗。

（四）肌松残余作用

1. 预防术后肌松残留的措施包括使用短效肌松药、监测神经肌肉接头功能、如无必要避免深肌松、术后常规拮抗肌松药，或采用罗库溴铵+舒更葡萄糖钠拮抗等。

2. 存在肌松残留作用的患者除给予拮抗之外，应关注并纠正患者存在的其他可能影响肌松恢复的病理生理异常，如低体温、低钾血症等。

（五）术后躁动/谵妄

1. 患者出现术后躁动时，应分析原因，适时拔除气管导管，充分给氧，严重躁动的患者需约束，以防自伤及坠床。

2. 当患者发生术后谵妄，应分析原因对症处理，首选非药物治疗，措施包括改善认知功能、改善睡眠、有效控制术后疼痛、纠正水电解质紊乱等。

3. 谵妄的药物治疗包括氟哌啶醇和非经典类精神药物如喹硫平和奥氮平,右美托咪定也可用于治疗躁动型谵妄。

(六)急性疼痛

1. PACU 中应对患者进行疼痛程度评估。

2. 术后疼痛严重(如 NRS 静息疼痛评分>3分)的患者推荐使用多模式镇痛改善镇痛效果。

四、老年患者转出 PACU 的标准

1. 患者从 PACU 转入普通病房的基本标准可参照改良 Aldrete 评分表,对患者的意识、呼吸、循环、氧合、活动等方面进行评估,总分≥9 分才能转回病房。

2. 此外,中心体温应≥36℃、镇痛有效、末次镇痛药物使用≥15min、没有明显不良事件方能转回普通病房。

第五部分 老年患者急性术后疼痛管理

一、疼痛评估

老年患者围手术期疼痛评估极具挑战,语言等级评定量表是最敏感和可靠的方法,数字等级评分接受度最高。对完全无法交流的老年患者,面部表情和肢体动作等可作为疼痛评估的参考指标。建议加强医护人员培训,掌握老

年患者疼痛评估工具的使用方法,定期评估镇痛效果并及时调整疼痛管理方案。

二、镇痛方式和药物的选择

(一) 全身给药镇痛法

1. 环氧合酶抑制药和对乙酰氨基酚　老年患者使用环氧合酶抑制药和对乙酰氨基酚应尽量采用最低有效剂量,短期、按时使用。无禁忌证者,建议将对乙酰氨基酚和/或环氧合酶抑制药作为镇痛基础用药,特别适用于炎性痛治疗,用药期间要严格控制使用时间和剂量,并监测胃肠道、肾脏和心血管不良反应。

2. 阿片类药物和曲马多　阿片类镇痛药是术后中重度疼痛治疗的基础用药之一。建议常规联合非阿片药物和/或局部给药镇痛法,以达到节约阿片用量和降低药物不良反应的效果。不建议单纯依赖阿片类药物用于术后镇痛。老年患者在阿片类药使用过程中要加强监护,防治呼吸抑制、恶心呕吐等副作用。

3. 静脉镇痛的辅助用药　术中输注右美托咪定可作为低阿片预防性多模式镇痛的组成部分,用于头面部和脊柱大手术或胸腹部大手术。对部分(开胸或开腹手术)术后疼痛剧烈,易发生神经病理性痛者,或者阿片耐受患者,可将加巴喷丁或普瑞巴林作为低阿片预防性多模式镇痛的组成部分。氯胺酮可作为低阿片预防性多模式镇痛的备选方案,主要用于中到重度疼痛,特别适用于阿片耐受,或不能耐受阿片镇痛的患者。在开放或腔镜腹部手术、脊柱手术,静脉利多卡因输注可作为低阿片预防性多模式镇痛组成部分,可缩短肠麻痹时间,改善镇痛效果。无禁忌时,可考虑术前单次静脉注射地塞米松(8mg)作为低阿片预防性多模式镇痛的组成部分,特别适用于术后恶心呕吐高风险者。建议根据手术类型和患者特点,选择合适的静脉辅助用药,发挥预防性镇痛和多模式镇痛效果,以节约阿片用量,减少阿片相关不良反应。

(二)局部给药镇痛法

局部浸润、筋膜平面阻滞、外周神经阻滞和硬脊膜外隙阻滞技术可有效用于老年患者术后镇痛。无禁忌证者,建议优先考虑局部给药镇痛法作为低阿片预防性多模式镇痛的组成部分。

(三)低阿片预防性多模式镇痛

联合使用作用机制不同的镇痛药物或镇痛方法,由于作用机制不同而互补,镇痛作用相加或协同,同时每种药物的剂量减小,副作用相应降低,从而达到最大的效应/副作用比,减少阿片类药物用量,特别是阻断伤害性刺激信号的传递,防止中枢和外周神经敏化,降低远期慢性疼痛的发生。

1. 镇痛药物的联合应用　①阿片类或曲马多与对乙酰氨基酚联合。②对乙酰氨基酚和NSAIDs联合。③阿片类或曲马多与NSAIDs联合。④阿片类与局部麻醉药联合用于硬膜外自控镇痛(patient controlled epidural analgesia,PCEA)。⑤氯胺酮、右美托咪定、加巴喷丁或普瑞巴林、静脉输注利多卡因等也可与阿片类药物联合应用。无禁忌证者,建议合理联合应用不同作用机制的镇痛药物,以减少阿片用量和镇痛药物相关不良反应,并发挥预防性镇痛效果。

2. 镇痛方法的联合应用　主要指局部麻醉(区域阻滞、神经阻滞、椎管内阻滞等)与全身给药镇痛法(NSAIDs 或曲马多或阿片类)的联合应用。无禁忌证者,建议合理联合应用不同镇痛方法,以减少阿片用量和镇痛药物相关不良反应,并发挥预防性镇痛效果。

3. 低阿片预防性多模式镇痛的实施　推荐根据不同类型手术术后预期的疼痛强度实施低阿片预防性多模式镇痛方案:①轻度疼痛:对乙酰氨基酚和局部麻醉药切口浸润;NSAIDs 与对乙酰氨基酚的联合;区域阻滞加弱阿片类药物或曲马多或必要时使用小剂量强阿片类药物静脉注射。②中重度疼痛:对乙酰氨基酚和局部麻醉药切口浸润;NSAIDs 与对乙酰氨基酚的联合;外周神经阻滞(单次或持续注射)配合曲马多或阿片类药物患者自控静脉镇痛(patient controlled intravenous analgesia,PCIA);PCEA。建议根据不同类型手术术后预期的疼痛强度实施个体化的低阿片预防性多模式镇痛方案。

第六部分　ICU 老年患者的综合管理

一、呼吸管理

1. ICU 的老年患者均需严密监测呼吸情况，如呼吸频率、SpO_2；必要时监测动脉/静脉血气分析等。

2. 需注意个体化选择氧疗的目标及方式。对于无高碳酸血症型呼吸衰竭风险的患者，目标 SpO_2 是 94%~98%。对于有高碳酸血症型呼吸衰竭风险的患者，目标 SpO_2 为 88%~92%。选择合适的给氧方式（鼻导管吸氧、普通面罩、文丘里面罩、储氧袋面罩和经鼻高流量氧疗等）。

3. 无创通气模式可采用和有创机械通气相同的模式，但更常用持续气道正压、压力支持通气和双水平气道正压。

4. 存在无创通气禁忌证或无创通气治疗 1~2h 后病情无改善的患者应进行有创通气治疗。

二、循环管理

1. 容量状态/容量反应性监测包括容积指标、心肺相互作用指标、容量反应性等。

2. 心排血量/组织灌注指标可以通过包括肺动脉导管热稀释法、超声多普勒法（经胸或经食管)、脉压法等多种技术监测。中心静脉/混合静脉氧饱和度和乳酸浓度可以用以反映组织灌注情况。

3. 血管活性药物的应用[参见《中国老年患者围手术期麻醉管理指导意见(2020版)》(二)术中血管活性药物的选择与应用]。

4. 建议对老年患者采用个体化的血流动力学监测、容量反应性评估及目标导向液体管理[具体内容参见《中国老年患者围手术期麻醉管理指导意见(2020版)》(一)容量状态/容量反应性监测]。

三、镇痛管理

参见老年患者术后急性疼痛治疗。

四、镇静管理

1. 机械通气患者维持浅镇静(包括每日中断镇静和自主呼吸试验)可缩短机械通气时间和 ICU 停留时间。

2. Richmond 躁动镇静评分和镇静躁动评分可以用于评估镇静深度。

3. 在镇静效果方面,右美托咪定在 ICU 镇静方面具有一定优势。

第七部分　ICU 老年患者常见并发症的诊断与处理

一、术后高血压

(一) 诊断标准

术后高血压一般发生在术后 2h 之内、持续时间一般小于 6h。目前并无统一的诊断标准，通常非心脏手术患者 SBP>180mmHg 或 DBP>110mmHg，或者 SBP、DBP 较基础值升高 >30% 时应予以治疗；心脏手术患者 BP>140/90mmHg 或 MAP>105mmHg 时应予以治疗。

(二) 发生率

不同手术后高血压发生率不同，以心脏和血管外科术后常见。

(三) 危险因素

高血压的危险因素包括术前因素（如高龄、术前合并疾病）、术中因素（容量过负荷、麻醉过浅）和术后因素（镇痛不足和低体温）等。

(四) 治疗

1. 首先应治疗引起高血压的病因。

2. 建议采用个体化目标血压值及降压速度，例如综合考虑年龄、基础血压、手术种类及终末器官受影响等情况。

3. 采用个体化血压管理可能更为有利，例如避免血压升高超过基础值的 30%。

4. 短效钙通道阻滞剂在控制术后急性高血压方面可能具有一定优势。

二、术后心房纤颤

(一) 发生率

常见于心胸外科术后,高峰在术后第 2~4d,94% 发生在术后前 6d 内。

(二) 危险因素

高龄是术后房颤最强烈的预测因素。心脏、胸科、大血管术后常见。

(三) 预防

1. 对于术前接受 β 受体阻滞剂治疗的患者,围手术期继续使用 β 受体阻滞剂治疗可减少术后房颤的发生。

2. 对有 β 受体阻滞剂治疗禁忌证的患者,可考虑预防性使用胺碘酮。

3. 围手术期使用他汀类药物可以降低术后新发房颤风险。

4. 抗氧化剂(如维生素 C 和鱼油)降低房颤发生率的作用仍不确定。

(四) 治疗

1. 治疗的目的是预防血栓栓塞事件、减慢心室率、转复并维持窦性心律。

2. 当房颤持续超过 48h,应该考虑抗栓治疗以减少脑卒中及全身血栓栓塞性疾病的风险。

3. 对于房颤伴快室率的患者,可给予 β 受体阻滞剂、非双氢吡啶类钙通道阻滞剂、地高辛或胺碘酮控制心室率,心室率控制目标在 80~100 次/min。

4. 新发房颤且转复风险低时(如年轻、无心脏结构异常、无心房扩大),可以考虑转复,方法包括药物转复和电转复。

三、心肌缺血损伤和心肌梗死

(一) 定义与诊断

围手术期 cTnI 高于99% 参考值上限(URL)被定义为围手术期心肌损伤。心肌梗死(PMI)可分为 5 型,围手术期心肌梗死主要涉及 I 型或 II 型。I 型是指与动脉粥样硬化斑块破裂相关的冠状动脉内血栓或栓塞导致心肌坏死;II 型是指由心肌供氧需不平衡导致的心肌坏死。

(二) 发生率

心肌梗死在非心脏手术患者中的发生率为 0.1%~5.0%,在接受大血管手术的人群中为 2.9%~23.9%。心肌缺血损伤的发生率在非心脏手术后为 11%~72%,在心脏手术患者可能更是高达 100%。

(三) 预防

1. 所有针对冠心病患者的处理原则均应在围手术期得到严格遵循。

2. 抗血小板治疗应当权衡手术出血和血栓风险。

3. 对于正在接受阿司匹林治疗且血栓风险为中高危的患者,若拟行非心脏手术,建议手术期间继续服用阿司匹林。

4. 对于已放置冠脉裸金属支架的患者,若在6周内必须行手术,建议围手术期继续抗血小板治疗。

5. 对于已放置冠脉药物涂层支架的患者,推荐支架植入6个月后再行手术;若在6个月内必须行手术,建议围手术期继续抗血小板治疗。

6. 既往已经接受β受体阻滞剂治疗的患者应该继续使用;但手术前短期(一周以内)才开始给药可能会增加不良事件的发生率。

7. 对于既往使用过他汀类药物的患者,应在围手术期继续进行既定治疗。

(四) 治疗

1. Ⅰ型心肌梗死可以从积极抗凝、抗血小板和早期冠状动脉血管再通中获益,而Ⅱ型将受益于氧供需失衡的快速纠正,如低血压时扩容或贫血时输血。

2. 大部分围手术期心肌缺血/心肌梗死患者均缺乏特征性的临床表现,建议加强监测。

3. 围手术期心肌梗死应遵循心内科的治疗原则。

4. 目前还没有针对心肌缺血损伤的治疗建议,但可参考心肌梗死的治疗原则。

四、短暂性脑缺血发作和脑卒中

(一) 定义与诊断

脑卒中的定义是指由于脑血管原因引起的局灶性或广泛性神经功能缺陷,持续时间超过24h或24h内病患死亡。短暂性脑缺血发作(TIA)定义为影像学检查没有急性梗死证据的短暂性神经事件。发现可疑症状时及时请专科医师会诊和进行影像学检查有助于早期发现和治疗。

(二) 发生率

脑卒中的发生率为 0.08%~5%,常见于心脏及脑血管手术。短暂性脑缺血发作发生率为1%~7%。

(三) 危险因素

危险因素可分为患者自身因素(高龄、合并疾病等)、手术种类(心脑血管手术等)和围手术期管理(低血压、房颤等)三类。

(四) 预防

1. 对于近期脑卒中(<3 个月)患者,择期手术应推迟至 3 个月之后。

2. 如果颈动脉狭窄>70% 并有症状,可以考虑先行血管再通手术(支架置入/动脉内膜剥脱术),再行择期手术;如狭窄<50%,则无需血管再通手术;如狭窄>60% 但无症状,目前的处理还有争议,二级预防是可接受的方案。

3. 对于术前存在房颤的患者,围手术期抗凝应该充分评估出血和血栓形成的风险,做好抗凝的桥接。

4. 围手术期血压降低不应超过基础血压的 20%。

5. 推荐将血糖水平维持在 7.8~10mmol/L 水平。

6. 围手术期使用他汀类药物降低围手术期脑卒中发生率的结论尚未确定。

7. 其他应注意的围手术期管理包括避免过度通气、维持体温正常、维持足够的血红蛋白水平等。

(五) 治疗

1. 静脉溶栓治疗对围手术期脑卒中患者的治疗作用尚无定论。

2. 动脉内溶栓治疗是可考虑的选择。

3. 其他治疗请参照神经科脑卒中治疗常规。

五、术后肺部并发症

(一) 定义与诊断

术后肺部并发症是包括一系列术后新发的可能对手术患者预后造成不良影响的呼吸系统疾病,统称为"术后肺部并发症"。

(二) 预防

1. 术前戒烟 4~8 周以上。

2. 对基础慢性肺部疾病情况进行评估并将其控制在最佳状态。

3. 教育患者进行呼吸训练。

4. 术中措施包括尽量缩短手术时间、使用区域神经阻滞、保护性肺通气策略、限制性液体输注等。

5. 预防措施应持续到术后。内容包括肺扩张训练、有效镇痛、早期活动等。

(三) 治疗

术后肺部并发症的治疗需根据每种肺部疾病的具体特点及严重程度而定。例如,肺部感染需充分引流分泌物和抗感染治疗;肺不张需要解决导致肺不张的原因,比如大量分泌物堵塞等。

六、急性肾损伤

(一) 定义与诊断

急性肾损伤(AKI)是指在数小时或数天内发生的肾功能突然下降,可参考 KDIGO 标准。

(二) 发生率

术后 AKI 的发病率从 6.7% 到 39.3% 不等。

(三) 危险因素

危险因素可分为患者相关危险因素(高龄、合并疾病等)、手术相关危险因素(手术时间长等)和围手术期管理(低血压、人工胶体液)三方面。

(四) 预防

1. 密切监测血肌酐和尿量。

2. 优化患者的血流动力学和容量状态。

3. 终止所有肾毒性药物以及避免高糖血症。

4. 术中应尽可能地减少低血压的发生、缩短其持续时间。

5. 高危人群应避免给予人工胶体液输注。

6. 右美托咪定可以降低术后 AKI 发生风险。

7. 远程缺血预处理对于预防 AKI 可能有效。

8. 利尿剂仅建议用于治疗术中严重的液体超负荷。

（五）治疗

1. 首先应明确其发生的原因，纠正病因。

2. 当发生严重 AKI 时，肾脏替代治疗（RRT）是唯一选择。但是关于 RRT 的启动的最佳时间、方式和持续时间等问题目前仍没有统一标准。

七、术后谵妄

（一）定义

通常把手术结束至出 PACU 这段时间发生的谵妄称为苏醒期谵妄，而把术后第一天及以后 1 周内发生的谵妄称为术后谵妄。根据美国精神病学会的《精神疾病的诊断与统计手册》第五版（DSM-V）定义，谵妄具有以下特征：A. 注意力障碍和感知力损害。B. 注意力和认知功能急性改变，且严重程度在一天内呈现波动性。C. 可伴随认知功能出现损害。D. 症状 A 和 C 的发生不能被已有的/已确诊的/进展中的神经精神疾病所解释；且在意识水平严重受损

(如昏迷)的患者中未发生。E. 根据病史、查体、实验室检查可以明确致病因素。

(二) 发生率

术后谵妄发生率范围是 8%~54%。

(三) 危险因素

术后谵妄是多种因素共同作用的结果。通常把这些因素分为易感因素和促发因素,谵妄的发生是易感患者暴露于外界促发因素的结果。

(四) 术后谵妄的诊断

常用的谵妄诊断工具包括意识错乱评估法(CAM)、ICU 患者意识错乱评估法(CAM-ICU)和 3D-意识错乱评估方法(3D-CAM)。对于非精神科医师,建议采用在中国人群中经过验证的量表对患者进行评估和诊断。

(五) 术后谵妄的预防

1. 围手术期管理

(1) 椎管内麻醉和神经阻滞在降低髋关节骨折患者术后谵妄方面具有一定优势,但是在其他人群中的有效性尚未明确。

(2) 静脉麻醉较吸入麻醉对术后谵妄发生率的影响尚未确定。

(3) 尚无充分证据表明静脉麻醉药物和吸入麻醉药物对术后谵妄发生率的影响有差异。

(4) 建议全身麻醉过程中使用麻醉深度监测。

(5) 建议维持较浅镇静。

（6）术中避免血压、血糖和体温波动。

（7）对于高危患者可以监测脑氧饱和度。

（8）完善的镇痛可减少谵妄的发生,建议采用神经阻滞、非甾体抗炎药物等多模式镇痛,减少阿片类药物使用剂量。

（9）术后镇静:参见 ICU 老年患者的综合管理部分的镇静管理。

2. 非药物预防　非药物预防措施应作为首选。由于谵妄通常是由多种易感因素和多种促发因素共同作用的结果,预防谵妄也应针对多种危险因素进行干预。例如适用于普通病房的"HELP"策略和适用于 ICU 患者的"ABCDEF"集束化管理策略。

3. 药物预防

（1）避免使用增加谵妄风险的药物:应尽可能避免使用抗胆碱能药物。

（2）氟哌啶醇降低术后谵妄发生率的结果尚不一致。

（3）应用利培酮或奥氮平可能会减少谵妄发生率。

（4）右美托咪定可以降低谵妄发生率和改善患者预后。

（六）谵妄的治疗

1. 非药物治疗　包括去除危险因素和支持治疗,是所有谵妄患者的首选和基础治疗措施。

2. 药物治疗　药物治疗仅适用于躁动症

状严重、如不及时控制症状有可能危及患者自身安全或医务人员安全的情况。

（1）抗精神病药物用于谵妄治疗时不能缩短谵妄持续时间或降低死亡率,且可能存在加重谵妄症状和锥体外系副作用的风险。

（2）不推荐将苯二氮䓬类药物常规用于谵妄患者的治疗。但可用于因酒精戒断或苯二氮䓬类戒断而产生谵妄的患者。

（3）右美托咪定可以控制躁动型谵妄和缩短谵妄持续时间。

9. 中国老年患者围手术期脑健康多学科快捷指南

王天龙(共同负责人/共同执笔人)

王东信(共同负责人/共同执笔人)　王雪花　王朝东

邓小明　左明章　孙新宇　严　敏　李　民

肖　玮　欧阳文　倪东妹　高　和　黄宇光

梅　伟　熊利泽　穆东亮

目　录

一、本快捷指南的背景

中国人口老龄化进程正在加速。老年患者术后并发症的发生率和死亡率较高,其中脑部并发症发生率高,明显影响老年患者术后转归及远期生活质量、增加家庭与社会资源的消耗。因此,对老年患者实施围手术期脑保护,推广围手术期脑健康策略势在必行。

老年患者围手术期脑健康涉及多学科的共同参与,通过发挥多学科专业优势、共同制定相应的临床管理路径,达到维护老年患者围手术期脑健康、改善远期生活质量的目标。老年患者围手术期脑健康管理是从麻醉学向围手术期医学、从老年麻醉学向围手术期老年医学转变的努力方向。

二、老年患者围手术期脑健康定义与范畴

脑健康是指脑的结构和功能处于完好状态,并对内外环境变化具有良好的适应和调节能力。老年患者围手术期脑健康是指通过多学科医师合作,对老年患者实施术前脑功能状态及脑部疾病的筛查、诊断与优化,术中脑功能状态监测、预警与路径管理,术后脑功能状态与并发症的监测与早期干预,最大限度地减少围手术期因素对脑功能的损害,确保老年患者在经历围手术期应激后,脑健康状态保持或优于术前水平,满足老年患者回归家庭与社会的需求。

老年患者围手术期脑健康的关注范畴,既包括术前伴存的脑部器质性疾病,也包括术前伴存的常见睡眠障碍和精神心理疾病,还包括老年患者在遭受麻醉及外科应激后所出现的新发脑部并发症。通过术前评估与干预,术中制定麻醉管理技术方案、实施脑功能动态监测、采取预防策略,术后早期识别、监测与干预脑部并发症与精神睡眠障碍,达到维护老年患者围手术期脑健康的最终目的。

第一部分 缺血性脑血管疾病

一、合并缺血性脑血管疾病患者的术前评估

（一）常见疾病及发病情况

在中国,脑血管病是第一位的致残原因和第三位的致死原因。根据中华医学会神经病学分会《中国脑血管疾病分类(2015)》,脑血管病分为缺血性脑血管病、出血性脑血管病等13类。围手术期脑卒中以缺血性脑卒中最常见。

（二）伴发缺血性脑血管疾病患者的术前评估

对于术前6个月内伴发有症状脑血管病的老年患者,可以按照如下流程进行脑血管疾病筛查并给予相应的治疗(图9-1)。有症状的颈动脉病变患者建议在12周内进行血流重建;在行择期非心脏手术之前,对于颈动脉狭窄大于50%以上的患者,建议在症状出现后12周之内进行血流重建;对于无神经症状和体征的患者不建议行颈动脉影像学检查。

对于术前需要血流重建但不具备颈动脉血流重建条件的医院,术前需要向家属及主管医师充分沟通围手术期急性脑卒中的风险,术前启动二级预防药物如抗血小板药、抗凝药、抗高血压药、他汀类药物治疗,制定围手术期抗血小

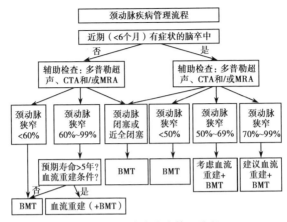

图9-1 脑动脉疾病管理流程

BMT：best medical therapy，最佳药物治疗。

板和/或抗凝药物管理计划，综合考虑血栓风险和手术出血风险；并在围手术期加强循环及脑功能监测，维持脑灌注稳定。

（三）围手术期急性脑卒中风险的术前评估

1. 围手术期脑卒中的危险因素 术前危险因素包括：①无法干预的患者自身因素，如高龄（>70岁）、性别（女性）；②可干预因素（即术前合并症），包括脑卒中或TIA病史、颈动脉狭窄、高血压、糖尿病、肾功能不全、吸烟、慢性阻塞性肺疾病、外周血管疾病、心脏病、左心室收缩功能障碍（射血分数<40%）、升主动脉粥样硬化（行心脏手术的患者）、术前抗血栓药物突然中断，以及高胆固醇血症和高脂血症等。

术中危险因素包括：①手术因素，如手术类

型、时间手术等;②麻醉因素:麻醉方式、术中心律失常(如房颤)、高血糖(>10mmol/L)、低血压和高血压等。

术后危险因素包括:心力衰竭、低射血分数、心肌梗死、心律失常(房颤)、脱水、失血和高血糖(>10mmol/L)。

2. 术前评估量表　缺血性脑卒中一级预防风险评估量表:心房颤动患者缺血性卒中发生风险与抗凝出血风险可采用 CHADS2 量表进行一级预防风险评估(表 9-1);而缺血性脑卒中及短暂性脑缺血发作(TIA)可采用 Essen 量表进行二级预防风险评估(表 9-2)。

表 9-1　CHADS2 量表

危险因素	分数
既往充血性心力衰竭史	1
高血压病史	1
≥75 岁	1
糖尿病	1
短暂性脑缺血发作 / 卒中病史	2
总分	6

表 9-2　Essen 评估量表

危险因素	分值
年龄 65~75 岁	1
>75 岁	2
高血压	1

续表

危险因素	分值
糖尿病	1
既往心肌梗死	1
其他心血管疾病（除外心肌梗死和心房颤动）	1
周围动脉疾病	1
吸烟	1
既往短暂性脑缺血发作或缺血性卒中	1
总分	9

（四）术前合并脑血管疾病及陈旧性脑卒中老年患者的优化治疗

1. 危险因素控制

（1）高血压治疗：合并高血压的缺血性脑卒中和 TIA 患者，建议行抗高血压治疗，一般目标为≤140/90mmHg，理想为≤130/80mmHg；根据病因不同降压目标可做相应调整。

（2）血糖控制：老年糖尿病患者术前糖化血红蛋白（HbA_1c）建议控制在<7%。

2. 抗血小板聚集治疗　抗血小板聚集治疗是缺血性脑卒中和短暂性脑缺血发作二级预防的重要措施。围手术期停用抗血小板药物会增加再发脑梗死风险，但继续使用可能增加手术出血风险。对于术前长期服用抗血小板药物的患者，应根据手术部位、创伤大小、围手术期出血/血栓风险决定术前是否停用、停用种类、停用时间及替代方案，确保患者围手术期出血/血栓风险最小化。

对于使用双联抗血小板药物的患者,如果是择期手术则建议推迟手术至双联抗血小板药物的疗程结束。如果手术必须进行并且手术出血风险高,则停用氯吡格雷 5~7 天,继续使用阿司匹林。对于限期手术,无论是稳定性冠心病还是急性冠脉综合征,建议裸金属支架的双抗治疗至 4 周,药物洗脱支架(新一代)至 3 个月。

3. 口服抗凝药治疗 术前口服华法林抗凝治疗患者,如果创伤大、出血风险高,建议术前停止华法林 5~7d,并采用低分子肝素进行替代治疗。术前口服短效抗凝药物患者,无需进行桥接治疗,术前根据肾功能和手术出血风险可在 24~96h 范围内停药。对于出血风险较小患者,术前无需停用华法林。对于口服新型抗凝药物半衰期较短如达比加群、利伐沙班的患者,根据术前肾功能和手术出血风险的大小可在术前 24~96h 范围内停药。

4. β 受体阻滞剂的使用 对于术前长期服用 β 受体阻滞药物患者,术前可口服至术日清晨;围手术期是否给予 β 受体阻滞药物应在预防心血管事件和急性脑卒中风险间进行权衡。

5. 他汀类药物使用 术前长期服用他汀类药物患者,围手术期可继续服用。

(五)基于围手术期脑卒中风险及术后转归的手术时机选择

近期脑卒中或 TIA 患者,择期手术建议推迟至 1~3 个月以后;急诊或限期手术患者应充分权衡风险与获益,围手术期应实施连续动脉压监测及目标导向液体管理联合预防性缩血管药物治疗,维持患者血压在基线水平至基线以上 20%。条件具备时可联合麻醉镇静深度和无创脑氧饱和度监测实施个体化脑功能保护策略。

二、合并脑血管疾病老年患者的术中管理

(一) 基于围手术期脑卒中风险分级的术中监测

基于围手术期脑卒中风险分级的术中监测,对于高危手术和高危患者,建议实施连续动脉压监测或连续无创动脉血压监测;根据手术时间、创伤程度以及失血量、心功能状态等,决定是否实施功能性血流动力学监测或经食管超声多普勒监测仪指导下目标导向液体管理;有条件时推荐行 TCD、rSO_2 等无创脑监测技术,改善脑氧供需平衡。

(二) 术中预防急性脑卒中的麻醉管理策略

1. 麻醉方式和麻醉药物的选择 麻醉方法的选择主要取决于手术方式和手术部位。在能够满足外科需求的条件下,推荐优先选用区域麻醉,包括椎管内麻醉、外周神经阻滞等方式。在保障脑灌注的基础上,麻醉药物本身不会影响围手术期脑卒中风险。

2. 术中 β 受体阻滞剂的使用 非心脏手术患者术中使用美托洛尔增加围手术期脑卒中风险。术中需要时建议使用艾司洛尔等短效 β 受体阻滞剂。

3. 围手术期血压管理 术中低血压与术后脑卒中明显相关,且脑卒中风险随低血压持续时间延长而增加。因此术中血压管理是预防围手术期脑卒中的重点。脆弱脑功能患者维持术中血压在基础值至基础值以上 20% 水平。目标导向液体治疗联合缩血管药物的使用有助于维持血压于理想水平。沙滩椅位等头高位的手术建议术中行连续动脉压监测,并将换能器零点置于外耳道水平。

4. 术中出血和输血治疗 术中出血和贫血伴随术后脑卒中风险增加,尤其是心脏手术患者。服用 β 受体阻滞剂的非心脏、非神经外科手术患者,维持血红蛋白 9.0g /dL 以上。对心血管疾病的患者,应将血红蛋白维持在 7.0g/dL 以上。

5. 术中通气策略 目前,尚无研究证实改变通气策略可以降低术后脑卒中的风险。但有脑卒中危险因素的患者应该避免低碳酸血症。

6. 术中血糖管理 对于术中血糖控制的最佳水平目前尚无明确证据。术中应监测血糖水平,避免高血糖或低血糖,高危患者建议将血糖控制于 7.8~10.0mmol/L 之间。

三、合并脑血管疾病老年患者的术后管理

(一) 术后急性脑卒中的预防

1. 抗凝/抗血小板治疗的时机　对于房颤患者或合并心脑血管疾病患者,围手术期使用抗凝药物或抗血小板药物可减少脑卒中风险。对于因手术需要中断抗凝治疗的患者,术后应在充分止血的情况下,结合手术相关出血并发症的风险决定重启抗凝治疗的时机。多数患者术后24h内可以重启维生素K拮抗剂治疗,高血栓风险的患者需要进行抗凝桥接治疗。椎管内麻醉的患者,术后24h重新启动新型口服抗凝剂治疗。术后24h内尽快重启抗血小板药物治疗。

2. 术后循环管理　高危患者术后血压维持在基础值的 ±20%。积极纠正低血容量、贫血和影响血流动力学的心律失常。

(二) 术后新发急性脑卒中的早期识别、诊断与治疗

围手术期脑卒中的早期识别和干预是改善预后、预防二次损伤的重要措施。术后新发急性脑卒中的诊断和治疗应遵循相应的临床实践指南,早期启动卒中单元可提高患者生存质量、减少病死率。卒中单元是指由神经内科、急诊科、介入科、康复科、神经外科等多学科专业人员组成的医疗综合体,通过科学有效的流程为

脑卒中患者提供快速规范的诊疗。

1. 术后新发急性脑卒中的识别、评估及诊断　手术后麻醉药物的残留作用和病生理改变常常会掩盖脑卒中的症状,造成脑卒中识别、诊断及治疗的延误。推荐使用 NIHSS 等评估量表早期识别、评估术后急性脑卒中,疑似病例及时行脑 CT 或 MRI 检查以明确诊断。

2. 术后新发急性脑卒中的治疗　急性缺血性卒中首选静脉溶栓治疗;溶栓失败或禁忌者可行血管内介入治疗和外科治疗。使用抗血小板药物降低脑卒中和其他心血管事件复发的风险。急性脑卒中患者应行呼吸支持以保持血氧饱和度>94%,控制血糖在 7.8~10mmol/L。

第二部分　帕 金 森 病

一、帕金森病的症状与治疗

帕金森病是一种常见的退行性疾病,主要病理表现为多巴胺神经元丢失和路易小体形成,导致纹状体多巴胺降低。临床表现分为运动症状和非运动症状。运动症状包括运动迟缓、肌强直、静止性震颤及姿势平衡障碍。非运动症状包括嗅觉减退、快速眼动睡眠行为异常、便秘、抑郁等。帕金森病的治疗主要是药物治疗,其中左旋多巴最为重要,其他还包括多巴胺受体激动剂、金刚烷胺、单胺氧化酶 B 抑制剂

（MAO-B）、儿茶酚-O-甲基转移酶（COMT）抑制剂及抗胆碱能药等。合并帕金森病会增加外科手术的风险，并影响围手术期并发症发生率和死亡率。

二、帕金森病患者围手术期管理

（一）术前准备

1. **帕金森病程度评估**　采用统一帕金森病评分量表（UPDRS），包括 6 个分量表，分别用于精神行为和情绪、日常生活能力、运动功能、治疗并发症、疾病发展程度和日常活动能力。分值越高，帕金森病症状越重。术前和术后评估主要评价第三部分（UPDRS Ⅲ）。

Webster 评分量表将帕金森病的常见症状分为 10 项，包括上肢功能运动障碍、面部表情、起坐障碍、言语、步态、上肢伴随动作、震颤、生活自理能力、肌强直和姿势。评分在 0~72 分之间，评分越高病情越重。

2. **呼吸系统评估**　帕金森病患者常伴有阻塞性通气功能障碍、吞咽困难、咳嗽反射减弱，围手术期易发生分泌物清除障碍和误吸，进而引发吸入性肺炎。因此术前需进行相关检查，包括胸部 X 线或 CT 检查、肺功能检查及动脉血气分析。

3. **心血管系统评估**　帕金森病患者常并发直立性低血压和心律失常。其中直立性低血压与自主神经功能障碍有关，药物治疗中所使用的多巴胺能类药物及三环类抗抑郁药可加重直立性低血压。常用的部分药物会导致QT间期延长,包括多潘立酮、喹硫平、选择性5-羟色胺再摄取抑制药(SSRI)类抗抑郁药等。QT间期延长伴随心血管性死亡及卒中风险增加。术前需了解直立性低血压发生情况,完善心电图、超声心动图等心脏检查。

4. 术前药物调整　患者住院期间需严格按照患者平时规律服药,不可随意调整用药。突然减少或停止抗帕金森药物(如左旋多巴、多巴胺受体激动剂、金刚烷胺等),特别是左旋多巴,会出现帕金森高热综合征,表现为意识状态改变、强直、震颤、高热、自主神经功能障碍等,常并发急性肾衰竭、弥漫性血管内凝血(DIC)等,有较高的致残率和致死率。由于左旋多巴半衰期仅为1~2h,为减少停药后不良反应,此类患者尽可能安排在手术通知单的前列。

司来吉兰、雷沙吉兰等单胺氧化酶B抑制剂可选择性不可逆地抑制多巴胺代谢酶,增加突触间隙多巴胺浓度,同时使用增加5-羟色胺活性的药物可出现5-羟色胺综合征,表现为精神行为改变(如烦躁、焦虑)、肌肉强直、反射亢进、自主神经功能极度活跃(如血压升高、出汗、心动过速等),建议术前暂停1~2周。这类患者禁忌使用增加5-羟色胺活性的药物,如部分阿片类药物(哌替啶、曲马多)。此外,西酞普兰、氟西汀等选择性5-羟色胺再摄取抑制药及环丙沙星、利奈唑胺、氟康唑等抗生素也可诱发 5-羟色胺综合征,在这类患者中也应慎用。

(二) 术中用药及管理

1. 麻醉方式的选择　建议优先选择区域麻醉,必要时可术中临时给予口服抗帕金森药物。对存在严重运动障碍的患者,全身麻醉可能更为合适。

2. 麻醉药物选择　推荐使用异氟烷、七氟烷、安氟烷等较安全的用药,慎用丙泊酚和氟烷。

3. 抗帕金森药物治疗　术中因停服药物或手术时间长出现症状加重的患者,可按照原服药时间和剂量通过鼻胃管给予抗帕金森药物。对于因腹部手术导致肠道吸收功能障碍患者,推荐用罗替戈汀透皮贴片来暂时替代患者平时服用的多巴胺能类药物。

【推荐意见】帕金森病患者术前应进行基本病情评估,同时应评估呼吸及心血管系统功能。围手术期需严格按照平时规律服药,不可随意调整用药习惯;使用单胺氧化酶 B(MAO-B)抑制剂的患者,禁忌使用哌替啶和曲马多等阿片类药物和选择性 5-羟色胺再摄取抑制剂。

(三) 术后用药及管理

1. 术后镇痛　芬太尼可导致严重的运动迟缓,且抗帕金森药物治疗无效,吗啡可能会增加或减少左旋多巴导致的运动障碍,故均不建议使用。非甾体抗炎药(NSAIDs)对帕金森病患者相对安全,建议在可耐受的情况下,使用非甾体抗炎药替代阿片类药物作为帕金森病患者术后镇痛的选择。

2. 术后并发症防治

(1)吸入性肺炎:帕金森病患者因吞咽困难易导致术后吸入性肺炎,应尽快恢复抗帕金森药物(除单胺氧化酶 B 抑制剂外)治疗,坚持个人服药时间表,不可随意调整患者的用药习惯。

(2)尿潴留、尿路感染:尽早完善常规尿路检查以了解尿潴留情况,条件允许的情况下尽早拔除尿管,若高度怀疑尿路感染需尽早抗感染治疗。

3. 血压波动、体位性低血压 建议适当加大饮水量,注意血压监测,术前 1~2 周停用单胺氧化酶 B 抑制剂。

4. 下肢深静脉血栓 帕金森病患者术后需尽早开始下肢深静脉血栓的预防与监测。

5. 术后恶心呕吐 多巴胺拮抗剂(如氟哌啶醇、胃复安)加重帕金森症状,而多潘立酮有严重的心血管不良反应及心源性猝死的风险。建议使用 5-羟色胺受体拮抗剂(如昂丹司琼)控制帕金森患者的呕吐反应。

【推荐意见】术后在可耐受情况下,建议使用非甾体抗炎药替代阿片类药物作为帕金森病患者术后镇痛选择。应尽快恢复除单胺氧化

酶 B 抑制剂外的抗帕金森药物治疗。建议使用
5-羟色胺受体拮抗剂(如昂丹司琼)替代多巴胺
拮抗剂(如氟哌啶醇、胃复安)控制术后恶心呕
吐反应。

三、帕金森病患者精神症状的处理

精神症状见于帕金森病晚期及其他帕金森
综合征患者,表现为焦虑、幻觉、偏执狂、妄想和
谵妄。毒物及代谢异常导致帕金森病症状急剧
恶化与精神改变。出现急性精神障碍时首先应
调查感染和代谢紊乱。如果发现潜在病因,需
在对抗帕金森药物做出任何调整之前,首先对
病因进行治疗。

对于出现幻觉和妄想的患者,需避免服用
大多数抗精神病药物(如氟哌啶醇、利培酮、奥
氮平、阿立哌唑、齐拉西酮等)。仅可选择氯氮
平、喹硫平。苯二氮草类药物有一定作用,但建
议低剂量谨慎使用。

抑郁是帕金森病最常见的非运动症状,常
早于运动症状出现,并影响患者生活质量。对
于抑郁和/或焦虑的治疗,可给予选择性 5-羟色
胺再摄取抑制药;也可应用多巴胺受体激动剂
尤其是普拉克索。

【推荐意见】帕金森病患者术后出现幻觉、
妄想等精神症状可选氯氮平、喹硫平治疗,出现
抑郁或焦虑症状可给予选择性 5-羟色胺再摄取
抑制剂或多巴胺受体激动剂(普拉克索)。

第三部分　阿尔茨海默病

一、阿尔茨海默病的症状与治疗

阿尔茨海默病(AD)是痴呆的首要病因。据中国认知与老化研究(COAST 研究)报道,截止到 2009 年中国有 920 万痴呆患者,其中 62.5% 由 AD 导致。痴呆指既往智能正常、之后出现获得性认知功能下降(记忆、执行、语言或视空间能力损害)或精神行为异常,且无法用谵妄或其他精神疾病来解释。认知功能或精神行为损害可通过病史采集或神经心理评估客观证实,且具备以下 5 项中的 2 项:①记忆及学习能力受损;②推理、判断及处理复杂任务等执行功能受损;③视空间能力受损;④语言功能受损;⑤人格、行为或举止改变。

AD 诊断包括 3 个方面:①首先符合痴呆标准;②痴呆的发生和发展符合 AD 的特征:隐匿起病、缓慢进行性恶化;③需排除其他原因导致的痴呆。可分成临床前期、轻度认知障碍期(MCI)、痴呆期 3 个阶段。

AD 的治疗方法有:①胆碱酯酶抑制剂(ChEIs):可增加突触间隙乙酰胆碱含量,是治疗轻、中度 AD 的一线用药,主要包括多奈哌齐、卡巴拉汀、加兰他敏和石杉碱甲;②兴奋性氨基酸受体拮抗剂:主要是盐酸美金刚,也是第一个用于中、重度痴呆治疗的药物,可改善患者的认知功能、日常生活能力及精神行为症状。

二、阿尔茨海默病围手术期管理

(一)手术与阿尔茨海默病的联系

麻醉和手术可导致谵妄和认知功能障碍发生,尤其是老年患者。AD 患者住院期间出现谵妄的风险更高,而 AD 临床前期患者在术后更可能出现认知功能下降。术后谵妄及认知功能障碍与神经退行性病变的结构影像学表现无明显相关,而与其血管影像学改变关系较大;PET影像随访研究发现,术后 1 年内 Aβ 的沉积与认知功能障碍不存在明显的相关性;而麻醉过程和手术炎症反应可能启动或加重老年人认知功能下降。

(二)阿尔茨海默病患者术前评估

由于 AD 患者有 30%~50% 存在抑郁症状,且痴呆与抑郁常有部分相同的临床表现,故 AD 患者术前需要同时评估认知功能和抑郁状态。

抑郁状态评估:主要采用汉密尔顿抑郁量表(HAMD)进行抑郁情绪、有罪感等症状程度的评估。总分<8 分为正常;8~20 分为可能抑郁;20~35 分为肯定抑郁;>35 分为严重抑郁。

认知功能评估:使用简易智能精神状态检查量表(MMSE),测试内容涵盖时间定向、地点定向、即刻记忆、注意力和计算力、短时记忆、语言及视空间结构能力,其中语言测试又包含命名、复述、听理解(3 级指令)、阅读理解及书写等内容。总分 30 分,测验成绩与文化水平密切相关,正常界值划分标准为:文盲>17 分,小学>20分,初中及以上>24 分。

【推荐意见】AD 患者术前建议行认知功能和抑郁评估。

(三) 阿尔茨海默病术中管理(参见认知功能障碍部分)

AD 患者对麻醉药物的敏感性增高,建议优先使用区域麻醉;如必须行全身麻醉,建议在脑电麻醉深度(如 BIS)监测下维持适当麻醉深度(如使 BIS 处于 40~60),并选择丙泊酚全静脉麻醉,以减少术后谵妄和认知功能障碍。对于已知 MCI 或 AD 的患者,全静脉丙泊酚麻醉或局部麻醉优于吸入麻醉剂(如七氟烷等)全身麻醉。

阿片类镇痛药物初始剂量基本与年轻患者相当,但后续剂量应降低或延长重复给药的间隔。在阿片类药物中,瑞芬太尼具有起效快、清除快、镇痛效果确切的优点,术后认知功能恢复更快。老年患者在给予瑞芬太尼时,需要降低输注速度;在年龄>60~70 岁的患者中,建议输注速度不超过年轻患者的 30%~40%。

AD 及 MCI 患者对抗胆碱药物敏感,应尽量避免使用抗胆碱药物(如阿托品、东莨菪碱等)。如患者正在使用乙酰胆碱酯酶抑制剂(如多奈哌齐、卡巴拉汀等),应避免使用琥珀酰胆碱;如必须使用肌松药,需要给予高于正常剂量的非去极化肌松药,但此时拮抗药物将失效。

【推荐意见】首选区域麻醉;必须全身麻醉者应在麻醉深度监测下维持适当麻醉深度,并选用丙泊酚全静脉麻醉。建议使用短效阿片类药物(如瑞芬太尼),避免使用抗胆碱药物。

第四部分　焦虑和抑郁

一、概述

1. 焦虑症状的核心是过分担心,表现为对未来可能发生的、难以预料的某种危险或不幸事件的担心。

2. 抑郁症状的核心是情绪低落,表现为不开心,对既往感兴趣的事情失去兴趣,感到悲观失望,甚至有自伤或自杀的念头或行为,常伴反应速度变慢、记忆力下降、易疲乏、食欲下降、失眠或早醒等症状。

3. 焦虑和抑郁常合并存在,且致病原因是多样的。

4. 焦虑和抑郁与患者预后不良(如增加并发症发生率和延长住院时间等)相关。

二、焦虑和抑郁的诊断与评估

(一) 焦虑的诊断与评估

1. 广泛性焦虑障碍的基本特征为泛化且

持续性的焦虑,患者通常具备下述焦虑的原发性症状:①恐慌;②运动性紧张;③自主神经活动亢进。

2. 惊恐障碍的基本特征为反复的、不可预测的发作性焦虑紧张恐惧,惊恐发作在 1 个月内 3 次以上,发生在确定情境中,且没有客观危险的环境。

3. 非精神科医师可以通过焦虑评估量表进行症状评估,如汉密尔顿焦虑量表。

(二)抑郁诊断与评估

1. 抑郁障碍的诊断标准　包括 3 条核心症状:①心境低落;②兴趣和愉快感丧失;③导致劳累感增加和活动减少的精力降低;以及 7 条附加症状:①注意力降低;②自我评价和自信降低;③自罪观念和无价值感;④认为前途暗淡悲观;⑤自伤或自杀的观念或行为;⑥睡眠障碍;⑦食欲下降。

2. 轻度抑郁具有至少 2 条核心症状和至少 2 条附加症状,且患者的日常工作和社交活动有一定困难,对患者的社会功能轻度影响。

3. 中度抑郁具有至少 2 条核心症状和至少 3 条(最好 4 条)附加症状,且患者的工作、社交或家务活动存在相当困难。

4. 重度抑郁 3 条核心症状都存在和具备至少 4 条附加症状。

5. 非精神科医师可以通过使用抑郁评估量表进行症状评估(如汉密尔顿抑郁量表)。

三、抑郁和焦虑患者的围手术期管理

1. 建议对术前存在焦虑和抑郁的患者进行以心理、认知行为治疗为主的非药物干预,例如术前访视/宣教等。心理干预的核心内容是与患者建立信任关系。

2. 围手术期一过性焦虑可以使用小剂量抗焦虑药物(如咪达唑仑或右美托咪定等)给予治疗,但是对患者预后没有影响。

3. 慢性焦虑障碍患者建议应用抗焦虑、抗抑郁药和心理治疗系统治疗。需要注意使用苯二氮䓬类药物的潜在风险,建议请精神科医师指导围手术期用药。

4. 术前一过性抑郁是否需要药物干预尚无充分的证据支持。但如果患者存在中重度抑郁或其症状影响诊疗,建议请精神科医师会诊。

5. 慢性抑郁患者常需要连续使用单胺氧化酶抑制剂、5-羟色胺再摄取抑制药、三环类和四环类抗抑郁药物等药物,需要注意这些药物会增加患者死亡风险。药物骤停可能导致撤药反应,不建议大量使用抗抑郁药物的患者围手术期骤然停药。严重抑郁患者建议精神科会诊处理。

6. 小剂量氯胺酮可能对围手术期抑郁有治疗效果。

7. 阿片类药物(尤其是哌替啶)、依托咪酯与单胺氧化酶抑制剂和 5-羟色胺再摄取抑制药等抗抑郁药物合用时可能导致急性 5-羟色胺中毒症状。

8. 目前尚无足够证据阐明麻醉对焦虑/抑郁症患者的影响以及何种麻醉方式更为合理。

四、术后焦虑和抑郁

1. 需要关注术后焦虑和抑郁,尤其需要警惕严重患者可能出现自伤或自杀的风险。

2. 目前尚缺乏关于预防和治疗的证据,建议请精神科医师会诊。

第五部分　围手术期认知功能障碍

一、概念

围手术期认知功能障碍(PND)包括术前已经存在的和术后新发生的神经认知功能损害〔如术后神经认知障碍(POCD)〕。

二、术前管理部分

1. 术前认知功能障碍　术前认知功能障碍不仅与术后并发症、谵妄、认知功能损害加重和死亡率增加密切相关,而且伴随术后住院时间延长和医疗费用增加。存在糖尿病控制不佳、慢性阻塞性肺疾病(COPD)伴低氧血症、脑卒中病史、帕金森病史、抑郁、肿瘤放/化疗等情况的患者,应高度警惕其术前是否合并认知功能障碍,建议评估其认知功能。

2. 认知功能评估 简易精神状态检查量表(MMSE),简易智力状态评估量表(Mini-Cog)及蒙特利尔认知评估量表(MoCA)均可用于术前认知功能障碍筛查;对于轻度认知功能障碍及痴呆患者,应进一步检测日常生活能力(Barthel 指数量表)及特定领域认知功能,必要时可进一步进行生物标志物检查。

3. 术后新发生的认知功能障碍 根据新命名规则,术后认知功能障碍(POCD)分为:术后 30d 内的神经认知功能恢复延迟(delayed neurocognitive recovery)、术后 30d~1 年的术后轻度/重度神经认知功能障碍(postoperative mild/major neurocognitive disorder)和 1 年以后的轻度/重度神经认知功能减退(mild/major neurocognitive disorder)。其诊断均采用 DSM-V 中轻度/重度神经认知功能损害的标准。该标准要求在 1 个或多个认知领域内(复杂的注意、执行功能、学习和记忆、语言、知觉运动或社会认知),与先前表现的水平相比存在轻度/显著的认知衰退。其中轻度神经认知功能障碍(mild NCD)是指认知功能评分较基础值或对照组降低 1~2 个标准差,认知缺陷不干扰日常活动的独立性;重度神经认知功能障碍(major NCD)是指认知功能评分较基础值或对照组降低超过 2 个标准差以上,认知缺陷干扰了日常活动的独立性。

4. 术前准备和干预 对于术前合并认知功能损害患者,除基础治疗外,建议积极实施针对性干预,包括改善营养状态、纠正不良生活习惯、进行体能锻炼和实施认知功能训练;应重视包括老年病学家在内的团队协作。

需详细询问患者的术前药物治疗,必要时请神经或精神科医师指导围手术期用药;需要注意药物不良反应及其与麻醉药物可能发生的相互作用。目前有多种药物被用于改善已有认知功能损害患者的认知功能,但其在手术患者中的效果待证实。

三、术中管理部分

1. 术前用药及麻醉药物和方法的选择 术前应尽量避免使用抗胆碱药物,慎用苯二氮䓬类药物。老年手术患者首选丙泊酚为基础的静脉麻醉,围手术期可复合右美托咪定,无禁忌证者可给予 NSAID 类药物或对乙酰氨基酚,高危患者可预防性给予乌司他丁;依托咪酯具有对老年患者血流动力学影响小的优点,但其对术后记忆功能及肾上腺皮质功能有潜在不良影响,因存在明显增加谵妄风险,老年患者忌用哌替啶。

对于老年手术患者,建议首选区域阻滞麻醉。对于需要全身麻醉的患者,建议采用基于丙泊酚的静脉麻醉。对于需要镇静的区域阻滞麻醉患者,建议采用右美托咪定浅镇静。

2. 术中监测与管理　除常规监测外,老年患者全身麻醉期间建议使用麻醉深度监测,避免麻醉过深;高危患者建议在脑氧饱和度监测下维护脑氧供需平衡,术中应常规监测体温,积极保温,维持术中体温不低于 36℃。

老年患者围手术期血压应维持稳定,波动范围不应超过术前基线血压的 20%;危重患者血红蛋白水平应尽可能维持 100g/L 以上。术中采用肺保护通气策略(小潮气量、PEEP 和肺复张策略等),应在避免低氧血症前提下,FiO_2维持在 30%~40%;避免过度通气,维持 $PaCO_2$ 在 35~45mmHg。

四、术后管理

在对认知功能障碍患者的术后管理中,应该建立以患者为中心的医疗护理模式,让患者家属或患者熟悉的人来参与医疗护理,改善患者预后。

除生命体征检测及必要内环境监测外,积极进行营养支持;注意对吞咽困难者、鼻饲者应防误吸和窒息风险。根据患者自身情况,早期进行被动或主动活动,但要强调个体化原则,注意预防坠床和跌倒。进行认知功能评估,个体化实施认知功能训练,包括记忆力训练、定向力训练、语言交流能力训练、视空间与执行能力训练、计算能力训练等。

1. 术后疼痛管理 术后镇痛不足会影响睡眠、诱发谵妄及术后认知功能障碍等不良后果,并延长住院时间、加重经济负担。

疼痛的评估:轻中度认知功能损害患者可选择视觉模拟评分法(VAS)、数字评分法(NRS)或口述评分法(VRS);不能表述(如气管插管)的患者可使用 Wong-Baker 面部表情量表。对于重度认知功能障碍患者,可选择中文版晚期老年痴呆症疼痛评估量表(C-PAINAD)。术后应重复进行疼痛评估,还要重视患者活动时疼痛评估;患者能耐受咳嗽或一般活动可认为镇痛充分。

镇痛管理:建议实施精确的个体化镇痛方案和更严密的监测,在达到理想镇痛效果同时,尽可能减少不良反应。建议采用多模式镇痛,即镇痛方法联合应用外周(如椎管内阻滞、外周神经阻滞或局部浸润)和全身性镇痛,镇痛药物联合应用阿片类药物、曲马多、非甾体抗炎药物、局部麻醉药和/或右美托咪定。

2. 预防术后并发症 有认知功能障碍的患者更易发生术后谵妄(参见谵妄章节)、肺部感染、尿路感染等并发症,这会进一步加重认知功能损害,并恶化患者预后;因患者往往存在感知、交流困难,发病早期常难以发现,更需要及早识别并积极干预。

肺部感染:建议对相关人员进行教育培训,在日常临床实践中实施以下措施,无禁忌证时抬高床头 30°~45°;充分术后镇痛;积极预防血栓;优先肠内营养;及早进行肺部康复治疗,如呼吸锻炼、拍背吸痰;有吞咽困难者注意避免误吸;尽早下床活动。

其他并发症:①预防泌尿系感染:定时清洗尿道、会阴部,必要时膀胱冲洗;②预防压疮:定时翻身、协助患者在床上进行轻微的活动,及时更换衣物、保持皮肤干燥清洁,有条件可应用气垫床。

第六部分　谵　妄

一、概述

1. 谵妄是一种急性暂时性脑功能异常,常常在数小时至数天之内发生,以注意力不集中、意识水平改变和认知功能障碍为特征,病情往往在短时间内呈波动性变化。

2. 谵妄的发生伴随预后恶化。

3. 老年住院患者中谵妄发生率为 7%~35%。

二、谵妄的危险因素

围手术期应激、麻醉/镇痛药物、疼痛和电解质紊乱等是谵妄发生的重要促发因素。

三、谵妄的诊断

1. 美国精神疾病与诊断与统计手册第 5 版

（DSM-5）和国际疾病编码-10（ICD-10）中关于谵妄的定义是用于诊断谵妄的"金标准"，主要适用于精神科医师。

2. 建议非精神科医师采用意识错乱评估方法（CAM）、监护室患者的意识错乱评估方法（CAM-ICU）等在中国人群中经过验证的量表。

四、围手术期管理

1. 术前详细评估患者病史和检查结果有助于发现高危患者和危险因素。术前进行认知功能训练、改善营养状态、纠正电解质紊乱、改善睡眠等都被证实可以减少谵妄发生率。术前避免使用苯二氮䓬类药物和抗胆碱能药物。对于长期使用苯二氮䓬类药物的患者，建议邀请精神科医师指导此类患者的围手术期用药管理（参见焦虑和抑郁部分）。

2. 椎管内麻醉和神经阻滞在髋关节手术患者可能具有一定优势，但是结论尚未确定。已有的证据未发现麻醉方法选择（全身麻醉或区域阻滞麻醉）对术后谵妄发生率的影响有差异。

3. 已有的证据尚不能说明静脉麻醉药物和吸入麻醉药物对谵妄发生率的影响有差异。但是丙泊酚全静脉麻醉可能较挥发性吸入麻醉有助于改善术后早期认知功能恢复。

4. 术中建议在脑电图监测下维持适宜麻醉深度，避免麻醉过深。

5. 对于接受区域阻滞麻醉的老年患者,建议术中应避免镇静过深。

6. 对于脑缺血高危患者,在脑氧饱和度监测下管理循环可能有助于改善术后认知功能恢复。

7. 建议术中采用目标导向血压管理,避免低血压或血压过高。

8. 采用多模式镇痛可以改善镇痛效果、减少阿片类药物用量,并降低术后谵妄发生率。

9. 对于监护室机械通气患者,避免镇静过深可降低谵妄发生率。

10. 监护室机械通气患者应避免使用苯二氮䓬类药物进行镇静,建议优先选择非苯二氮䓬类药物(丙泊酚和右美托咪定)。

五、谵妄的预防

1. 非药物措施是预防谵妄的首要选择。非药物干预主要是针对谵妄的促发危险因素包括认知损害、睡眠剥夺、制动、视觉损害、听觉损害和脱水等。

2. 围手术期给予右美托咪定可以降低谵妄发生的风险,但是氟哌啶醇和氯胺酮的作用尚不明确。

六、谵妄的治疗

1. 非药物干预治疗可以降低谵妄的发生风险,这些措施适用于所有类型的谵妄患者。

2. 氟哌啶醇和非经典类精神药物均被用于治疗躁动型谵妄。但是需要警惕此类药的不良反应(如 QT 间期延长和锥体外系反应)。

3. 右美托咪定用于躁动型谵妄患者治疗可缩短谵妄持续时间。

第七部分　围手术期睡眠

一、正常睡眠生理

正常成人每天睡眠 7~8h,呈周期性变化,每个周期由非快速眼球运动(NREM)睡眠和快速眼球运动(REM)睡眠组成。正常情况下睡眠从 NREM 睡眠开始,每晚有 4~5 个 NREM/REM 睡眠周期,通常每个周期 90~120min。

NREM 睡眠期间眼球运动缓慢或完全消失,肌电活动低于清醒状态,也可能达到整夜最低状态。NREM 睡眠根据脑电特征分为三期: 1 期(N1 期):2 期(N2 期)和 3 期(N3 期)。其中 N3 期睡眠又称深度睡眠,有时也称为慢波睡眠或同步化睡眠,大部分 N3 期睡眠出现在前半夜。REM 睡眠(R 期)以周期性暴发的快速眼球运动为特征,骨骼肌肌电活动水平最低,可见短暂肌电活动,呼吸频率、心律变异性和血管张力波动较大。REM 睡眠在后半夜占主导地位。

健康成年人整夜睡眠中各睡眠期的时间占总睡眠时间的比例为 N1 期占 2%~5%,N2 期占

45%~55%，N3 期占 10%~20%；NREM 睡眠占总睡眠时间 75%~80%，REM 睡眠占总睡眠时间的 20%~25%。人类的睡眠结构也随年龄的变化而变化。睡眠质量需要从入睡能力、睡眠维持能力、是否存在早醒、总睡眠时间、睡眠效率、睡眠结构以及醒后状态多个角度进行评估。

由清醒转入睡眠时除膈肌外，其他肌肉张力均减低，随意呼吸调节基本消失，呼吸中枢对高碳酸通气反应（HCVR）和低氧通气反应（HVR）较清醒时减弱，特别是在 REM 睡眠期更明显。因此，对于患有慢性呼吸功能不全或肺血管疾病的老年患者，特别是全身麻醉或影响通气功能的外科手术恢复期可能引起睡眠相关低通气/低氧血症，诱发或加重呼吸衰竭。全身麻醉、围手术期心理和生理应激以及某些药物的使用可引起睡眠-清醒昼夜节律的改变和睡眠质量下降，影响患者的身体健康和工作或生活的质量，增加发生围手术期并发症的风险。

二、术前睡眠障碍

根据《睡眠障碍国际分类》第 3 版（ICSD-3），目前已知睡眠障碍有 90 余种，分布于各个年龄阶段。失眠障碍（简称失眠）是最为常见的睡眠障碍。根据病程长短等具体状况可将失眠分为慢性失眠、短期失眠及其他失眠。老年人群的失眠患病风险明显高于其他年龄组人群，对其心血管系统、内分泌系统、免疫系统、神经系统等均可能造成不良的影响。因此,重视老年人群特别是围手术期老年人群失眠的诊断和治疗具有重要意义。

(一) 失眠的发生情况和危害

中国内地成年人中失眠患病率高达 57%,老年人中有 40%~70% 患有慢性失眠。在合并各种精神和躯体疾病的老年患者中,失眠的患病率进一步升高;而且合并疾病种类越多,失眠的患病率越高。对于术前患者在疾病、心理和环境因素的共同作用下更容易出现睡眠障碍。失眠对患者的精神、躯体和社会功能均有不利的影响,术前失眠患者对术后早期恢复产生负面影响,增加医疗和护理费用等。因此术前患者失眠应引起手术医师和麻醉医师的高度重视。

(二) 术前失眠的危险因素

1. 生理因素包括年龄、性别、遗传、个性特征等;其中年龄因素是失眠的重要危险因素,年龄越高,失眠风险越大。

2. 病理因素主要指既往有失眠病史、各种精神障碍和躯体疾病,以及应用可能影响睡眠的药物等。

3. 环境因素包括负性生活事件、环境改变、周围人群对患者的负面影响等。

(三) 术前失眠的评估

1. 临床综合评估   临床综合评估是失眠评估的基础和主要方法,应获取患者睡眠特点、日间活动和功能情况、合并疾病情况、基本体格检查及睡眠或精神疾病家族史。其中睡眠特点包括发生的背景、表现、演变过程,是否伴随日间症状及其基本表现、持续时间等。

2. 主观评估　主观评估方法包括自评(如睡眠日记、自评量表等)和他评。在选择使用量表时,需根据评估的目的和量表自身的信度、效度进行选择。对于术前患者根据需求选择量表。

3. 客观评估　客观评估包括基础检查和睡眠专科检查,并不是诊断失眠障碍的常规检查,推荐用于可疑合并其他睡眠障碍、诊断不明、顽固且难治性的失眠障碍、睡眠中有暴力行为以及考虑存在与失眠障碍共病且存在相互影响的躯体疾病时。

三、术前失眠的诊断

1. 诊断标准　推荐选用 ICSD-3 关于失眠的诊断标准。

2. 诊断流程　失眠的诊断主要依据主观症状,必要时可进行客观检查见图 9-2。

(一) 失眠的术前处理

1. 非药物治疗　非药物治疗是治疗失眠的基础,包括改善睡眠环境,实施睡眠认知行为治疗、心理治疗和物理治疗等。

2. 药物治疗　包括应用催眠药物直接改善睡眠和通过治疗影响睡眠的各种疾病及纠正非催眠药物对睡眠产生的不良影响所进行的药物调整。

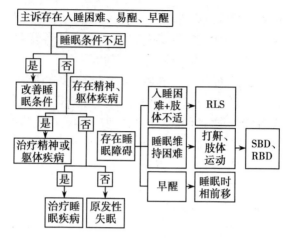

图9-2　失眠的诊断流程

RLS:不宁腿综合征;SBD:睡眠呼吸障碍;RBD:快速眼动睡眠行为障碍。

3. 术前急性失眠患者可在非药物治疗基础上选择苯二氮䓬类受体激动剂中的非苯二氮䓬类药物和部分抗抑郁药物,术中需严密监测生命体征、及时调整麻醉药物用量。

4. 术前慢性失眠患者

(1)首选认知行为治疗,必要时可加用口服催眠药物,但用药疗程尽量控制在4周内。

(2)对于因慢性失眠而长期应用镇静催眠药物的患者,可继续应用、更换为短效苯二氮䓬类(如三唑仑)或更换为非苯二氮䓬类。

(3)对于应用非苯二氮䓬类药物者,推荐继续应用原有药物。

(4)对于应用抗抑郁药助眠者,继续应用原有药物。

（5）警惕上述药物与麻醉药物合用导致的严重中枢抑制作用。

(二) 失眠患者的麻醉和围手术期管理

尽可能采用区域阻滞麻醉；必须全身麻醉的患者，尽可能复合区域阻滞或外周神经阻滞，以减少阿片类药物的使用。对于术前服用镇静催眠药物的患者，注意其与全身麻醉药物的协同作用，需在麻醉深度严密监测下调整麻醉药物用量。术后尽可能采用非阿片类药物镇痛，并保证镇痛效果。

(三) 改善术后睡眠的措施

首选非药物措施(即通过减少环境中的干扰因素，包括使用耳塞和眼罩)改善术后睡眠，非药物措施效果不满意的患者，可考虑给予非苯二氮䓬类受体激动剂、褪黑素及褪黑素受体激动剂或食欲肽受体抑制剂口服，或小剂量右美托咪定静脉输注。

四、术前睡眠相关呼吸障碍

(一) 阻塞性睡眠呼吸暂停的特点

1. 睡眠时上气道反复塌陷、阻塞引起低通气或呼吸暂停。

2. 夜间频繁发生低氧血症、高碳酸血症、胸腔内压力显著波动、睡眠结构紊乱和交感神经张力增加，长期可导致多器官系统功能受损。

3. 临床表现为主诉睡眠时打鼾、憋气，可伴有日间嗜睡、注意力不易集中、记忆力减退、情绪障碍等症状，并增加高血压、缺血性心脏病、脑卒中、2 型糖尿病的患病风险。

（二）OSA 评价的围手术期意义

1. 随着生活水平的提高以及人口老龄化，OSA 的患病率逐年增加。

2. OSA 患者术中出现插/拔管困难的比例、术后呼吸和心脑血管并发症的发生率及术后 ICU 进驻率均明显高于非 OSA 患者。

3. 术前对 OSA 患者进行准确的评估和干预有助于预测手术风险、选择麻醉方式，从而减少术后心脑肺并发症发生、缩短术后住院时间。

（三）OSA 对围手术期患者的影响

围手术期有诸多因素（如镇静和麻醉药物、体位、睡眠结构变化等）会增加 OSA 患者在围手术期（尤其是麻醉诱导期和术后）发生上气道阻塞和呼吸中枢抑制的风险增加，进而导致呼吸暂停和低氧血症、高碳酸血症程度加重，心脑血管并发症、呼吸衰竭甚至窒息死亡的发生率升高。

（四）OSA 的危险因素

OSA 的发生是基因多态性和环境交互作用的结果。常见的危险因素包括：遗传因素、解剖结构、肥胖、年龄、性别、体位、吸烟饮酒嗜好和药物等。

（五）OSA 患者的评估

1. OSA 患者筛查

（1）多导睡眠监测是诊断 OSA 的"金标准"。

（2）便携式睡眠呼吸监测技术日趋成熟,对OSA 诊断的准确性得到认可。

（3）临床问卷更便于对可疑患者的初步筛查。对手术患者,STOP-Bang 评分对 OSA 尤其是中重度 OSA 具有较高的敏感性和特异性,对手术后并发症的发生有较好预测作用。

2. 睡眠监测及报告解读

（1）睡眠监测是评价 OSA 的客观方法,以多导睡眠监测（PSG）为金标准,警惕便携式监测（PM）设备出现假阴性结果。

（2）对于症状不明显的轻度 OSA、有严重心肺疾病、可疑有其他睡眠障碍（如重度失眠）、PM检查阴性但仍怀疑 OSA 的人群,可进行多导睡眠监测。

（3）除整夜每小时呼吸暂停低通气指数外,注意 REM 期睡眠呼吸暂停低通气指数和仰卧位睡眠呼吸暂停低通气指数;注意报告中的脉搏血氧饱和度下降程度。

3. OSA 患者的进一步评估和处理

（1）所有 OSA 患者均应视为困难气道患者。术前应进行上气道评估、按困难气道准备。

（2）评估重要脏器的功能并进行相关疾病的治疗。

（3）OSA 的术前治疗:对于中重度 OSA 术前进行无创正压通气治疗以纠正缺氧情况,提高患者对手术的耐受性,降低麻醉风险和手术并发症。条件允许下,可行减重治疗,并对 OSA

治疗效果进行评估。

（4）OSA 患者对各类中枢抑制药均较敏感，使用镇静或麻醉性镇痛药后有发生呼吸暂停、上呼吸道阻塞、过度镇静等危险，故术前应慎用此类药物。

（5）应明确告知患者、家属及手术医师此类患者围手术期并发症风险增加，必要时决定是否推迟手术至术前准备充分后进行。

（六）术中麻醉管理

1. 应行呼气末二氧化碳监测、持续心电监测、无创血压和持续脉搏血氧饱和度监测，以便及早发现问题，及时处理。对于全身麻醉或区域阻滞复合镇静的患者建议行麻醉深度监测（如 BIS），术中应避免麻醉/镇静过深，术毕时保证患者充分清醒。必须全身麻醉者注意气道保护。

2. 首选区域阻滞麻醉　区域阻滞麻醉期间如需复合镇静、镇痛药物，应严密监测患者的通气功能和氧合状态。

3. 气管插管技术　OSA 患者均应考虑存在困难气道。请参阅困难气道处理专家意见。

4. 麻醉管理

（1）应选用起效迅速、作用时间短的药物，术中避免麻醉/镇静过深。手术结束时，要确保患者充分清醒，各项反射恢复正常。

（2）镇静患者要确保呼吸道通畅，潮气量满意。

（3）咽喉部的操作和手术对交感神经刺激较大，易引起血压升高、心率增快及各类心律失常，因此须保证足够的麻醉深度，必要时可给予扩血管药和/或艾司洛尔控制血压和心率。

（4）术中使用瑞芬太尼的患者，停药前要给予有效镇痛，避免因停药后痛觉过敏而导致躁动、血压升高和心率增快。

（七）OSA 患者术后管理

OSA 患者的术后病情较术前更为复杂，更易出现气道梗阻和致命性呼吸暂停，应加强术后管理直至恢复到术前安全水平。

1. 保留气管内导管的术后患者的管理

（1）首先需给予充分镇痛　首选非阿片类药物措施镇痛，包括区域阻滞或外周神经阻滞、非甾体抗炎药物、对乙酰氨基酚等。必要时可复合小剂量阿片类药物。充分镇痛后仍然躁动的患者可给予适度镇静，首选丙泊酚和/或右美托咪定静脉输注，但应避免镇静过深。

（2）谨慎选择拔管时机，并在拔管前要做好拔管后监护和后续监测和后续支持的准备，以减少拔管后再插管风险，同时常规做好再插管的准备。

（3）如拔管早期患者自主呼吸欠佳，可考虑采用持续气道正压（CPAP）通气治疗或经鼻高流量氧疗以确保上呼吸道开放，逐步降低吸入氧气浓度直至过渡到吸入空气维持。

2. 术后拔除气管导管患者的管理

（1）更为严密地监测生命体征。

（2）当满足意识完全恢复、不需要阿片镇痛药或其他镇静药，且能够自主应用 CPAP 保证睡眠状态下的上气道通畅后，方可转入普通病房并继续监测至少 24h 至稳定。

（3）避免仰卧位睡眠。

10. 中国老年患者膝关节手术围手术期麻醉管理快捷指南

王天龙(共同负责人)　邓小明　李　民(共同执笔人)

李金宝(共同执笔人)　郭向阳(共同负责人)

黄宇光　熊利泽

目　录

一、老年人常见膝关节疾病及手术类型

膝关节病主要包括:骨性关节炎、风湿及类风湿关节炎、滑膜炎、髌骨软化、半月板损伤、韧带损伤等。

膝关节外科常见手术包括:全膝关节置换术(TKA)、关节清理手术、软骨修复术、半月板切除术、半月板修补术、韧带重建术、截骨术、关节融合术。

二、术前评估、优化与宣教

（一）术前评估与优化

老年患者膝关节手术的术前评估涉及与老年人医疗相关的方面,包括对认知功能、活动能力、脏器功能、虚弱程度、营养状态、联合用药和治疗策略等的评估。重点评估心血管系统、呼吸系统、中枢神经/精神系统、消化系统(肝功能等)、泌尿系统(肾功能)、凝血系统及是否使用抗凝药,同时需关注骨骼肌肉疾病状况(骨关节和脊柱)、手术麻醉史及服药史等。

1. 心血管系统　术前心血管系统评估和优化的重点内容包括心脏疾病类型、治疗方案、当前有无症状及心功能分级。

2. 呼吸系统　术前应评估导致术后肺部并发症的高危因素,预防术后肺部并发症的优化策略包括减重、戒烟、呼吸肌功能训练、基础肺部疾病诊治、动脉血气分析和肺功能测试等。

3. 中枢神经系统　术前应对老年患者进行精神心理评估,对高危患者实施术前优化,制定围手术期高危因素管控策略防范术后神经精神并发症。

4. 肾脏功能　术前应评估、优化与筛查导致术后急性肾损伤的高危因素,并制定防控术后发生急性肾损伤的围手术期管理策略。

5. 凝血功能/血栓风险　术前应进行血栓风险评估和凝血功能检测,衡量评估出血风险及血栓形成的风险,并优化围手术期患者抗凝药物使用策略。

6. 术前营养状况、虚弱评估及干预　注重术前营养评估,对营养不良者,通过制定全面的营养计划以改善术前营养状况。应加强术前虚弱评估,并给予有效的干预措施。

7. 术前疼痛评估与干预　术前应评估患者的疼痛状态,合理选择预防性镇痛药物,控制术前应激状态。

8. 多重用药及相关并发症评估及干预　术前应进行多重用药风险评估,制定围手术期合理化用药方案,以降低药物相关严重并发症的发生。

(二) 术前宣教及管理

对围手术期各阶段诊疗活动的宣教,术前尽早戒烟、戒酒。术前评估睡眠障碍病因,积极改善术前睡眠状况;术前加强功能和肌肉力量锻炼。

三、老年患者膝关节手术麻醉与术中管理

(一) 麻醉前用药

术前需要使用镇静或抗焦虑药物的患者,避免使用苯二氮䓬类药物以减少围手术期神经认知障碍的发生。术前抗风湿药物的使用,需要权衡感染的风险与停用药物所导致疾病活动风险之间的利弊。

(二) 麻醉方式

1. 在无禁忌证情况下,对于膝关节手术,

尤其是 TKA 手术,首选椎管内麻醉。

2. 如椎管内麻醉有禁忌,可考虑外周神经阻滞下行膝关节手术,但单支神经阻滞不能满足手术需要,需多支阻滞。

3. 腰丛阻滞复合骶旁坐骨神经阻滞能够满足各类膝关节手术麻醉的需要。对于膝关节镜手术,可采用股神经阻滞复合骶旁或经臀、臀下坐骨神经阻滞,或进行更多分支阻滞,即股神经阻滞+闭孔神经阻滞+腘窝坐骨神经阻滞+股外侧皮神经阻滞。

4. 实施多支神经阻滞应注意局部麻醉药用量,避免总量过大造成的局部麻醉药中毒。

5. 膝关节手术也可在全身麻醉下进行,气管插管或喉罩通气均可。如果选择全身麻醉,推荐使用短效镇静镇痛药物,也可联合区域神经阻滞,监测麻醉深度。

(三) 术中监测与管理

1. 术中循环管理　术前心脏疾病病史、蛛网膜下腔麻醉、大量失血以及止血带放气是导致膝关节手术术中低血压的主要原因。预防性应用 α_1 肾上腺素能受体激动剂可纠正血管扩张造成的低血压。对高危心脏疾病患者,可实施基于动脉压波形的功能性血流动力学监测。膝关节手术应遵循止血带应用指征,缓慢或分段放松止血带,以避免剧烈的循环波动。对于使用骨水泥的 TKA 患者,需加强监测,保障氧合,支持循环,预防并诊治肺栓塞。

2. 脑保护策略　全身麻醉进行麻醉深度监测;术中至少维持血压在术前基线血压80%以上,术中 rSO_2 有助于防止大脑低灌注的发生;可应用右美托咪定;避免使用抗胆碱药物与苯二氮䓬类药物。

3. 术中体温管理　监测体温,采用暖风毯等保温措施,维持核心温度不低于 36℃。

4. 术中凝血管理　使用微创化手术操作技术、自体血回输、合理应用止血带等方法降低围手术期出血量。使用氨甲环酸可减少TKA术中失血量,但对高危人群应综合评价出血与血栓事件的风险。

5. 抗炎与抗应激管理　微创手术、区域神经阻滞及使用右美托咪定、乌司他丁、非甾体抗炎药等药物可以减轻围手术期炎症反应。选择合适的麻醉方法、合理用药、微创手术等综合手段可能有利于调控围手术期应激反应。

四、术后管理

(一) 镇痛管理(表 10-1)

表 10-1　围手术期多模式镇痛选择方案

术前等候区	对乙酰氨基酚:1 000mg,p.o.
	塞来昔布:400mg,p.o.(患者年龄 18~64 岁, GFR > 50ml/min)
	可考虑加巴喷丁600mg或普瑞巴林100mg,p.o.
	可考虑羟考酮:5~10mg,p.o.

续表

术中	首选脊麻复合镇静
	可使用局部麻醉剂进行膝关节周围浸润
	可考虑周围神经阻滞(单次注射与持续输注)
	可考虑氯胺酮 0.5mg/kg, i.v. + 0.1mg/(kg·h), i.v.
	地塞米松:4mg, i.v.
	芬太尼:最多 250μg, i.v.;+/−氢吗啡酮:最多 1mg,必要时 i.v.
PACU	疼痛评分≥4 时,芬太尼 25μg,必要时 i.v. 或氢吗啡酮 0.2mg,必要时 i.v.
	对乙酰氨基酚:1 000mg, p.o. 或 i.v.(如果最后一次给药>6h)
	疼痛评分≥4 时,氯胺酮:10mg, i.v.,单次使用
	羟考酮:疼痛评分≤4 时,5mg, p.o.;疼痛评分≥5 时,10mg, p.o.
术后	对乙酰氨基酚:1 000mg/6h, p.o.(>75 岁时,为 650mg)
	酮咯酸:15mg /6h, i.v.,共 4 次(如果 GFR>50ml/min)或其他非甾体抗炎药
	曲马多:50~100mg, p.o. 或羟考酮:5~10mg, p.o. 或氢吗啡酮:2~4mg,曲马多 p.o.
	芬太尼:25μg,必要时 i.v.,用于暴发痛;最多 3 次
	持续外周神经阻滞

1. 外周神经阻滞是膝关节术后最常用的镇痛方法,包括股神经阻滞、收肌管阻滞、坐骨神经阻滞、闭孔神经阻滞和胫神经阻滞等。

2. 常用药物包括罗哌卡因、布比卡因和利多卡因。

3. 连续神经阻滞可延长镇痛时间。

4. 连续 FNB 可能更易导致股四头肌乏力，增加早期行走时摔倒的风险。

5. 与股神经阻滞相比，收肌管阻滞能够更好地保持股四头肌运动功能。

6. 分别阻断腰丛与坐骨神经分支的多支神经阻滞为膝关节前方和后方均提供镇痛，镇痛效果优于单支神经阻滞。

7. 膝关节囊后间隙阻滞为膝关节后方提供感觉阻滞。

8. 实施多神经阻滞时要注意局部麻醉药的总量控制，避免导致局部麻醉药中毒。

9. 膝关节周围局部浸润镇痛通常在术中由手术医师实施，因采用多种药物组合又称为鸡尾酒疗法。常见的药物配伍包括局部麻醉药（罗哌卡因）、肾上腺素、非甾体抗炎药（酮咯酸）、类固醇激素（中长效）或阿片类药物（盐酸吗啡）等，多为三种不同种类药物的组合。

10. 阿片类药物可通过静脉、肌内注射和口服途径给予，使用时应加强呼吸功能监测以防止严重呼吸并发症发生。

11. NSAIDs 和对乙酰氨基酚均具有口服和静脉制剂，可用于轻至中度术后疼痛管理。

（二）术后恶心呕吐（PONV）的防治

术前仔细评估 PONV 风险，联合使用不同作用机制的止吐药，预防 PONV。

（三）PND 的防治

围手术期可采取多重预防措施防止 PND 发生；术后实施预警监测，并给予积极的药物治疗。

（四）术后肠功能评估与管理

围手术期采取综合肠保护策略，并可结合有效的中医手段，促进术后肠功能的快速恢复。

（五）术后早期下地活动/关节功能康复训练

术前嘱患者行肌力训练，术后 6h 可在病床行功能训练；有效的疼痛管理下，术后 24h 时可下地行主动或被动功能训练。

11. 中国产科麻醉快捷指南

李师阳(负责人) 李爱媛 张宗泽 张 砡

陈新忠(共同执笔人) 林雪梅 赵 平

姚伟瑜(共同执笔人) 徐世琴 黄绍强

目 录

产科麻醉主要包括孕产妇的手术麻醉、镇痛和危重症救治等。产科麻醉风险大,极具挑战性。特别是近年来产科麻醉发展迅速,新理念、新技术、新方法不断涌现。为此,中华医学会麻醉学分会产科麻醉学组组织专家,根据现有文献证据的综合分析、专家意见、临床可行性数据,并结合我国国情,在 2017 年版专家共识的基础上撰写了《中国产科麻醉快捷指南(2020)》,供麻醉科医师、麻醉护士、产科医师、助产士及手术护士参考。

一、剖宫产麻醉

(一) 麻醉前评估和准备

1. 病史采集 既往病史(包括手术麻醉

史)、孕期保健、相关的产科病史及相关用药情况(重点关注产科合并症和并发症)。

2. 体格检查 重点评估气道、心血管系统。如拟行椎管内麻醉则检查腰背部脊柱情况。

3. 实验室检查 血常规、凝血功能、血型交叉检查及心电图检查等。

4. 胎心率检查 麻醉前、后由专业人员监测胎心率。

5. 预防反流误吸措施

（1）对于无合并症的择期手术产妇,麻醉前禁饮清液体至少 2h,禁食固体类食物 6~8h。

（2）对于急诊饱胃或拟行全身麻醉者,麻醉前 30min 可酌情口服 0.3M 枸橼酸钠 30ml、静脉注射 H_2 受体拮抗剂(如雷尼替丁 50mg)和/或胃复安(10mg)等。

6. 多学科会诊 对高危产妇,建议在麻醉前组织多学科讨论。

7. 麻醉物品和设备 准备并检查产妇和新生儿抢救相关的药品、设施设备。

（二）麻醉方法选择

麻醉方法的选择应个体化。主要根据产妇及胎儿的状态和麻醉的支撑条件选择麻醉方法。只要有椎管内麻醉的适应证,优先选择椎管内麻醉。

（三）主要麻醉技术及其操作规范

1. 硬膜外麻醉

禁忌证:

（1）孕产妇拒绝。

（2）患有精神病、严重神经官能症、精神高度紧张等不能配合操作者。

（3）严重脊柱畸形、外伤等可能影响穿刺者。

（4）休克、低血容量等血流动力学不稳定者。

（5）穿刺部位感染或菌血症可能导致硬膜外感染者。

（6）低凝血功能状态者。

（7）血小板数量$<50 \times 10^9/L$。

（8）其他。

麻醉实施：

（1）麻醉操作体位：侧卧屈曲位或坐位。

（2）穿刺点：$L_{1\sim2}$ 或 $L_{2\sim3}$ 椎间隙。

（3）操作方法：可采用正中路、旁正中路或侧路进行穿刺。判断是否进入硬膜外腔可用负压消退法（建议选用生理盐水）。穿刺成功后向头端置入导管 3~5cm。

（4）局部麻醉药选择

1）利多卡因：常用 1.5%~2% 的盐酸利多卡因或 1.7% 碳酸利多卡因。后者起效快，特别适合急诊剖宫产硬膜外麻醉或硬膜外分娩镇痛产妇中转剖宫产时应用。

2）布比卡因：目前较少用于剖宫产硬膜外麻醉。如无其他局部麻醉药可选择，可应用 0.5% 布比卡因，禁用 0.75% 浓度的布比卡因原液。

3）罗哌卡因：具有低心脏毒性和低神经毒

性的优点,常用 0.5%~0.75%。

4)左旋布比卡因:安全性高于布比卡因,常用 0.5%~0.75%。

5)氯普鲁卡因:起效迅速,作用时间短暂,常选择 3% 氯普鲁卡因用于紧急剖宫产硬膜外麻醉。

(5)建议麻醉阻滞最高平面:$T_{6~4}$。

(6)硬膜外麻醉局部麻醉药用量较大,应警惕局部麻醉药中毒等不良反应。预防措施包括:注药前回抽、给予试验剂量(1.5% 利多卡因 3~5ml)以排除导管置入血管内;配伍 1:200 000~1:400 000 的肾上腺素(合并心脏病、子痫前期的产妇慎用)等。

2. 蛛网膜下腔麻醉(腰麻)

禁忌证:中枢神经系统疾病,特别是脊髓或脊神经根病变的孕产妇。其余参考硬膜外麻醉禁忌证。

麻醉实施:

(1)麻醉操作体位:左侧屈曲位或坐位。

(2)穿刺点:优先选择 $L_{3~4}$ 椎间隙。

(3)操作方法:推荐笔尖式腰麻针行正中路穿刺。确认腰麻针进入蛛网膜下腔后注入局部麻醉药。

(4)麻醉药物选择:罗哌卡因常用剂量为:10~20mg,布比卡因常用剂量为:5~15mg。腰麻时可伍用鞘内阿片类镇痛药以减少局部麻醉药用量、降低低血压发生率和改善麻醉效果。鞘内常用阿片类药物为舒芬太尼 2.5~5μg、芬太尼 10~25μg。禁用利多卡因和氯普鲁卡因。可以通过混合葡萄糖将腰麻药液配制成重比重液，葡萄糖浓度不宜超过 8%。

（5）建议麻醉阻滞最高平面：T_{6-4}。

（6）如有必要，可谨慎选用连续腰麻。

3. 腰硬联合麻醉（CSEA）

禁忌证：参考硬膜外麻醉和腰麻。

麻醉实施：

（1）麻醉操作体位：左侧屈曲位或坐位。

（2）操作方法：单点法（针内针）—推荐优先选择 L_{3-4} 椎间隙行硬膜外穿刺，成功后用笔尖式腰麻针经硬膜外穿刺针管腔穿破硬膜，确认脑脊液流出后缓慢注入腰麻药液。拔出腰麻针，经硬膜外针置入硬膜外导管。双点法—选择 L_{1-2} 或 $T_{12}~L_1$ 椎间隙行硬膜外穿刺，成功后留置硬膜外导管。然后选择 L_{3-4} 或 L_{4-5} 椎间隙行腰麻穿刺，确认脑脊液流出后注入腰麻药液。

（3）麻醉药物选择：同单纯腰麻或单纯硬膜外麻醉时的药物配伍。如麻醉开始即同步硬膜外注入麻醉药物，腰麻药物剂量可适当减少。

4. 全身麻醉　全身麻醉具有起效迅速、通气保障、麻醉可控、舒适度高等优点，但也存在反流误吸、新生儿抑制、术中知晓、插管拔管困难等缺点。现有证据还不支持全身麻醉作为剖宫产手术的优先麻醉方式，因此应严格掌握适应证。

麻醉实施:

（1）麻醉诱导:优先选择快速顺序诱导,建议在手术的各项准备措施完成后开始。诱导前常规吸纯氧 3~5min,或深吸气 5~8 次(氧气流量 10L/min)。

麻醉诱导药物选择:

1）静脉麻醉药:①硫喷妥钠:是经典的产科全身麻醉诱导药物,推荐剂量为:4~5mg/kg。②丙泊酚:剖宫产全身麻醉诱导的常用药物,推荐剂量为 1.5~2.5mg/kg。③依托咪酯:适用于血流动力学不稳定或对血流动力学波动耐受性差的孕产妇。推荐剂量:0.2~0.3mg/kg。④其他:氯胺酮特别适合于血容量低、合并哮喘产妇的麻醉诱导。推荐剂量:0.5~1mg/kg。艾司氯胺酮为右旋氯胺酮,较氯胺酮镇痛效能更强,苏醒更快,精神方面的不良反应更少。

2）阿片类镇痛药:应用阿片类药物需做好新生儿复苏的准备。①芬太尼:起效快,作用时间长,易透过血胎屏障。推荐剂量为 2~5μg/kg 静脉注射。②舒芬太尼:效能大于芬太尼。推荐剂量为 0.2~0.5μg/kg 静脉注射。③瑞芬太尼:是速效、短效的阿片类镇痛药,对胎儿无明显副作用。推荐剂量:0.5~1μg/kg 静脉注射或以 3~4ng/ml 效应室目标浓度靶控输注(TCI)。④其他阿片类药物:布托啡诺、纳布啡对内脏痛作用有一定优势,可用于胎儿娩出后的麻醉维持或术后镇痛。

3）肌肉松弛剂:①氯化琥珀胆碱:起效快、作用时间短,是经典的产科全身麻醉诱导的肌松药。推荐剂量:1~1.5mg/kg 静脉注射。②罗库溴铵:是至今起效最快的非去极化肌松药,推荐剂量 0.6~1.2mg/kg 静脉注射。

（2）人工气道建立:建议优先选择气管插管。但越来越多的证据支持喉罩用于剖宫产全身麻醉,特别是禁食充分、低反流风险的产妇以及气管插管失败者。优先建议选用双管型喉罩。当选用喉罩作为人工气道时,因其置入刺激较小,诱导可不用阿片类镇痛药物。在人工气道建立之前,不反对正压人工面罩通气,但需要控制通气压力（<15cmH$_2$O）。

（3）麻醉维持:在胎儿娩出之前,应特别注意麻醉深度和药物对新生儿抑制之间的平衡,尽量缩短麻醉诱导开始至胎儿娩出的时间,最好在 10min 之内。

胎儿娩出后,重点考虑麻醉深度、麻醉药物对子宫收缩的影响。胎儿娩出后应降低吸入麻醉药浓度,适当增加镇静药、镇痛药的剂量。

（四）剖宫产麻醉低血压防治

1. 体位　胎儿娩出前保证子宫左倾位,避免仰卧位低血压综合征的发生。

2. 液体扩容　可以在麻醉前（预扩容）或麻醉开始即刻（同步扩容）输注 500~1 000ml 的晶体液或胶体液,以预防麻醉期间低血压。优先推荐同步扩容。

3. 血管活性药物　应用血管活性药物是防治椎管内麻醉低血压的主要策略。腰麻时优先推荐预防性输注血管活性药物以降低低血压发生率。但对于合并子痫前期、高血压、心脏病等产妇，不建议预防性应用。

（1）α_1 受体激动剂：去氧肾上腺素、甲氧明等可使收缩压及舒张压同时升高，又能减慢心率，降低心肌氧耗，可作为产科低血压防治的一线药物。

预防性应用：去氧肾上腺素 20~40μg 静脉注射或 0.5μg/（kg·min）静脉输注；甲氧明 1~2mg 静脉注射或 4μg/（kg·min）静脉输注。

治疗性应用：去氧肾上腺素 50~100μg 静脉注射；甲氧明 2~3mg 静脉注射。

（2）去甲肾上腺素：提升血压效果好，没有明显的反射性心动过缓的副作用，也可以作为低血压防治的一线药物。预防性应用：4~6μg 静脉注射或 0.08μg/（kg·min）静脉输注。治疗性应用：6~10μg 静脉注射。

（3）麻黄碱：可作为产科低血压防治的二线药物，推荐用法：5~15mg 静脉注射或滴注。

二、高危产科麻醉及并发症的处理

（一）前置胎盘、胎盘早剥、凶险型前置胎盘、胎盘植入

1. 麻醉前准备

（1）确定异常胎盘的类型。

（2）评估术前循环功能状态和贫血程度。重点关注凝血功能状态。

（3）根据病情,留置桡动脉、颈内静脉穿刺导管行血流动力学监测。如具备条件,术前留置腹主动脉、髂总动脉或髂内动脉球囊。

（4）准备血液回输相关设施设备。做好大出血预案。

2. 麻醉选择

（1）如果母体、胎儿情况尚好,估计出血量较少,可选择椎管内麻醉,备全身麻醉。

（2）如果母体、胎儿情况尚好,估计出血量较大,可先选择椎管内麻醉,胎儿娩出后视出血情况改气管插管全身麻醉。

（3）如果胎儿情况较差需要尽快手术或母体有活动性出血、低血容量休克,有明确的凝血功能异常或 DIC,选择全身麻醉。

3. 麻醉管理   全身麻醉诱导和维持基本与普通剖宫产麻醉相同。重点关注血容量、血流动力学状态。胎盘早剥易诱发 DIC,对怀疑有 DIC 倾向的产妇,在完善相关检查的同时,可谨慎地预防性给予小剂量肝素,并补充凝血因子和血小板。

（二）妊娠期高血压疾病的麻醉

重度子痫前期易并发心力衰竭、脑出血、胎盘早剥等严重并发症,其最有效的处理措施是行剖宫产终止妊娠。HELLP 综合征是妊娠期高血压疾病患者严重的并发症,主要是在妊娠期高血压疾病的基础上并发以肝酶升高、溶血以及血小板减少为主的一种临床综合征。一般发生在妊娠的中晚期以及产后的数日内。

1. 麻醉前评估和准备　重点评估气道情况、凝血功能情况、水电解质酸碱平衡状态、治疗药物应用等情况。

根据手术的紧急程度选用合适降压药物调控血压,使目标血压控制在收缩压:140~150mmHg,舒张压:90~100mmHg。重度子痫前期患者首选硫酸镁预防子痫。

2. 麻醉选择

(1)无凝血功能异常、无循环衰竭、意识清醒的产妇,建议首选椎管内麻醉。

(2)处于休克、昏迷、子痫、凝血功能异常者,建议选择全身麻醉。

3. 麻醉管理　不建议积极的容量扩充来改善血流动力学参数,除非有明确的容量不足的证据。

子痫前期术中血管活性药物剂量应适当减少,如术前应用过含利血平成分的降压药物,禁用麻黄碱或肾上腺素,建议应用α_1受体激动剂。

全身麻醉诱导可伍用硫酸镁、右美托咪定或利多卡因等药物,以减轻气管插管的应激反应,避免血流动力学波动过剧。但同时应适当降低全身麻醉诱导药物剂量,特别是麻醉前应用较大剂量硫酸镁的患者。亦可选用喉罩替代气管内插管以减轻气管插管的应激反应。

麻醉复苏过程力求平稳,重点关注血压水平及肌力恢复情况。如在复苏过程或复苏后发生子痫,首选硫酸镁静脉滴注。由于产后肺水肿、持续性高血压以及卒中等风险依然存在,应密切监测血压、尿量及液体摄入量。

(三) 羊水栓塞

羊水栓塞(amniotic fluid embolism,AFE)是妊娠期特有的一种并发症,临床表现凶险,死亡率高。

1. 临床表现　主要为"三低":低氧血症、低血压、低凝血功能。

2. 诊断　分娩期间或分娩后即刻出现经典的三联征:突发低氧、低血压、低凝血功能是诊断羊水栓塞的临床标准。需要指出的是肺动脉中检测到羊水的任何成分都不再作为 AFE 的诊断标准。

3. 治疗措施　应强调多学科合作,包括产科、麻醉科、重症医学、血液科和新生儿科。一旦怀疑 AFE,应立即启动抢救流程。

AFE 的治疗措施主要是支持性、对症性的。

(1) 如发生心搏呼吸骤停,按照心肺复苏标准流程进行基础生命复苏和高级生命支持。如条件具备,尽可能在 5min 之内娩出新生儿。

(2) 出现呼吸困难或低氧血症时,应保证患者气道通畅及充足供氧,必要时建立人工气道、正压通气。严重者,可采用体外膜肺、心肺转流术、血液透析等措施。

（3）当出现循环系统受累、低血压时,快速建立畅通的液体输注通路,必要时留置中心静脉导管,进行有创血流动力学监测,积极进行液体复苏,并根据临床指征合理选择血管活性药物(推荐的药物有去甲肾上腺素、肾上腺素、多巴胺等)。如右心功能不全,推荐选用米力农。液体复苏的目标为 SBP≥90mmHg,PaO$_2$≥60mmHg,尿量≥0.5ml/(kg·h)。

（4）纠正凝血功能障碍的措施主要为补充凝血物质如输注新鲜冷冻血浆(FFP)、冷沉淀、血小板等血制品和应用促凝血药物如氨甲环酸、抑肽酶等。持续性的、顽固性的凝血功能障碍,特别是难以制止的子宫大出血应考虑子宫切除术。

（5）建议应用肺动脉扩张药物如一氧化氮、前列环素、氨茶碱、罂粟碱等治疗羊水栓塞的肺动脉高压。

（6）其他措施:肾上腺皮质激素如氢化可的松、5-HT$_3$受体阻滞剂如恩丹西酮等也可应用。需要注意的是,不推荐羊水栓塞时常规应用肝素。对于顽固性羊水栓塞患者,可联合应用阿托品、恩丹西酮、酮咯酸(即所谓的 A-OK 治疗法)。

(四) 瘢痕子宫经阴道分娩的麻醉

剖宫产术后阴道分娩试产(trial of labor after previous cesarean delivery,TOLAC)在临床

中开展越来越多。建议 TOLAC 在硬膜外分娩镇痛下进行。

TOLAC 最严重的并发症就是子宫破裂,分娩过程中应严密监护,如出现突然的胎心率下降和/或突发并持续的剧烈腹痛(分娩镇痛状态下可能被掩盖)、血压下降等情况,应马上床旁超声检查。诊断明确的子宫破裂应紧急手术,麻醉优先选择全身麻醉。麻醉的诱导和维持参照剖宫产全身麻醉处理。

(五) 产科困难气道

妊娠期的生理性改变使得孕产妇困难气道的风险比非妊娠女性明显增高。困难气道是产科全身麻醉、产科急重症抢救死亡的主要原因之一。

每一位拟行产科手术的患者,都应进行仔细的气道评估。评估气道的参数主要有:Mallampati 分级、甲颏间距、BMI 指数、张口度、Cormack 分级等。建议应用多参数综合评估方法,也可以运用超声技术结合上述参数评估气道。

1. 困难气道产妇的术前准备

(1) 严格禁食,服用非颗粒型抗酸剂和 H_2 受体阻滞剂。

(2) 准备各种困难气道设施设备。

(3) 强调预充氧的重要性。

(4) 多学科抢救团队。

2. 全身麻醉采用快速顺序诱导

(1) 采用速效、短效诱导药物。

（2）优化插管体位,头高位 20°~30° 能改善直视喉镜声门暴露程度,降低胃内容物反流风险。

（3）适当的环状软骨按压。

（4）在诱导过程中持续吸氧,必要时低压面罩通气。

建议将可视喉镜作为首次插管工具,选用较小型号气管导管。如首次插管失败,第二次插管应有上级麻醉科医师在场,最多只能尝试三次气管插管,而且第三次气管插管必须由经验丰富的高年资麻醉科医师实施。

气管插管失败后如果未发生声门周围组织水肿,可以考虑选用喉罩、食管气管联合导管等声门上气道装置。如发生无法通气的情况,可根据产科紧急程度,考虑立即建立颈前入路气道如气管切开或者环甲膜穿刺,或考虑唤醒。

（六）产科围手术期血液保护

产科术中回收式自体输血(intraoperative cell salvage,IOCS)主要包括术野血回收、血液回收仪洗涤、回输前白细胞滤器过滤三个环节。

1. 适应证

（1）预计出血量大于 1 000ml。

（2）术中各种原因导致失血性休克或严重贫血,不立即输血将危及患者生命。

（3）预期需要输血但异体血源紧张。

（4）患者拒绝异体输血。

2. 禁忌证

（1）术野存在感染性病灶。

（2）合并恶性肿瘤。

（3）术野局部应用过某些化学物质或药物,如:碘伏、过氧化氢、乙醇、低渗液、明胶海绵等。

3. 注意事项

（1）可以采用两套吸引装置分别回收术野血和羊水,也可仅用一套吸引装置将术野血和羊水一起回收。

（2）建议回收术野血的负压为 20~40kPa。

（3）推荐采用肝素作为抗凝液。

（4）回输前建议使用白细胞滤器。

（5）Rh（-）剖宫产患者进行回收式自体输血,确认胎儿血型为 Rh（+）时,为预防下一胎的免疫性溶血,推荐给产妇注射不少于 1 500IU 的抗 D 球蛋白。

（6）大量回输红细胞后需要补充适量血浆和/或凝血物质。

三、介入手术在产科血液保护中的应用

介入手术在产科的应用最具争议的是射线对胎儿的影响。目前认为 200mGy 以下放射剂量对新生儿的影响无临床意义,而放置球囊时胎儿辐射剂量通常控制在 10mGy 以下。因此,目前认为剖宫产患者行介入手术是安全可行的。

1. 术前准备 术前超声和磁共振检查可以为前置胎盘或胎盘植入提供诊断依据,从而实现为该类患者预防性使用动脉球囊阻断,及时有效的控制术中出血。应开放大静脉做好补液输血的准备,建议进行有创血压监测,准备自体血回收装置,做好抢救和输血的准备。同时做好新生儿抢救的准备工作。

2. 动脉球囊阻断与动脉栓塞 剖宫产术中动脉球囊阻断的位置有低位腹主动脉、双侧髂总动脉、双侧髂内动脉以及双侧子宫动脉。动脉栓塞通常是子宫动脉栓塞。

3. 麻醉管理

（1）麻醉方法:若病情稳定,可选择局部麻醉。如果孕妇合并有严重的并发症,最好采用全身麻醉。如果介入手术时应用抗凝药物,应避免选择椎管内麻醉。

（2）血流动力学监测:动脉球囊阻断会影响患者血流动力学变化。如果发现充盈球囊造成患者血压迅速上升,应告知介入医师放慢充盈速度并做进一步处理。

4. 并发症与术后监护 并发症包括立即出现的并发症(血管损伤、血管破裂、血肿、假性动脉瘤、股动脉夹层等)和迟发并发症(盆腔及下肢动脉血栓形成、缺血性损伤、子宫与膀胱壁坏死、神经损伤等)。其中下肢动脉血栓最常见。剖宫产介入手术术后应加强监护,及早发现动脉血栓等并发症,密切注意患者双下肢及股动脉脉搏,双足颜色和温度,患者出现下肢疼痛尤其是暴发性疼痛应及时上报。

12. 中国椎管内分娩镇痛快捷指南

于泳浩　曲　元　刘志强(共同执笔人)

李师阳(共同负责人)　李胜华　张小兰　郑晓春

姚尚龙(共同负责人)　徐子锋(共同执笔人)

徐铭军　韩东吉

目　录

　　为了规范分娩镇痛的临床应用、保障围生期服务质量和医疗安全、提高产妇就医满意度并进一步推进舒适化医疗,中华医学会麻醉学分会产科麻醉学组在《椎管内分娩镇痛专家共识(2020)》的基础上,编写《中国椎管内分娩镇痛快捷指南》。

一、分娩镇痛前的评估

(一) 分娩镇痛前产妇的评估

　　1. 病史　现病史、既往史、麻醉史、药物过敏史、合并症、特殊药物应用史等。

2. 体格检查　基本生命体征、全身情况、是否存在椎管内镇痛禁忌证。

3. 相关实验室检查　血常规、选择性的凝血功能检查等。

4. 对于存在合并症或其他异常情况会增加麻醉和镇痛风险者,麻醉门诊评估麻醉和镇痛风险,进行相应的特殊实验室检查,必要时进行多学科诊治。

(二) 椎管内分娩镇痛的适应证与禁忌证

1. 适应证

(1) 产妇自愿应用。

(2) 经产科医师评估,可阴道分娩或经阴道试产者。

2. 禁忌证

(1) 产妇不同意,拒绝签署知情同意书。

(2) 产妇无法配合进行椎管内穿刺。

(3) 存在椎管内阻滞禁忌证,如凝血功能障碍、穿刺部位感染或损伤、未纠正的产妇低血容量或低血压、颅内压增高、严重脊柱畸形等。

(4) 对局部麻醉药或阿片类药物过敏。

(5) 神经系统疾病或神经病变并不是椎管内镇痛的绝对禁忌,但在操作前应行必要的神经病学检查以及充分告知产妇可能的风险。

二、分娩镇痛的实施

(一) 分娩镇痛前的宣教和知情同意

(二) 分娩镇痛前的准备

1. 场地准备 具有完善消毒条件的独立操作空间,按照院内感染控制制度进行监测与管理。

2. 设备及物品要求

(1) 多功能监护仪。

(2) 供氧设备:中心供氧/氧气瓶、鼻吸氧管、吸氧面罩。

(3) 吸引设备:负压吸引器、吸引管、吸痰管。

(4) 椎管内穿刺包、镇痛泵。

(5) 成人抢救车,包括抢救物品及药品。

(6) 气管插管设备,包括喉镜、气管导管、口咽通气道、喉罩、困难气道器具等。

(7) 医疗区域内具备麻醉机和除颤仪/自动体外除颤器。

3. 药品准备

(1) 静脉输液用液体。

(2) 局部麻醉药:利多卡因、罗哌卡因、布比卡因等。

(3) 阿片类药品:芬太尼、舒芬太尼等。

(4) 急救类药品及 20% 脂肪乳剂等。

(三) 分娩镇痛的实施时机

不以产妇宫口大小作为分娩镇痛的开始时

机。进入产程后,产妇提出接受分娩镇痛的要求,经评估无禁忌证,在产程的任何阶段均可开始实施椎管内分娩镇痛。

(四) 椎管内分娩镇痛实施流程

1. 产程开始后,产妇提出要求。

2. 产科医师/助产士/产科护士、麻醉科医师进行评估。

3. 拟定镇痛方式。

4. 签署知情同意书。

5. 准备相关物品,建立生命体征监测及胎心监测。

6. 开放静脉通路。

7. 实施椎管内镇痛操作。

8. 镇痛管理。

9. 分娩镇痛结束,观察 2h 返回病房。

10. 24h 内随访,注意观察镇痛后恢复情况,积极处理相关并发症。

(五) 分娩镇痛期间的监测

1. 生命体征和胎心监测　镇痛期间全程监测记录产妇生命体征(呼吸、心率、血压、体温、血氧饱和度)及胎心率。在首次注药(包括试验剂量)以及处理暴发痛如给予追加剂量后,应监测产妇生命体征直至半小时;分娩镇痛结束后继续观察产妇生命体征 2h 后,无异常情况返回病房。

2. 宫缩疼痛监测和运动阻滞监测　镇痛期间以视觉模拟评分法(VAS)评估宫缩疼痛,

VAS 评分应≤3 为镇痛有效；必要时评估产妇运动阻滞情况（改良 Bromage 评分）。

（六）分娩镇痛期间的饮食和液体管理

产妇进入产程后宜避免摄入固体食物，避免意外情况下的误吸。分娩期间可适当摄入清饮料，包括水、无气泡果汁、含糖饮料、茶、咖啡和运动饮料等。镇痛前开放产妇外周静脉，根据禁食禁水情况及是否合并其他疾病决定输注液体种类及速度；期间监测尿量，根据产妇生理及病情需要，维持液体输注直至分娩结束。

三、分娩镇痛技术的操作规范

（一）硬膜外分娩镇痛技术

1. 操作步骤

（1）准备相关药品、物品和设备。

（2）启动血压、脉搏氧饱和度和胎心监测。

（3）开放静脉补液。

（4）协助产妇摆放体位（侧卧位或坐位）。

（5）选择 $L_{3\sim4}$ 或 $L_{2\sim3}$ 间隙行硬膜外穿刺。

（6）留置硬膜外导管，给予试验剂量。

（7）试验剂量阴性后妥善固定导管，产妇左倾或右倾平躺，避免平仰卧位。

（8）给予硬膜外负荷量。

（9）监测和评估（见上述分娩镇痛期间的监测）。

（10）连接并启动镇痛药物输注装置。

2. 药物选择　推荐 1.5% 利多卡因 3ml 作

为试验剂量(可加入 1：20 万/40 万肾上腺素)，妊娠高血压疾病、子痫前期、心脏病等慎用肾上腺素，无异常后单次推注负荷量 6~15ml。国内常用的硬膜外镇痛负荷量和维持阶段的常用药物及浓度见表 12-1，建议实施时个体化给药。

表 12-1　硬膜外镇痛常用药物浓度

药物	硬膜外镇痛	
	负荷量浓度	维持量浓度
局部麻醉药		
布比卡因	0.04%~0.125%	0.05%~0.125%
罗哌卡因	0.062 5%~0.15%	0.062 5%~0.125%
左旋布比卡因	0.04%~0.125%	0.05%~0.125%
阿片类药物		
芬太尼	0.5~2μg/ml	1~2μg/ml
舒芬太尼	0.2~0.6μg/ml	0.3~0.6μg/ml

3. 镇痛维持阶段药物输注　镇痛维持阶段建议使用自控镇痛装置，患者自控硬膜外镇痛联合持续硬膜外输注或程控间歇硬膜外脉冲给药是较好的选择。

(二)腰-硬联合镇痛

是蛛网膜下隙镇痛和硬膜外镇痛的联合应用，起效快，镇痛效果完善，但需警惕胎心率减慢的风险以及鞘内使用阿片类药物引起的瘙痒。

操作方法：

(1)准备、监测和补液同硬膜外镇痛。

（2）选择 $L_{3\sim4}$（首选）或 $L_{2\sim3}$、$L_{4\sim5}$ 间隙行硬膜外穿刺。

（3）使用针内针技术，穿破硬脊膜。

（4）确认脑脊液回流后，注入药物。蛛网膜下隙常用药物及剂量见表 12-2。

（5）留置硬膜外导管，妥善固定，产妇左倾平卧。

（6）监测和评估（见上述分娩镇痛期间的监测）。

（7）在硬膜外给药之前注入试验剂量。

（8）试验剂量阴性，连接硬膜外药物输注装置，硬膜外隙用药参考硬膜外镇痛方案（表12-1）。

（9）管理同硬膜外镇痛。

表 12-2 蛛网膜下隙常用药物剂量

单次阿片类药物	单次局部麻醉药	联合用药
舒芬太尼 2.5~7μg	罗哌卡因 2.5~3.0mg	罗哌卡因 2.5mg +舒芬太尼 2.5μg（或芬太尼 12.5μg）
芬太尼 15~25μg	布比卡因 2.0~2.5mg	布比卡因 2.0mg +舒芬太尼 2.5μg（或芬太尼 12.5μg）

（三）单次蛛网膜下隙分娩镇痛技术（SSS）

适用于可预见的短时间内的分娩。经产妇由于产程进展迅速，此技术是可推荐的镇痛方式。蛛网膜下隙注射药物及剂量可参考表12-2，建议实施时个体化给药。

四、分娩镇痛的异常情况及其处理

(一) 阻滞不全/阻滞失败

处理时应综合评估疼痛性质和部位、产科因素后采取相应的措施。根据镇痛不全的表现采取相应的处理措施：

1. 镇痛平面足够(T_{10}~S_4)，但镇痛强度不够　增加局部麻醉药的浓度或联合应用阿片类药物。

2. 双侧阻滞，镇痛平面不够　应用大容量低浓度局部麻醉药行平面扩散，必要时调整导管位置。

3. 单侧阻滞或节段缺失　用大容量低浓度局部麻醉药行平面扩散、适当拔出导管1~2cm、调整产妇体位。

4. 完全无效(无感觉阻滞)　检查输注装置和导管位置，必要时重新穿刺。

(二) 硬脊膜意外穿破

1. 硬脊膜意外穿破后的镇痛管理　经评估后可以继续实施椎管内分娩镇痛时，需更换间隙(通常选择上一个间隙)重置置入硬膜外导管。经硬膜外隙给予的药物应先小剂量分次给予，根据产妇反应调整剂量。

2. 硬脊膜穿破后头痛的处理　参见《椎管内阻滞并发症防治专家共识(2017)》。

(三) 胎心率异常

协助产科医师排除产科原因。处理措施包

括产妇左侧卧位,给予吸氧、连续胎心监测,排除及处理母体低血压因素;暂停缩宫素;必要时应用抑制宫缩药物;持续观察胎心变异情况,随时做好胎儿宫内复苏准备;必要时进行紧急剖宫产。

(四) 严重运动阻滞

处理措施包括调整药物输注,降低给药速率或局部麻醉药浓度,必要时停药。

(五) 分娩镇痛中转剖宫产

1. 首选椎管内麻醉。

2. 一旦决定实施剖宫产,可立即给予试验剂量评估麻醉效果。

3. 硬膜外隙分次给予 1.5%~2% 利多卡因或 2%~3% 氯普鲁卡因,合用芬太尼/舒芬太尼可以缩短起效时间。

4. 给予利多卡因时,用碳酸氢钠碱化硬膜外隙药液可加快起效时间。

5. 宜实施全产程镇痛,保证硬膜外导管的功能性和有效性。

6. 一旦分娩镇痛中转剖宫产麻醉失败,应该根据剖宫产紧急程度选择重新穿刺或全身麻醉。

五、椎管内分娩镇痛的不良反应及其处理

(一) 低血压

评估低血压产生原因,除外产科因素,治疗

措施包括调整产妇体位、吸氧、输液、必要时给予苯肾上腺素、麻黄碱等缩血管药物。

(二) 发热

治疗应根据母婴监测及检查结果对症处理,如物理降温、适量补液、抗感染、药物降温等。在无胎心率及产妇其他异常情况下可继续镇痛并经阴道分娩。

(三) 瘙痒

大多数情况不需要治疗,有自限性。治疗药物有 μ 受体拮抗剂(如纳洛酮和纳曲酮)、部分 μ 受体拮抗剂和 5-HT$_3$ 受体拮抗剂等。

(四) 恶心呕吐

一旦发生严重的恶心呕吐应立即测量血压,如出现低血压应及时纠正,还可给予甲氧氯普胺及 5-HT$_3$ 受体拮抗剂等止吐药。

(五) 尿潴留

一过性的尿潴留/排尿障碍可以通过留置导尿管或间断导尿得以解决,分娩镇痛停药后功能即可恢复。产后鼓励产妇早期下床和排尿可以减少产后尿潴留的发生。

(六) 寒战

多与产妇紧张或者体温调节反应改变有关,无需特殊处理。避免过度保温增加产程中发热的可能。胎儿娩出后静脉给予哌替啶、曲马多、布托啡诺等药物均具有缓解作用。

(七) 局部麻醉药全身毒性反应

防治措施参见《椎管内阻滞并发症防治专

家共识(2017)》,但需注意:治疗期间应保持子宫左倾,产妇生命体征和胎心率监测应贯穿始终;使用治疗药物应警惕对新生儿抑制的风险,做好实施紧急剖宫产的准备;产妇心搏骤停立即启动孕产妇高级生命支持及新生儿复苏。

(八) 高平面阻滞或全脊麻

防治措施参见《椎管内阻滞并发症防治专家共识(2017)》,诊治注意点见上述局部麻醉药全身毒性反应。

(九) 神经损伤

对椎管内阻滞如机械性、缺血性损伤和局部麻醉药神经毒性,及妊娠和分娩如巨大儿、产程延长、胎位改变、产钳助产、分娩体位等原因引起的神经损伤加以鉴别诊断及处理。椎管内阻滞引起神经损伤的预防与诊治参见《椎管内阻滞并发症防治专家共识(2017)》。

(十) 背痛

短期背痛与穿刺点软组织损伤有关,通常可自行缓解,无需处理;慢性产后背痛大多和椎管内镇痛无直接相关。

13. 阻塞性睡眠呼吸暂停患者围手术期管理快捷指南

于布为 王月兰(共同负责人/共同执笔人) 王古岩
王焕亮 邓小明 孙永涛(共同执笔人) 李天佐
李文献 吴新民(共同负责人) 黄宇光 薛张纲

目 录

阻塞性睡眠呼吸暂停(obstructive sleeping apnea, OSA)系指患者睡眠时周期性地出现部分或完全的上呼吸道梗阻,以呼吸暂停和低通气为特征的疾病。初步统计,我国成人 OSA 总患病率为 3.93%,男性为女性的 2.62 倍,但临床诊断率较低。其围手术期并发症和死亡率显著增加,该类患者均应被列为麻醉的高危患者。为此,我们在 2014 版基础上,参考国内外最新相关指南及文献,重点对 OSA 患者的术前筛查与诊断、危险因素、气道管理、麻醉用药等予以修订,以提高对本疾病的认识,重视围手术期麻醉安全管理。

一、相关定义

1. 呼吸事件的分类和定义

(1)睡眠呼吸暂停(sleeping apnea,SA)

(2)阻塞型睡眠呼吸暂停

(3)中枢型睡眠呼吸暂停(central sleeping apnea,CSA)

(4)混合型睡眠呼吸暂停(mixed sleeping apnea,MSA)

(5)低通气(hypopnea)

2. 呼吸暂停低通气指数(apnea hypopnea index,AHI)

3. 阻塞型睡眠呼吸暂停低通气综合征(obstructive sleep apnea hypopnea syndrome,OSAHS)

二、危险因素(表 13-1)

表 13-1　OSA 相关危险因素

一般情况	男性
	年龄>50 岁
	家族史
	吸烟史
疾病相关因素	肥胖(BMI≥28kg/m^2)
	高血压、糖尿病、慢性鼻腔阻塞、哮喘等

续表

体格检查	大颈围(>40cm)
	小下颌、下颌后缩或其他颌面畸形
	上颌狭窄
	扁桃体、软腭、舌体增生(唐氏综合征等)
	气道肌肉无力(延髓麻痹)
神经中枢疾病	神经肌肉疾病(肌营养不良、脊髓灰质炎)
	继发的呼吸衰竭 ● 神经系统损害(脑出血、头部外伤) ● 镇静剂(苯二氮䓬类,酒精)

三、筛查与诊断

(一)筛查方法

多导睡眠监测(polysomnography,PSG)被公认为诊断 OSA 的金标准,但受费用与检查时间的限制。STOP-Bang 问卷是外科手术时最有效的筛查工具(表 13-2),评分为 5~8 分时能高概率识别出中到重度的 OSA。

表 13-2 STOP-Bang 问卷(中文版)

问题	否(0分)	是(1分)
S=打鼾:是否大声打鼾(比讲话声音大,或者关上门也可以听到)?		

续表

问题	否（0分）	是（1分）
T=疲劳:白天是否感觉累,困倦或者想睡觉?		
O=观察:是否有人观察到睡眠中呼吸暂停?		
P=血压:是否高血压?		
B=BMI:体重指数是否大于35kg/m^2?		
A=年龄:年龄是否超过50岁?		
N=颈围:颈围是否大于40cm?		
G=男性:是否男性?		

注:0~2分(低风险),3~4分(中度风险),5~8分(高风险)。

（二）诊断标准（表13-3,表13-4）

表 13-3 成人 OSA 病情程度判断依据

程度	AHI/次/h[a]	最低 SpO_2/%[b]
无	<5	>90
轻度	5~15	85~90
中度	>15~30	80~<85
重度	>30	<80

a:主要依据;b:辅助依据。

表 13-4 儿童 OSA 病情程度判断依据

程度	AHI 或 OAI /次/h	最低 SpO_2/%
无	<5 或 0	>91
轻度	5~10 或 1~5	85~91

续表

程度	AHI 或 OAI /次/h	最低 SpO$_2$/%
中度	11~20 或 6~10	75~84
重度	>20 或>10	<75

注:OAI 为阻塞性呼吸暂停指数,即睡眠中平均每小时呼吸暂停次数。

四、OSA 患者术前评估和准备

(一) 术前评估

1. OSA 严重程度及围手术期风险评估(表 13-5)

表 13-5　OSA 围手术期风险评分系统

A. OSA 严重程度(如无法进行睡眠研究则参考临床症状)(0~3)

　无

　轻度

　中度

　重度

B. 手术和麻醉因素(0~3)

　局部或周围神经阻滞麻醉下的浅表手术,无镇静药

　中度镇静或全身麻醉浅表手术,椎管内麻醉(不超过中度镇静)外周手术

　全身麻醉外周手术,中度镇静的气道手术

　全身麻醉下大手术或气道手术

C. 术后阿片类药物使用(0~3)

　不需要

续表

低剂量口服阿片类药物

大剂量口服、肠外或神经轴性阿片类药物

D. 围手术期风险评估

总分:A 分值+B 或 C 项目中较高分值者(0~6)

注:此系统未经临床验证,仅作为指导和临床判断,应用于评估个别患者的风险。①如患者术前已有 CPAP 或 NIPPV 治疗,且在术后将继续使用,则可减去 1 分。②如轻或中度 OSA 患者静息时 $PaCO_2>50mmHg$,则应增加 1 分。③评分为 4 分的 OSA 患者引发围手术期风险增加;评分为 5 分以上者则围手术期风险显著增加。

2. **困难气道评估**　①详细询问气道方面的病史;②颜面部畸形,如小下颌畸形、下颌后缩畸形、舌骨位置异常等;③上呼吸道解剖异常,如口咽腔狭小、扁桃体腺样体肥大、舌体肥大等;④结合 Mallampati 分级、直接或间接喉镜检查、影像学检查等结果综合判断。

3. **重要器官功能评估**　对心脑血管系统、呼吸系统和肾脏功能等受累的严重程度进行评估,同时进行相应的治疗,使受损器官达到较好的功能状态。

4. **日间与门诊手术评估**　在计划进行手术之前,应评估患者是否适合日间或门诊手术,其评估因素包括:①睡眠呼吸暂停状态;②上呼吸道解剖和生理异常程度;③并存疾病状态;④手术种类;⑤麻醉类型;⑥术后阿片类药物的需要程度;⑦患者年龄;⑧出院后观察的可靠程度;⑨门诊设施是否具备呼吸管理及紧急气道处理条件。

(二) 术前准备

1. 患者准备　术前准备旨在改善或优化 OSA 患者围手术期的身体状况,包括术前持续气道正压通气 (continuous positive airway pressure, CPAP) 或无创正压通气 (non invasive positive pressure ventilation, NIPPV),下颌前移矫正器或口腔矫治器及减肥等措施。

2. 麻醉物品与监测设备　术前必须充分准备常规及处理困难气道的设备、麻醉机、监护仪、血气分析仪、有创血压监测、转运呼吸机以及必要的血流动力学监测仪。

五、OSA 患者术中管理

(一) 监测

主要包括呼吸功能、循环功能、麻醉深度及术中可能发生的并发症等,尤其在麻醉诱导和苏醒期。

(二) 麻醉方法选择

如条件允许,区域阻滞可作为首选。区域阻滞包括局部麻醉、外周神经阻滞及椎管内麻醉。如需合并镇静,则镇静深度应控制在最小,且严密监测。对于创伤较大、操作复杂、出血多、伴有大量体液丢失等手术以及对患者呼吸、循环功能影响较大的手术、涉及呼吸道的手术,仍以选择气管内插管全身麻醉为宜,且全身麻醉复合神经阻滞可以改善预后。

（三）气道管理

所有 OSA 患者均应考虑存在困难气道,实施麻醉诱导时,推荐患者取头高斜坡位,关于困难气道的处理请参阅困难气道管理指南。

1. 清醒镇静经鼻气管插管　主要包括患者准备、镇静镇痛和表面麻醉等几个环节。镇静镇痛的理想目标是使患者处于闭目安静、不痛、降低恶心呕吐敏感性和遗忘,同时保留自主呼吸、能被随时唤醒又高度合作的状态。

2. 快速诱导经口/鼻气管插管　对行非 OSA 矫正手术、且无通气困难和插管困难的 OSA 患者,可行快速诱导经口或鼻腔气管插管。

3. 快速诱导可视喉罩下气管插管　充分预给氧、适度镇静和局部表面麻醉后,可先置入可视喉罩,确保通气良好的情况下,再给予肌松药、镇痛药后经喉罩行气管插管。

4. 经鼻湿化快速通气换气（transnasal humidified rapid insufflation ventilatory exchange, THRIVE）技术　THRIVE 是在预充氧的基础上用于延长安全窒息时间的给氧方法。可显著改善氧合、延长安全窒息时间。

（四）麻醉药物

全身麻醉时可选用起效迅速、作用时间短的强效吸入麻醉药(如七氟烷、地氟烷),静脉麻醉药(丙泊酚)和麻醉性镇痛药(瑞芬太尼),辅助中作用时间的非去极化肌松药维持麻醉。手术结束时,要确保患者良好清醒,各项反射恢复正常。

(五)循环功能及内环境稳定管理

术中应控制一定麻醉深度、严密监测血压及波动、心律失常、ST-T 改变等。定期检测动脉血气,了解有无 CO_2 蓄积、电解质及酸碱平衡等变化,以确保组织氧合与灌注。

六、OSA 患者术后管理

1. 术后疼痛管理　采取不同作用机制的镇痛药物,多途径、多模式的镇痛方法更为安全可靠,主要包括非阿片类镇痛药、局部麻醉药行区域性镇痛和使用长效局部麻醉药或通过持续性外周神经阻滞。需额外给予阿片类药物镇痛者,均应使用最低有效剂量,并密切监测呼吸氧合变化。应尽量避免同时使用镇静剂,并备好各类拮抗剂。

2. 气道正压通气(positive airway pressure, PAP)治疗　建议对确诊为 OSA 且术前依从 PAP 治疗的患者在术后常规采用 PAP 治疗。对于未诊断为 OSA 者或诊断为 OSA 但不依从或不耐受 PAP 治疗的患者,建议在发生低氧血症、气道梗阻、呼吸暂停或通气不足时使用 PAP。

3. PACU 管理　OSA 患者麻醉苏醒期管理重点为维持充足的氧合及气道通畅、合理判断拔管时机及防止相关并发症发生。多数患者在达到常规出 PACU 标准后还应再监测至少 60min。凡重症 OSA 患者,或轻中度 OSA 患者且具有明显困难气道表现、接受 UPPP 或联合正颌外科手术以及手术过程不顺利的患者,术后可能出血或发生气道梗阻的患者,均需保留气管内导管,直至患者完全清醒,在侧卧位、半卧位或其他非仰卧位下拔管,应尽量保持半直立体位。

4. 病房管理 患者应持续监测 SpO_2 和通气情况,尽可能脱离辅助供氧、避免仰卧位和镇痛药,并在睡眠期间维持 PAP 治疗。脱离高风险的标准:①对阿片类镇痛药和镇静药的需求低;②维持清晰的精神状态;③自由采取睡眠体位,睡眠时成功恢复 PAP 治疗或口腔矫正器治疗;④氧合充足,即在清醒和睡眠时,呼吸室内空气 $SpO_2 > 90\%$。

14. 围手术期肺保护性通气策略临床应用快捷指南

邓小明　王月兰(共同负责人/共同执笔人)

卞金俊　米卫东(共同负责人)　刘克玄　刘孟洁

杨建军(共同执笔人)　时鹏才　徐军美

黄宇光　缪长虹

目　录

术后肺部并发症(postoperative pulmonary complications,PPCs)是影响手术患者术后转归的主要因素之一,发生率在 10%~59%,与患者住院时间及术后 30d 死亡率显著相关。实施围手术期肺保护策略具有重要意义。参阅国内外相关文献,结合我国临床实际情况,汇总制订了本共识,以期有助于优化术中呼吸管理和改善手术患者的预后。

一、术后肺部并发症与肺保护

(一) 高危因素和易感人群

围手术期肺功能保护主要包括呼吸机相关肺损伤(ventilation-induced lung injury,VILI)和PPCs的防范。VILI 主要因机械伤、压力伤、容积伤及生物伤等诱发;PPCs 高危因素包括患者、手术、麻醉三方面,综合各类易感因素(表 14-1),提出 PPCs 的术前预警并进行肺损伤预测评分

表 14-1 肺损伤预测评分(LIPS 评分)

	变量	分值	举例
诱因	休克	2.0	(1)有酗酒史的患者因肺炎导致的脓毒症休克需行急症手术,$FiO_2>0.35$:脓毒症+休克+肺炎+酗酒+$FiO_2>0.35$;评分为:1+2+1.5+1+2=7.5 (2)有糖尿病史的患者因泌尿系感染导致的脓毒症合并休克:脓毒症+休克+糖尿病;评分为:1+2-1=2
	误吸	2.0	
	脓毒症	1.0	
	肺炎	1.5	

续表

变量		分值	举例
高危手术 *	脊柱	1.0	
	急腹症	2.0	
	心脏	2.5	
	主动脉血管	3.5	
高危创伤	脑外伤	2.0	
	烟尘吸入损伤	2.0	
	淹溺	2.0	
	肺挫伤	1.5	
	多发骨折	1.5	
危险因素	酗酒	1.0	
	肥胖（BMI>30）	1.0	
	低蛋白血症	1.0	
	化疗	1.0	
	$FiO_2>0.35$（>4L/min）	2.0	
	呼吸急促（RR>30 次/min）	1.5	
	$SpO_2<95\%$	1.0	
	酸中毒（pH<7.35）	1.5	
	糖尿病 #	–1.0	

* 急症手术加 1.5 分；# 只有糖尿病合并脓毒症；LIPS 总分 >4 分预测效果最佳。

（LIPS），总分>4 分提示患者属于 PPCs 高风险。

（二）肺保护性通气策略及实施

肺保护性通气策略（lung protective ventilation strategies，LPVS）是适用于 PPCs 高危人群的呼吸支持策略。其主要方法包括小潮气量、个体化呼气末正压（PEEP）、间断肺复张和低吸入氧浓度等，其他辅助措施还包括俯卧位通气、高频振荡通气及液体通气疗法等。

1. 小潮气量通气及允许性高碳酸血症　推荐使用 6~8ml/kg（理想体重）潮气量或尽量使吸气平台压不超过 30~35cmH$_2$O。长时间小潮气量通气可能导致 CO$_2$ 蓄积，目前认为允许性高碳酸血症要维持 PaCO$_2$ 上升速度应<10mmHg/h、PaCO$_2$<65mmHg，血 pH 值>7.20。

2. 最佳呼气末正压（PEEP）是指控制呼吸时呼气末气道压力保持正压水平。适应证：①较长时间机械通气，尤其是围手术期肺泡萎陷的高危患者；②急性呼吸窘迫综合征（ARDS）；③阻塞型睡眠呼吸暂停低通气综合征等。并发症：①肺泡萎陷、肺不张；②急性肺损伤；③回心血量减少。

最佳 PEEP 为能达到最佳气体交换和最小循环影响的 PEEP 值。确定最佳 PEEP 常用方法：①最佳氧合法；②P-V 曲线法；③最佳顺应性法；④临床经验判断法；⑤肺牵张指数法；⑥跨肺压法；⑦电阻抗成像法。

3. 肺复张　重新开放无通气或通气不足

的肺泡而采取的增加跨肺压的过程,可有效改善氧合和呼吸系统的顺应性。适应证:①气管插管后;②患者与呼吸回路脱开后;③氧合不佳(SpO_2持续低于94%)。禁忌证:①血流动力学不稳定;②颅内压增高;③肺大疱、哮喘、支气管胸膜瘘等;④严重肺水肿等。并发症:①气胸;②低氧血症;③心律失常;④血流动力学波动等。

目前推荐机械通气肺复张:①肺活量法;②压力控制法,通过递增PEEP达到充分肺复张;③容量控制法,递增潮气量达到充分肺复张(图14-1)。肺复张时需注意:①使用较低FiO_2;②尽可能使用最低有效吸气峰压和最短有效时间,最少呼吸次数;③通过氧合、肺顺应性、驱动压等指标的改善来评估肺复张效果。

4. 低吸入氧浓度 在维持充分氧合前提下,机械通气过程中及肺复张后应避免纯氧通气,可调整$FiO_2<0.4$,参见表14-2。

5. 呼吸频率与吸气/呼气比值(I∶E) 为保证氧合可在降低潮气量后逐渐增加呼吸频率至15~20次/min,最大可至35次/min,同时尽量维持$PaCO_2 \leqslant 65mmHg$和$pH \geqslant 7.20$。ARDS患者可适当延长I∶E(1∶1.5至1∶1)。

6. 通气方式的选择与优化 据病情可选择压力控制通气、容量控制通气或压力控制-容量保证通气模式在保证肺泡有效通气和换气的同时减少肺泡损伤。而高频振荡通气对单肺通

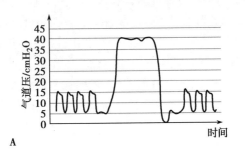

A

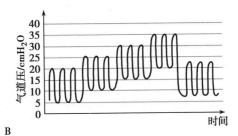

B

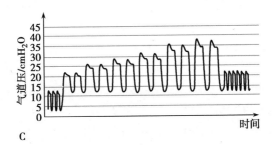

C

图 14-1　肺复张方法

A. 肺活量法；B. 压力控制法；C. 容量控制法。

表 14-2　不同患者 PEEP-FiO$_2$ 对应表

患者肺损伤程度	患者胸壁顺应性/Cw		FiO$_2$	PEEP/cmH$_2$O
目标 PaO$_2$>55~80mmHg	正常	顺应性差	0.3	5
		肥胖	0.4	5
		水肿	0.4	8
		腹腔压力高等	0.5	8
FiO$_2$	正常胸壁顺应性 PEEP/cmH$_2$O	胸壁顺应性差 PEEP/cmH$_2$O	0.5	10
			0.6	10
0.3	5	10	0.7	10
0.4	8	12	0.7	12
0.5	10	14	0.7	14
0.6*	12	16	0.8	14
0.7*	14	18	0.9	14
0.75*	16	20	0.9	16
0.8*	18	22	0.9	18
0.9*	20	22	1	18
1*	22	24	1	20~24

（注：右侧 FiO$_2$ 与 PEEP/cmH$_2$O 两列为 NIH ARDSnet）

注：调节 PEEP 和 FiO$_2$ 维持氧合目标 SpO$_2$ 88%~95% 和 PaO$_2$55~80mmHg；根据氧合目标渐进式调节，如：低水平 PEEP，若患者初始 FiO$_2$=0.5，PEEP=8cmH$_2$O，但氧合未能达标，根据表格所示可将 PEEP 调至 10cmH$_2$O；若氧合仍未达标，可将 FiO$_2$ 调至 0.6，依此类推，在设置较高水平 PEEP 时应注意对循环状态的影响。

气时的顽固性低氧血症、湿肺或肺移植手术等有一定效果。

(三) 术中呼吸监测

1. 呼吸动力学监测　术中应连续监测评估机械通气的基本组成参数,包括气道压、气道峰压、吸气平台压、肺顺应性、肺驱动压等。临床上应调整呼吸机参数潮气量及 PEEP,使肺驱动压 $\Delta P<13cmH_2O$ 以降低 PPCs 发生率。

2. 氧合监测　主要采用 SpO_2、血气分析及氧合指数(PaO_2/FiO_2)等。同时注意围手术期患者体温、贫血、代谢性疾病和内环境酸碱平衡等因素对氧合的影响。

3. 呼气末二氧化碳分压($PetCO_2$)监测　$PetCO_2$ 其数值和波形便于及时发现 CO_2 潴留,指导优化通气设置和气管导管位置等。

4. 呼吸环监测　包括压力-容积环(P-V 环)和流量-容积环(F-V 环)。

5. 影像学监测　可采用胸部 CT、肺部超声、电阻抗成像技术判断肺可复张性。

(四) 围手术期其他肺保护措施

1. 控制液体避免诱发肺水肿。

2. 围手术期选择性使用预防肺损伤的药物　如新型选择性抗胆碱药盐酸戊乙奎烷、糖皮质激素类等。

3. 术中注意膈肌保护。

4. 术前宣教及术后肺功能康复训练　如术前戒烟、呼吸训练及运动锻炼、营养支持、纠正贫血等;术后采用激励式肺量测定法,深呼吸及早下床活动等。

二、特殊手术的肺保护性通气策略

(一)腔镜手术及特殊体位的肺保护性通气策略

腔镜类手术影响机械通气的主要因素有 CO_2 气腹和术中患者的特殊体位。主要因气腹后膈肌上抬、胸膜腔内压增加、肺顺应性降低、气道压力升高、心排血量下降以及特殊体位所致患者心肺功能改变。

1. 头低脚高位腔镜手术　推荐术中宜采用小潮气量、适当加快呼吸频率、低 PEEP 并联合应用手法肺复张的肺保护性通气策略。此外,可采用 PCV-VG 模式,降低高气道压导致的潜在气道和肺泡损伤的同时保证肺泡有效通气和换气。

2. 头高位腔镜手术　推荐术中应用小潮气量联合手法肺复张的肺保护性通气策略。腹腔镜手术气腹期间持续给予 PEEP,可在一定程度上增加肺动态顺应性,使萎陷的肺泡重新扩张,氧合指数增加,肺泡-动脉氧分压差显著减低。

3. 侧卧位腔镜手术　泌尿外科行后腹腔镜手术时需采取侧卧折刀位,同时, CO_2 气腹建立期间腹膜后空间狭小,相对传统腹腔镜手术气腹压更高, CO_2 吸收更快,易导致高碳酸血症。

因此,建议此类患者术中宜采取小潮气量、加快呼吸频率并给予适当的 PEEP(3~5cmH$_2$O)。

4. 俯卧位手术　目前俯卧位手术主张在减小潮气量的同时加快呼吸频率,联合 PEEP 和肺复张。亦有研究认为,俯卧位手术适当范围内的高碳酸血症是允许的。

(二)单肺通气的肺保护性通气策略

长时间单肺通气导致的急性肺损伤是引发胸科手术患者术后死亡的主要原因,其死亡率为 2%~5%。单肺通气期间推荐以小潮气量、低气道压、根据不同病情设定适合的 PEEP、允许性高碳酸血症、肺复张等肺保护性通气策略。

(三)神经外科手术患者肺保护性通气策略

创伤性颅脑损伤患者围手术期管理的关键在于避免低氧血症、脑灌注和/或脑供氧不足。应据患者的具体情况选择适宜的 PEEP,维持 MAP 在正常水平并且需要严密监测脑灌注压和颅内压变化。

三、特殊患者的肺保护性通气策略

(一)肥胖患者

围手术期呼吸管理要点以全身麻醉诱导前预给氧、处理困难气道、预防肺不张、防治低氧血症及避免高气道压伤为主。快速诱导时,使用 5cmH$_2$O CPAP 可增加其动脉血氧饱和度,减少诱导期出现的小气道闭合;术中应以理想体重设置小潮气量、低 FiO$_2$(不超过 80%)、辅助肺复张和 PEEP 改善氧合和肺力学。选择 PCV 比 VCV 模式更具优势。

(二) 老年患者

老年患者是术后肺部并发症的高危人群,目前公认的以小潮气量(4~8ml/kg,理想体重),适当 PEEP 及定时肺复张为主的肺保护性通气策略已被证实可改善患者氧合,降低 PPCs 发生率。

(三) 小儿患者

总原则:高流量低浓度吸氧、小潮气量、快呼吸频率加适量 PEEP(3~8cmH$_2$O)并间断给予肺复张,维持 SpO$_2$ 不低于术前或 95% 左右。

四、结语

在临床实践中,施行肺保护性通气策略,关键问题不在于某单个因素(如小潮气量、PEEP、驱动压、呼吸频率等)在多大程度上诱发或减少了呼吸机相关性肺损伤,而在于如何综合考虑这些因素,既要防止肺泡萎陷又要警惕肺泡过度扩张,最终起到肺保护的目的,同时兼顾机体各器官功能维护和整体生命体征平稳。

15. 气道异物取出术麻醉快捷指南

王月兰(共同负责人) 王古岩 李天佐(共同负责人/共同执笔人) 李文献(共同执笔人) 乔 晖 张诗海 吴 震(共同执笔人) 麻伟青 蔡一榕

一、概述

气道异物通常指位于声门下、气管或支气管的异物,多见于3岁以内的婴幼儿,是常见的小儿急症,也是导致儿童意外死亡的主要原因。临床上,男孩气道异物较女孩多见,有机类异物多于无机类异物,其中有机类异物多为花生、瓜子等植物种子,而无机类异物则多为玩具配件、纽扣、笔套等。大多数气道异物位于一侧支气管内,少数位于声门下及总气道,极少数患儿异物可位于气道多个部位。

异物吸入气道可造成黏膜损伤、出血或机

械性梗阻;异物可嵌顿在肺的各级支气管,造成阻塞部位以下的肺叶或肺段发生肺不张、肺气肿等改变;较长时间的异物存留可导致炎症、感染、肉芽形成等间接损伤。

二、诊断和治疗

异物吸入史(目击误吸异物后剧烈呛咳)是气道异物最重要的诊断依据。其他临床表现有咳嗽、呼吸困难、喘息、喘鸣、发绀等。两肺听诊可闻及异物侧呼吸音低下,当异物位于声门下时两侧呼吸音对称,但常常可听到特征性的声门下拍击音。

胸透、胸片、颈侧位片、CT 扫描等影像学检查可以帮助诊断。CT 三维成像技术可以准确地识别异物,至第 6~7 级支气管的异物均可显示。纤维支气管镜检查是一种微创的诊断方法。对于异物史不明确、临床表现和影像学表现不典型的可疑病例,建议术前进行 CT 三维重建检查或纤维支气管镜检查以明确诊断,不推荐使用硬支气管镜检查作为常规诊断的手段;对于诊断明确的病例,首选用硬支气管镜来检查、定位并取出异物。

硬支气管镜(如 Karl-Storz 硬支气管镜)下取异物仍是目前气道异物取出术最常用的手术方法,其优点是视野好、操作空间大、便于术中通气和吸引,结合支气管内镜视频监视系统更便于取出异物。近年来也有文献报道,经纤维支气管镜钳取气道异物也取得了满意的成功率,但强调必须备有硬支气管镜以及有经验的人员作为前者失败后的应急之选,因此经纤维支气管镜取气道异物尚需积累更多经验。

三、麻醉前评估和准备

首先要快速评估患者有无窒息、呼吸窘迫、发绀、意识不清等需要紧急处置的危急状况,若患者一般情况比较平稳,则通过病史、症状、体征、影像学检查等综合判断有无异物以及异物的位置、大小、种类、存留时间等。还需要询问患儿是否曾经历过试取异物手术史,是否伴有上呼吸道感染、肺炎、哮喘等合并症,评估是否存在气道异物导致的肺气肿、肺不张、肺炎、气道高敏反应等,这些因素都将增加麻醉管理的难度和风险。此外,还需要对团队的经验以及所能利用的设备进行评估,仔细的术前评估有助于更好地制订麻醉方案。

麻醉科医师应根据术前评估的情况制订详尽的麻醉方案,包括选择诱导用药、维持用药、通气方式以及手术结束以后的气道维持方式等,还要有应对各种意外和并发症的预案。根据不同的麻醉方案准备药品、器械和各种物品(如手动喷射通气装置、连接麻醉机和支气管镜侧孔的连接管、喉镜、插管钳、喷射通气导管、喉罩、鼻咽通气道等)。气道异物的手术需要麻醉、外科和护理三方密切配合,因此在术前麻醉

科医师要和麻醉助手以及耳鼻喉科医师就麻醉
方案以及可能的调整方案作充分的沟通以达成
共识。

四、麻醉方法

(一) 成人气道异物

成人的气道相对于小儿较粗,一般不会
因异物导致气道完全梗阻,多可以采取控制通
气的方式。充分预给氧后,以阿片类、丙泊酚、
肌肉松弛剂诱导后插入较细的加强气管导管
(ID5.0mm)连接麻醉机行控制通气,或插入喷
射通气导管连接手动喷射通气装置行手动喷射
通气。术中静脉输注丙泊酚维持,必要时追加
肌肉松弛剂。当支气管镜通过气管导管的套囊
时,抽出套囊内空气,加大新鲜气体流量行辅助
通气。异物取出、退出支气管镜以后再将套囊
充气继续行控制通气直至患者苏醒拔管。采用
喷射通气的患者在支气管镜退出以后可以将喷
射通气导管更换为喉罩等待苏醒。

(二) 小儿气道异物

一般按照气道异物的位置和术前是否有明
显的呼吸窘迫来选择不同的麻醉方法,术前有
明显呼吸窘迫或高度怀疑异物嵌顿在声门周围
或声门下时,尽可能保留自主呼吸;术前无明显
呼吸窘迫、考虑异物在一侧支气管内时,可以使
用肌肉松弛药控制呼吸。

1. 小儿保留自主呼吸的麻醉方法有多种,

可以采用右美托咪定方案或丙泊酚复合瑞芬太尼方案。无论采用哪种方案,以1%~2%的利多卡因(3~4mg/kg)行完善的气管内表面麻醉都有助于保持麻醉平稳。需要注意的是实施表面麻醉必须在足够的麻醉深度下完成,否则表面麻醉操作本身很容易引起屏气、喉痉挛等不良事件。

（1）右美托咪定方案

七氟烷吸入诱导后开放静脉。10min内泵入4μg/kg右美托咪定,泵注过程中根据呼吸情况调整七氟烷吸入浓度和氧流量。10min后停七氟烷吸入,以右美托咪定2.5~5μg/(kg·h)、丙泊酚200μg/(kg·min)维持,以利多卡因在声门上和声门下行喷雾表面麻醉。呼吸稳定后开始手术,置入支气管镜后,将支气管镜侧孔连接麻醉机供氧。手术结束后停药,将患儿置于侧卧位,经面罩吸氧至苏醒。

（2）瑞芬太尼复合丙泊酚方案

七氟烷吸入诱导后开放静脉,停止吸入七氟烷。以丙泊酚200μg/(kg·min)持续输注,瑞芬太尼以0.05μg/(kg·min)的速率开始输注,逐渐增加输注速率[每次增加0.05μg/(kg·min)],直至呼吸频率下降至接近生理值。以利多卡因在声门上和声门下行喷雾表面麻醉。呼吸稳定后开始手术,置入支气管镜后,将支气管镜侧孔连接麻醉机供氧。手术结束后停药,将患儿置于侧卧位,经面罩吸氧至苏醒。

2. 小儿气道异物术中控制通气方式有两种 经支气管镜侧孔行控制通气以及经喷射通气导管行手动喷射通气。无论采用哪种控制通气方式,都强调要保证足够的麻醉深度和肌松状态以避免屏气、体动、喉痉挛、支气管痉挛等。一般以七氟烷吸入诱导后开放静脉,充分预给氧后以芬太尼、丙泊酚、肌肉松弛剂诱导,术中以丙泊酚持续输注,必要时追加肌松药。

(1)经支气管镜侧孔行控制通气(图 15-1):诱导完成后由耳鼻喉科医师置入支气管镜,将支气管镜的侧孔连接麻醉机,增加氧流量,手控辅助呼吸,以胸廓起伏来判断通气量是否足够。术中如果支气管镜进入患侧时间较长引起低氧

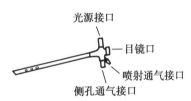

光源接口
目镜口
喷射通气接口
侧孔通气接口

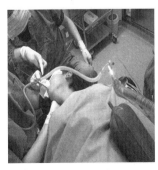

图 15-1 经支气管镜侧孔行控制通气

血症时,可以请耳鼻喉科医师将支气管镜退至总气道,待通气改善、氧饱和度上升后再行手术。手术结束退出支气管镜以后插入喉罩,继续观察至苏醒。

该方法的优点是耳鼻喉科医师的操作视野较好,缺点是置入支气管镜的过程中不得不中断通气,置镜时间过长容易造成低氧血症。此外,该通气方式经由支气管镜进行,当支气管镜进入患侧支气管时间较长时,因健侧肺通气不足也会造成低氧血症。

（2）经喷射通气导管行手动喷射通气(图15-2):诱导完成后在麻醉喉镜引导下经鼻插入喷射通气导管至声门下 2cm,将喷射通气导管连接手动喷射通气装置(如 Manujet Ⅲ)行手动喷射通气,1 岁以内小儿压力设置为 0.1~1bar,1 岁以上小儿压力设置为 1~2.5bar,通气频率为20~35 次/min,以胸廓起伏来判断通气量是否足够。手术结束退出支气管镜以后拔出喷射通气导管,插入喉罩,继续观察至苏醒。

该方法的优点是通气不依赖于支气管镜,为耳鼻喉科医师提供了从容的置镜时间,也避免了支气管镜进入患侧时健侧肺通气不足导致的低氧血症;缺点是需要在总气道置入喷射通气导管,在小婴儿可能影响支气管镜的置入和操作视野,此外还有气压伤的风险。

气道异物取出术麻醉的难点在于麻醉科医师和耳鼻喉科医师共用一个狭小的气道,麻

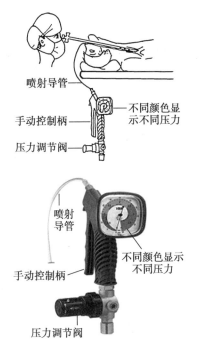

图 15-2　经喷射通气导管行手动喷射通气

醉要保证充分的通气和氧合,维持足够的麻醉深度,还需要争取平稳快速的苏醒过程。目前尚没有一种完美的麻醉方法可以适用于所有患者,麻醉科医师要通过麻醉前评估选择合适的麻醉药物和通气方式,并根据术中情况灵活应变,还要对术中可能发生的危急事件做好应对准备。

16. 肺移植手术麻醉管理快捷指南

王志萍(共同执笔人)　吕　欣　刘秀珍

米卫东(共同负责人)　孙　立(共同执笔人)

严　敏　杨建军　吴安石　张加强　赵　峰　赵　晶

胡春晓(共同执笔人)　黄文起(共同负责人)

目　录

　　肺移植手术是终末期肺疾病患者能够长期存活的有效治疗措施。患者术前常伴有低氧血症、高碳酸血症、肺动脉高压和右心功能不全，术中呼吸和循环管理困难。麻醉科医师在肺移植手术围手术期承担着越来越重要的角色。

一、受体术前评估

　　拟接受肺移植手术患者病程长、病情重，长期伴有缺氧和/或高碳酸血症，部分患者合并多器官功能不全。患者移植前需要进行严格的术前评估及充分的准备。需关注受体肺功能、心功能、影像学检查、实验室检查及并存疾病的情况。

二、供体评估、获取及保存

供体肺选择标准分为理想供体标准和可接受供体标准。供肺获取前维护主要包括抗感染治疗、气道管理、液体管理、保护性通气、激素应用等措施。供肺获取时,心肺分离前,心肺同时顺行灌注。肺动脉灌注压为 10~15mmHg,灌注总量为 50~60ml/kg。心肺分离后,对供肺逆行灌注,每个肺静脉分别灌注 250ml 左右后,置于 4~8℃冰桶内转运备用。

体外肺灌注技术(EVLP)是在常温下保存供肺的新技术,作为供肺评估和术前预处理的平台,是评估边缘供肺质量的有效手段。便携式 EVLP 装置改变了供肺的保存模式及保存时间,可对离体供肺进行修复,移植后效果较传统保存方法更好。

三、麻醉前准备

麻醉前药物准备:应充分考虑患者术前情况和术中应急情况的发生。包括麻醉药品、血管活性药物、其他辅助治疗药物。液体准备包括晶体、胶体、白蛋白、血浆,适量备用甘露醇或高渗盐水。

仪器设备及物品准备:除按常规全身麻醉准备外,应备有多种型号的双腔支气管导管、纤维支气管镜。使用可视双腔支气管导管,可全程连续观察气道状况。另需准备各类血管内置入导管如肺动脉导管、深静脉导管、PiCCO 穿刺组套等。其他仪器设备包括自体血液回收装置、输血输液加温设备和保温毯等。体外循环(CPB)或 ECMO 需备用。

受体术前准备:控制感染,关注患者的治疗情况,尤其是呼吸康复治疗及营养支持。麻醉诱导前应抽取血液样本进行动脉血气分析(ABG)、血乳酸、血常规、凝血功能和血液生化等检查。

四、麻醉诱导

(一)药物选择及应用

患者麻醉诱导后易出现低血压,与肺动脉高压及右心功能不全导致的低血压处理不一致,临床上注意区别。麻醉诱导建议在有创监测下采用小剂量、分次用药的原则,强调个体化,用药应选择对生理干扰小、对心肺功能无明显抑制的药物。预先补液可降低受体诱导时发生低血压的风险,必要时可应用去氧肾上腺素或间羟胺等血管收缩剂纠正低血压。

(二)肺隔离技术

实施单肺通气时,一般选择左侧双腔气管导管或可视双腔气管导管。对于支气管扩张或感染性肺纤维化合并大量痰液患者,可先插单腔气管导管吸痰,清理呼吸道分泌物,再更换双腔气管导管便于单肺通气。原则上不主张使用支气管阻塞器(封堵管)。手术结束后更换为单腔气管导管,特殊情况下如需术后双肺不同模式通气管理,应保留双腔气管导管。

(三) 监测技术

肺移植手术需行肺动脉导管(PAC)监测、TEE 监测。置入肺动脉漂浮导管,有助于指导是否进行 CPB 或 ECMO 支持。漂浮导管技术有利于监测与发现肺血管阻力(PVR)增高和右心室后负荷不良等变化。

TEE 技术在肺移植手术中对心脏功能、结构及容量等诊断及治疗具有指导意义。该技术还可以优化关键吻合点的术中评估;利于采用 ECMO 时准确定位静脉导管在右心房的位置;帮助再灌注期间快速识别并处理空气栓塞。

肺移植手术患者术中易发生低体温,应进行体温监测,术中体温应维持在 36℃以上。脑氧饱和度监测($SctO_2$)反映脑组织供氧及供氧-氧耗间的平衡状态。$SctO_2<50\%$ 或下降超过基线水平的 15% 以上,提示脑组织缺氧。

五、麻醉维持及术中管理

(一) 麻醉维持

麻醉维持可采用静脉麻醉或静吸复合麻醉。终末期肺疾病和病肺切除术可能影响吸入麻醉剂的吸收,因此,静脉麻醉似更可靠。无论使用何种麻醉药物,需监测并保持充分的麻醉深度。

(二) 术中管理

1. 机械通气管理 肺移植受体术前已存在明显的呼吸功能衰竭,术中可能难以耐受单肺通气,导致低氧、高碳酸血症和酸中毒,增加肺血管阻力,进而右心室衰竭,血流动力学不稳定。对单肺通气的建议如下:①潮气量 4~6ml/kg 理想体重;②根据不同发病机制,调整 PEEP 3~10cmH$_2$O;③逐渐增加吸入氧浓度,维持氧饱和度在 92% 至 96%;④维持最小的气道压峰值和平台压力;⑤根据氧饱和度、呼气末二氧化碳、ABG 及血流动力学参数的变化个性化调整通气参数。对于 COPD 患者应注意防止张力性气胸的发生。

移植肺开放后,在满足患者氧合前提下,为有效防止移植肺的缺血再灌注损伤,建议采用低浓度氧、高 PEEP 和低潮气量(可以降低跨肺压)的肺通气保护策略。

2. 循环管理 术中体位改变、单肺通气及肺动脉阻断等导致通气血流比值改变、手术操作、肺缺血再灌注、输液与通气模式不当等均可引起血流动力学剧烈波动。肺移植术中采用限制性液体管理策略,晶体溶液作为维持液,可使用 5% 白蛋白进行容量复苏,避免大量输液。人工胶体液及红细胞是移植物失去功能的危险因素,应尽量避免使用,新鲜冷冻血浆或血小板则是安全的。建议:病肺切除前可输入晶体液,谨慎使用胶体液补充容量;肺动脉阻断及移植肺操作期间,容量补充优先选择晶体、白蛋白、新鲜冷冻血浆等。

低血压在肺移植术中常见,治疗原则是减轻肺血管收缩,优化容量状态,保证右心室前负荷,同时避免因液体负荷过重而导致心室扩张。去甲肾上腺素是治疗低血压最常用的药物,也可使用血管加压素。肺动脉高压患者,可吸入 NO 扩张肺血管,也可雾化吸入前列腺素 E_1 降低肺循环血管阻力;对于肺动脉高压引起的右室功能障碍,可首选多巴酚丁胺或米力农。肾上腺素也被用来增强心肌的收缩能力。硝酸甘油虽可减轻右心室后负荷,但可引起全身低血压,应谨慎使用。

3. 病肺肺动脉阻断前的麻醉管理 病肺肺动脉阻断前麻醉管理要点主要是防止低氧血症、高碳酸血症,维持血流动力学稳定。根据中心静脉压、每搏量变异度等指标,在容量监测指导下补充适量的晶、胶体,密切监测肺动脉压力等血流动力学指标。

建议在肺动脉开放前给予甲泼尼龙、巴利西单抗。免疫抑制剂和抗生素可参照专科建议使用。术中预防性使用抗生素包括头孢类、万古霉素、氟康唑。对于巨细胞病毒感染者术中应用更昔洛韦。

4. 病肺肺动脉阻断后的麻醉管理 肺动脉阻断增大右心室压力,肺动脉压力急剧上升,跨肺血流和每搏量骤减。肺动脉阻断前需试夹闭 5~10min,以判断患者的右心功能及血流动力学变化情况。如药物治疗无效并发生血流动力学恶化,需体外机械辅助支持。麻醉处理原则是优化容量管理,降低肺血管收缩,合理使用血管活性药物以维持右心功能。管理重点在于既要保证右心室的收缩功能,同时避免因体液超负荷导致右心室的扩张。在容量管理上,应注意液体量的限制,必要时可选择升压药和正性肌力药物。

5. 移植肺肺动脉开放后的麻醉管理 移植肺肺动脉开放后,肺动脉压力骤降,易导致移植肺缺血/再灌注损伤、左心衰竭,可静脉注射甲泼尼龙。对血容量暂时相对不足出现的血压下降,建议在移植肺开放时应用或增加血管活性药物。移植肺开放后,液体补充优选白蛋白,必要时可给予新鲜冷冻血浆,尽量减少同种异体输血。

6. 围手术期心肺功能支持 ECMO 在肺移植手术中除了具有呼吸支持功能外,还可以对受体进行循环支持,能够快速改善失代偿期心功能不全,维持循环系统稳定。单纯高碳酸血症或低氧血症可选择 V-V 模式;如果患者存在中重度肺动脉高压或心功能不全,则采用 V-A 模式。

7. 移植肺失去功能的预防和管理 重度移植肺失去功能是肺移植手术早期患者死亡的危险因素。低潮气量肺保护性通气策略有益于预防移植肺缺血再灌注损伤。肺再灌注时,建议在保持 PaO_2 70mmHg 以上的基础上,将 FiO_2 降到最低(<30%)。术中大量输液也与严重的移植肺失去功能相关,建议谨慎纠正液体缺失,优化血红蛋白浓度和凝血状态。

六、术后管理

(一) 气管拔管时机

早期拔管指征:①血流动力学平稳;②无明显缺氧,自主呼吸潮气量 5~8ml/kg,呼吸频率 <20 次/min,无创通气支持可维持 SpO_2>92%;③体温正常;④吞咽反射存在。早期拔管后应予无创正压通气过渡,以提高自主呼吸的氧合指数。对于单、双侧肺移植术毕拔管,没有相关的限制。

(二) 术后生命支持

肺移植手术后推荐使用保护性肺通气策略:潮气量 6~8ml/kg,气道峰压不超过 $35cmH_2O$, PEEP 5~10cmH_2O(不超过 12.5cmH_2O),尽可能降低 FiO_2。COPD 或肺气肿患者接受单肺移植后,PEEP 应<5cmH_2O。

对于术后早期移植肺失去功能和心功能不全,ECMO 可为患者提供氧合和循环的有效支持,降低心脏和移植肺负担,为原发病继续治疗、全身状况改善以及移植肺再灌注损伤的修复争取足够时间,改善患者的预后。

(三) 肺移植手术后的疼痛管理

肺移植手术后建议采用多模式镇痛,包括:PCIA、肋间神经阻滞或椎旁神经阻滞等。神经阻滞可以达到较好镇痛效果。为获得更好的舒适性,术后仍需要辅助 NSAIDs 或小剂量阿片类药物来完善镇痛效果。是否使用硬膜外镇痛(PCEA),目前意见不一。如使用 PCEA,不建议术前放置硬膜外导管。

17. 气管导管拔除快捷指南

马武华　仓　静　邓小明　左明章(共同负责人)
田鸣(共同负责人)　张加强(执笔人)　易　杰
姜　虹　倪新莉　薛富善　魏新川

目　录

气管拔管主要包括四个阶段:①初步计划;②拔管准备;③实施拔管;④拔管后处理(图 17-1)。

一、初步计划

初步气管拔管计划应该在麻醉诱导前制定,并于拔管前时刻保持关注。该计划包括对气道及其危险因素的评估。大体上气管拔管可以粗略分为"低风险"和"高风险"两大类。

1. 气管拔管危险因素的评估

(1)气道危险因素

A. 困难气道:包括诱导期间已预料的和未预料的困难气道,如病态肥胖、阻塞性睡眠呼吸暂停综合征等。

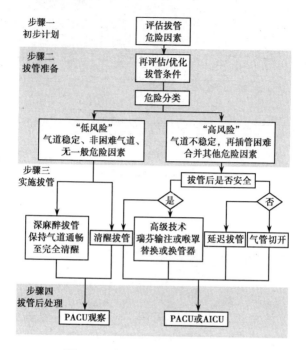

步骤一
初步计划

评估拔管
危险因素

步骤二
拔管准备

再评估/优化
拔管条件

危险分类

"低风险"
气道稳定、非困难气道、
无一般危险因素

"高风险"
气道不稳定、再插管困难
合并其他危险因素

步骤三
实施拔管

拔管后是否安全

是   否

深麻醉拔管
保持气道通畅
至完全清醒

清醒拔管

高级技术
瑞芬输注或喉罩
替换或换管器

延迟拔管 气管切开

步骤四
拔管后处理

PACU观察

PACU或AICU

图 17-1　气管导管拔除的四个阶段

　　B. 围手术期气道恶化：例如，解剖结构的改变、出血、血肿、手术或创伤导致的水肿以及其他非手术因素导致的气道恶化。口腔颌面外科手术、头颈部手术，及其他原因导致肺水肿或呼吸道痉挛等。

　　C. 气道操作受限制：术后因为各种固定装置导致气道操作困难或无法进行，如与外科共用气道、下颌骨金属丝固定、植入物固定、头部或颈部活动受限等。

（2）肌松残余:术中使用肌肉松弛药物的患者,术后肌松残余发生率为 2%~64%。

（3）手术的特殊要求:部分手术要求患者平稳苏醒,避免呛咳和躁动。

（4）人为因素:工具准备不充分、缺乏经验以及与患者沟通障碍等。

（5）手术并发症:腔镜手术造成高碳酸血症或全身广泛性皮下气肿或肺二氧化碳栓塞。

（6）一般危险因素:患者的整体情况也需要引起关注,它们可能导致延迟拔管。包括:呼吸功能受损、循环系统不稳定、神经功能受损、低温或高温、凝血功能障碍、酸碱失衡及电解质紊乱等。

2. 拔管的分类　根据拔管危险因素的评估结果,可将拔管分为"低风险"和"高风险"拔管。

（1）"低风险"拔管:指常规拔管操作,患者的气道在诱导期间无特殊,手术过程中无气道相关风险增加,再次气管插管较容易,患者常规禁食且不存在一般危险因素。

（2）"高风险"拔管:指患者存在术前为困难气道、术中气道管理风险增加、术后再插管受限、饱胃、合并一项或多项拔管危险因素,拔管后可能出现需要再次插管且再次插管困难的情况。

二、拔管准备

拔管准备是检查并优化拔管条件、选择气

道和全身情况的最佳时机,以降低拔管风险,减少并发症。

1. 评价并优化气道情况 手术结束拔管前需要重新评估并优化气道情况,并制定拔管失败情况下的补救措施以及重新插管计划。

(1)上呼吸道:拔管后存在呼吸道梗阻的风险,故应做好相应准备。"高风险"拔管患者可以使用普通喉镜、可视喉镜、可视插管软镜检查气道有无水肿、出血、血凝块、外伤或气道扭曲等。

(2)喉:套囊放气试验可以用来评估气道有无水肿。以套囊放气后可听到明显的漏气声为标准,如果合适的导管型号下听不到漏气的声音,常常需要延迟拔管。

(3)下呼吸道:下呼吸道外伤、水肿、感染、气管软化以及大量分泌物等可限制拔管实施。胸片、超声和可视插管软镜有助于评估喉部、气管和支气管的解剖及胸部病理改变。

(4)胃胀气:胃胀气可能压迫膈肌而影响呼吸,在实施面罩正压通气或声门上通气工具正压通气时,建议进行经鼻或经口胃管减压。

2. 评估并优化患者的一般情况 应在患者的气道保护性反射完全恢复后拔管,并拮抗肌肉松弛药。维持血流动力学稳定及适当的有效循环血量,调节患者的体温、电解质、酸碱平衡及凝血功能至正常范围,提供良好的术后镇痛,防止气道不良反射的发生。

3. 评估并优化拔管的物品准备 拔管操作与气管插管具有同样的风险,所以在拔管时应配置与插管时相同级别的设备及人员。与手术团队的充分沟通也是拔管安全的重要保障。

三、实施拔管

拔管后的目标是保证患者维持有效的通气,避免气道刺激。拔管前麻醉科医师要制订一套方案来应对拔管失败的突发性状况,确保在最短的时间内对患者进行有效通气或再插管,保证拔管时的安全。制订方案要依据手术、患者情况以及麻醉科医师的技术和经验综合考虑。理想的拔管方案是待患者自主呼吸完全恢复,在可控、分步且可逆的前提下拔除气管导管。

1. 拔管需要注意的事项 所有的拔管操作都应该尽量避免干扰肺通气,保证供氧。

(1)氧储备:拔管前需建立充分的氧储备,吸入纯氧以维持拔管后呼吸暂停时机体的氧摄取,同时可以为进一步气道处理争取时间。

(2)体位:尚无证据表明某一种体位适合所有拔管的患者,目前主要倾向于头高脚低位(半卧位)和半侧卧位。头高脚低位尤其适用于肥胖或患有睡眠性呼吸暂停的患者,左侧卧头低位常用于未禁食和禁饮的患者。

(3)吸引:拔管前必须保证充分吸引分泌物和血液,直视下吸引损伤更轻。

(4)肺复张措施:在吸气高峰同时放松气

管导管套囊并随着发生的正压呼气拔出气管导管可产生一个正压的呼气,有利于分泌物的排出,并减少喉痉挛和屏气的发生率。

(5)牙垫:牙垫可防止麻醉中患者咬闭气管导管导致气道梗阻。

(6)拔管时机:根据拔管时机可将拔管分为清醒和深麻醉下拔管。

2."低风险"拔管 尽管所有的拔管都有风险,但是对于那些二次插管非困难的患者,可以选择常规拔管。"低风险"患者可选择清醒(表17-1)或深麻醉下(表17-2)拔管。减轻拔管期应激反应的方法有:静脉注射右美托咪定、静脉或气管内应用利多卡因、头抬高以及与地面呈60°拔管等。

表 17-1 "低风险"拔管的清醒拔管步骤

1. 纯氧吸入
2. 吸引口咽部分泌物,最好在直视下
3. 置入牙垫
4. 合适的体位
5. 拮抗残余的肌松作用
6. 保证自主呼吸规律并达到足够的分钟通气量
7. 意识清醒,能睁眼并遵循指令
8. 避免头颈部的移动
9. 肺活量正压通气膨肺,松套囊拔管
10. 面罩纯氧吸入,确认呼吸通畅且充分
11. 持续面罩给氧至完全恢复

表 17-2 "低风险"拔管的深麻醉拔管步骤

1. 无手术刺激
2. 良好镇痛,无呼吸抑制
3. 纯氧吸入
4. 保证足够麻醉深度
5. 合适的体位
6. 吸引口咽部分泌物,最好在直视下
7. 松套囊,如咳嗽加深麻醉
8. 正压通气下拔出导管
9. 再次确认呼吸通畅且充分
10. 手法或口咽/鼻咽通气道保持气道通畅至患者清醒
11. 持续面罩给氧至完全恢复
12. 继续监测至患者清醒且自主呼吸完全恢复

　　3."高风险"拔管　"高风险"拔管主要用于已证实存在气道或全身危险因素,以致无法保证拔管后维持充分自主通气的患者。"高风险"拔管的关键在于拔管后患者是否能保证安全,如果考虑能安全拔管,清醒拔管或其他高级技术可以克服绝大多数困难;如果考虑无法安全拔管,则应延迟拔管或实施气管切开。

　　(1)相对安全拔管

　　A. 清醒拔管:"高风险"患者的清醒拔管在技术上同"低风险"患者没有差别,而且适用于绝大多数的"高风险"患者,例如有误吸风险、肥胖以及绝大多数困难气道患者。但是在某些情况下,以下一种或多种技术可能对患者更有利。对拔管后的"高风险"患者进行经鼻高流量氧疗和无创机械通气会减少再插管的发生率。

B. 瑞芬太尼输注技术:对于颅脑手术、颌面手术、整形手术以及严重心脑血管疾病的患者,为避免拔管引发的呛咳、躁动及血流动力学波动,可采用输注瑞芬太尼输注技术,使患者在耐管的情况下,意识完全清醒且能遵循指令(表 17-3)。

表 17-3 瑞芬太尼输注技术的拔管步骤

1. 保证有效术后镇痛,可静脉注射吗啡
2. 手术结束前,将瑞芬太尼调至合适的输注速度
3. 手术后适当阶段给予肌松拮抗药
4. 停止使用其他麻醉药物(吸入麻醉药或丙泊酚)
5. 若使用吸入麻醉药,高流量洗肺
6. 持续正压通气
7. 尽量直视下吸引
8. 合适的体位
9. 不催促、不刺激,等待患者按指令睁眼
10. 停止正压通气
11. 自主呼吸良好者拔管并停止输注
12. 自主呼吸欠佳者鼓励深吸气并减少输注量
13. 呼吸改善后拔管并停止输注
14. 拔管后严密监护至完全苏醒
15. 注意瑞芬太尼无长效镇痛作用
16. 注意瑞芬太尼可被纳洛酮拮抗

C. 喉罩替换技术：该技术既可用于清醒拔管也可用于深麻醉拔管，主要适用于气管导管引起的心血管系统刺激可能影响手术修复效果的患者，同时对于吸烟、哮喘等其他气道高敏患者可能更有好处，对饱胃风险的患者不适用（表17-4）。插管型喉罩亦可应用于气管拔管，纤维支气管镜定位和引导再插管更容易。足够的麻醉深度是避免喉痉挛的关键。

表 17-4 喉罩替换技术的拔管步骤

1. 纯氧吸入
2. 避免气道刺激，深麻醉或肌肉松弛剂
3. 喉镜下直视吸引
4. 气管导管后部置入未充气喉罩
5. 可视插管软镜检查确保喉罩位置正确
6. 喉罩套囊充气
7. 松气管导管套囊，正压通气下拔出导管
8. 使用喉罩通气
9. 置入牙垫
10. 合适的体位
11. 持续监护至完全清醒

D. 气道交换导管（airway exchange catheter，AEC）辅助技术：对再次插管有风险的情况，可在拔管前把气道交换导管、插管软探条或硬质鼻胃管等工具置入气管内（表17-5），使气道可以在需要时快速重建（表17-6）。AEC是一种内径很细的中空半硬质导管，既可以作为重新插

表 17-5 AEC 辅助技术的拔管步骤

1. 判断 AEC 插入深度,成人不超过 25cm

2. 按预定深度插入 AEC,避免超过隆突

3. 充分吸痰

4. 拔出气管导管,避免 AEC 过深或脱出

5. 固定 AEC

6. 记录 AEC 插入深度

7. 使用麻醉回路确定 AEC 周围有气体泄漏

8. 标记固定 AEC

9. 患者送至 AICU 或 ICU 护理

10. 面罩吸氧或持续面罩正压通气供氧

11. 拔出 AEC 前需充分吸引口腔分泌物

12. 呛咳时确认是否过深,可经 AEC 注入局部麻醉药

13. 患者多可保持咳嗽和发声能力

14. 建议 AEC 保留时间不超过 72h

表 17-6 AEC 引导重插管步骤

1. 合适的体位

2. 吸纯氧面罩持续正压通气

3. 选择尖端柔软的小号气管导管

4. 重新麻醉诱导或表面麻醉

5. 喉镜挑起舌体,AEC 引导下置入气管导管

6. 根据呼气末二氧化碳波形图确认导管位置

管的导引,也可以作为吸氧和喷射通气的通道,使麻醉科医师有更多的时间来评估重新插管的必要性。

（2）不安全拔管

A. 延迟拔管：当气道损害严重时，往往需要延迟拔管。延迟拔管几小时或几天待气道水肿消退后再拔管可增加拔管的成功率。如果患者在 24h 内有再回到手术室的可能，明智的做法是保留气管插管。

B. 气管切开：当患者由于预先存在的气道问题、手术（如游离皮瓣重建）、肿瘤、水肿以及出血可能在较长的一段时间内无法保持气道通畅时，应考虑行气管切开。

四、拔管后处理

拔管后可能导致生命危险的并发症并不只局限发生于气管导管拔除后即刻，拔管后仍应持续管理监测，注意以下几方面问题。

1. 人员配置和交流 患者气道反射恢复、生理情况稳定前需要专人持续监测与护理，保证随时能联系到经验丰富的麻醉科医师。对于困难气道患者，麻醉科医师应在手术结束前与手术医师进行充分沟通麻醉恢复问题。将患者转运至恢复室或相关 ICU 时，必须进行口头及书面交接。

2. 监测和预警信号 拔管后监测意识、呼吸频率、心率、血压、血氧饱和度、体温和疼痛程度。使用特制的 CO_2 监测面罩能早期发现气道梗阻。喘鸣、阻塞性通气症状和躁动常提示气道问题，而引流量、游离皮瓣血供、气道出血和血肿形成常提示手术方面问题。

3. 设备 拔管后早期,患者停留区域应包括困难气道抢救车、急救车、监护仪和 CO_2 监测等设备。

4. 转运 所有的拔管均应在麻醉科医师监测下进行,"高风险"拔管应该在手术室内、PACU 或 ICU 内进行。存在气道风险的患者运送至 PACU 或 ICU 时,应有麻醉医师陪同。

5. 气道损害患者的呼吸管理 吸入湿化的氧气,监测呼气末 CO_2,鼓励患者深吸气或咳出分泌物。术后第 1 天应高度警惕创面的出血和呼吸道的梗阻,术后第 2 天拔管是较安全的选择。拔管后应用鼻咽通气道、头高位或半坐位和皮质激素等有助于改善气道梗阻、减轻气道水肿。急诊饱胃、有恶心症状的患者注意防范拔管后反流误吸。

6. 镇痛 良好的镇痛可促进术后呼吸功能的恢复,但要注意部分镇痛药物存在的呼吸抑制作用,同时要避免或谨慎使用镇静药物,尤其是镇痛药物和镇静药物联合使用时应严密监测患者的呼吸情况。

7. 再插管 高龄、术前合并症较多、手术时间长、胸部手术患者和颈椎手术患者术后早期使用抗凝治疗,术后再次插管的风险增加。

18. (支)气管镜诊疗镇静/麻醉快捷指南

邓小明(负责人)　王月兰　冯艺　刘敬臣　刘友坦
米卫东　杨宇光　杨金凤　朱涛　张卫　张加强
张良成　郭曲练　徐国海　韩建阁　鲁开智
薄禄龙(执笔人)

目　录

一、(支)气管镜诊疗镇静/麻醉的定义及目的

(支)气管镜诊疗镇静/麻醉是指麻醉科医师在密切监控患者呼吸、循环状态下,通过应用适当的镇静药和/或麻醉性镇痛药等药物以及维持呼吸等技术,使患者达到一定镇静或麻醉状态的一项麻醉技术。(支)气管镜诊疗镇静/麻醉的目的是消除或减轻患者的焦虑和不适,从而增强患者对于该内镜操作的耐受性、满意度与

依从性,并最大限度地降低其在(支)气管镜操作过程中发生损伤和意外的风险,为(支)气管镜操作提供最佳的诊疗条件。

二、(支)气管镜诊疗镇静/麻醉的实施条件

(一)(支)气管镜诊疗镇静/麻醉的场所与设备要求

除应符合常规(支)气管镜诊疗室的基本配置要求外,开展(支)气管镜诊疗镇静/麻醉还应具备以下条件:

1. 每个诊疗单元面积宜大于 $20m^2$,若空间有限,最低不应小于 $15m^2$。

2. 每个诊疗单元应符合手术麻醉的基本配置要求。

3. 具有独立的麻醉恢复室,根据受检患者数量与镇静/麻醉性质,合理设置面积和床位数,设备应符合麻醉恢复室基本要求。

4. (支)气管镜诊疗区域须配备困难气道处理设备和抢救设备,常用急救药品和拮抗药等。

(二)人员配备与职责

(支)气管镜诊疗的轻度、中度镇静可由经过专门镇静培训的医师负责。(支)气管镜诊疗的深度镇静/麻醉应由具有主治医师(含)以上资质的麻醉科医师负责实施。麻醉科医师与麻醉科护士宜相对固定,以保证患者在镇静/麻醉及麻醉恢复过程的安全。

三、(支)气管镜诊疗镇静/麻醉的适应证和禁忌证

(一) 适应证

1. 所有因(支)气管镜诊疗需要并愿意接受镇静/麻醉的患者。

2. 对(支)气管镜检查有顾虑或恐惧,高度敏感而且不能耐受局麻下操作的患者。

3. 一般情况良好,ASA Ⅰ级或Ⅱ级患者。

4. 处于稳定状态的 ASA Ⅲ级或Ⅳ级患者,应在密切监测下实施。

(二) 禁忌证

1. 有常规(支)气管镜操作禁忌者,严重肝肾功能和止血功能障碍以及饱胃或胃肠道梗阻伴有胃内容物潴留者。

2. 未得到适当控制的可能威胁生命的循环与呼吸系统疾病,如急性冠状动脉综合征、未控制的严重高血压、严重心律失常、严重心力衰竭、新近发生的急性心肌梗死以及哮喘急性发作等。

3. ASA Ⅴ级的患者。

4. 无陪同或监护人者。

5. 有镇静/麻醉药物过敏及其他麻醉风险极高者。

(三) 相对禁忌证

以下情况须在麻醉科医师管理下实施镇静/麻醉,禁忌在非麻醉科医师管理下实施镇静:

1. 明确困难气道的患者,如张口障碍、颈颏颌部活动受限、强直性脊柱炎、颞颌关节炎、气管部分狭窄等,Mallampati 分级Ⅳ级。

2. 严重的神经系统疾病者,如脑卒中、偏瘫、惊厥、癫痫等。

3. 有药物滥用史、年龄过高或过小、病态肥胖以及确诊的阻塞性睡眠呼吸暂停等患者。

4. 多发性肺大疱、严重的上腔静脉阻塞综合征、活动性大咯血等。

5. 对气道严重狭窄、活动性出血、异物梗阻等紧急气道患者,应按紧急手术麻醉原则处理,在严格履行知情同意的前提下,实施急救进行生命抢救。

四、(支)气管镜诊疗镇静/麻醉深度的分期和评估

(支)气管镜诊疗操作过程中应用镇静/麻醉药物可使患者意识水平下降或消失。根据患者意识水平受抑制的程度,镇静深度/麻醉可分为四级:轻度镇静、中度镇静、深度镇静和全身麻醉(表 18-1)。

表 18-1 (支)气管镜诊疗的镇静/麻醉深度
及其评估要点

	轻度镇静	中度镇静	深度镇静*	全身麻醉*
Ramsay 镇静评分	2~3 分	4 分	5~6 分	

续表

	轻度镇静	中度镇静	深度镇静*	全身麻醉*
反应	对语言刺激反应正常	对语言或触觉刺激存在有目的反应	对非伤害性刺激无反应,对伤害性刺激有反应	对伤害性刺激无反应
通气功能	无影响	足够,无需干预	可能不足,可能需要干预	常不足,常需干预
心血管功能	无影响	通常能保持	通常能保持	可能受损

* 深度镇静及全身麻醉必须由麻醉科医师实施。

五、(支)气管镜诊疗镇静/麻醉的操作流程

(一) 镇静/麻醉前访视与评估

1. 麻醉前评估　评估内容应与手术室内接受镇静/麻醉患者的术前评估相同,但应重点关注与(支)气管镜诊疗相关的个体风险评估。每例患者应常规拍摄胸部正侧位片和/或胸部 CT 检查(必要时需行增强或薄层 CT),以确定病变部位、范围和严重程度等,帮助麻醉科医师评估气道和肺部情况。在实验室检查上,建议遵循机构内常规。

2. 患者知情同意　应告知患者和/或其委托代理人镇静/麻醉操作方案,并向患者和/或其委托代理人解释镇静/麻醉的目的和风险,取得

患者和/或其委托代理人同意,签署麻醉知情同意书。

(二)(支)气管镜诊疗镇静/麻醉前准备

1. (支)气管镜诊疗镇静/麻醉前一般准备与普通(支)气管镜术前准备基本相同。

2. 一般患者应在术前禁食至少 6h,术前禁水至少 2h。如患者存在胃排空功能障碍或胃潴留,应适当延长禁食和禁水时间。

3. 患者如有活动义齿,应于检查前取下。

4. 当日实施镇静/麻醉的主管医师应当对镇静/麻醉前评估与准备记录进行确认,并再次核对患者和将要进行的操作,并与(支)气管镜操作医师充分沟通。

5. 术前不推荐常规应用抗胆碱能药物(如阿托品等)。

(三)(支)气管镜诊疗镇静/麻醉的实施与呼吸管理

1. 表面麻醉　推荐将利多卡因作为常用表面麻醉药。利多卡因的使用主要有下述方法:喷雾法或雾化吸入法、气管内滴注法、含漱法、环甲膜穿刺法。鼻部麻醉时推荐使用 2% 利多卡因凝胶。咽喉部麻醉时,推荐使用 1% 利多卡因喷雾,支气管镜通过声门前应局部表面喷雾给予利多卡因。利多卡因总量应小于 8.2mg/kg。

2. 轻、中度镇静　宜在表面麻醉的基础上给予镇静及适量镇痛药物,使患者处于轻、中度镇静水平,并保留自主呼吸。临床最常选择咪达唑仑或联合芬太尼或舒芬太尼,适用于患者耐受能力较好且操作简单的(支)气管镜诊疗。

咪达唑仑可采用滴定法给予,60岁以下成年患者的初始剂量为0.03~0.05mg/kg(不宜超过3mg),于操作开始前5~10min给药,静脉注射后2min起效,逐渐达到中度镇静的程度,在操作30~40min内一般无需再次追加。咪达唑仑静脉给药应缓慢,约为1mg/30s;若操作时间延长,必要时可追加1mg,但使用总量不宜超过5mg。年龄超过60岁、衰弱及合并多种慢性疾病的患者,咪达唑仑用量应酌减。成人患者分次给予芬太尼1~2μg/kg或舒芬太尼0.1~0.2μg/kg,可明显提高患者耐受程度。新型静脉麻醉药瑞马唑仑,起效和失效迅速,对呼吸及心血管系统抑制作用较轻,也可尝试用于(支)气管镜检查的镇静。成人可先缓慢静脉注射芬太尼50~75μg或舒芬太尼5~7.5μg,再静脉注射瑞马唑仑5~7.5mg,当达到中度镇静时即可开始操作,必要时可追加瑞马唑仑2.5mg,但追加次数不宜超过5次。

3. 深度镇静或静脉麻醉 在表面麻醉基础上的深度镇静或静脉麻醉,适用于常规的(支)气管镜诊疗操作,尤其是耐受较差的患者。

（1）右美托咪定联合应用麻醉性镇痛药物:在充分表面麻醉基础上,可在10~15min内静脉泵注右美托咪定0.2~1μg/kg,随后以0.2~0.8μg/（kg·h）维持。宜合用适量芬太尼、舒芬太尼或瑞芬太尼,可明显抑制气道操作的刺激。

（2）咪达唑仑或丙泊酚联合应用麻醉性镇痛药物：成人患者咪达唑仑的用量多在 1~3mg，或在 1~5min 内静脉注射丙泊酚 1~1.5mg/kg，维持剂量为 1.5~4.5mg/（kg·h）；芬太尼静脉注射常用剂量为 1~2μg/kg，其起效迅速，可维持 30~60min；或舒芬太尼静脉注射常用剂量为 0.1~0.2μg/kg，其起效较快，作用时间较长；或瑞芬太尼每次静脉注射 0.5~1.0μg/kg，5min 后可追加，也可单次注射后持续输注 0.05~0.1μg/（kg·min），随后逐渐调整剂量至 0.025μg/（kg·min）。盐酸羟考酮可以单次给药 0.05~0.1mg/kg，维持时间较长，一般无需再次追加。

（3）也可单次注射芬太尼（1~2μg/kg）或舒芬太尼（0.1~0.2μg/kg）联合丙泊酚靶控输注（效应室浓度：3~5μg/ml）；也可选择丙泊酚（效应室浓度：3~5μg/ml）与瑞芬太尼（效应室浓度：1.5~3ng/ml）双靶控输注。若患者出现体动或呛咳，可追加丙泊酚 0.3~0.5mg/kg。

（4）应用咪达唑仑和/或芬太尼或舒芬太尼等 1.5~2min 后给予依托咪酯（0.2~0.3mg/kg），以预防肌肉震颤。也可在静脉给予芬太尼或舒芬太尼 1.5~2min 后，使用容量配比为 1∶2 混合液（依托咪酯 20mg/10ml 配比丙泊酚 200mg/20ml），首次剂量为 0.15~0.2ml/kg 缓慢静脉注射，根据患者镇静深度单次给予 1~2ml

追加。

（5）新型静脉麻醉药环泊酚也适用于（支）气管镜诊疗的镇静/麻醉。宜在应用芬太尼或舒芬太尼等 2~3min 后，给予环泊酚首次剂量 0.3~0.4mg/kg。诊疗操作过程中，根据临床观察可给予追加环泊酚，<65 岁患者每次可追加 0.15mg/kg，≥65 岁患者每次可追加 0.12mg/kg，必要时可追加适量芬太尼或舒芬太尼。

4. 硬质气管镜、喉罩或气管内插管下可弯曲支气管镜诊疗的全身麻醉　实施全身麻醉时，可考虑使用适量肌松药，以协助硬质气管镜、声门上气道管理工具（喉罩）或气管导管置入，尤其是进行损伤风险较大或需要精细定位的操作（如激光治疗、经支气管镜超声定位针吸活检术、电磁导航支气管镜检查等）时，要求保持患者无体动，以避免气道穿孔等并发症的发生。麻醉方式可根据患者病情、（支）气管镜操作性质以及麻醉科医师经验与水平选择全凭静脉麻醉、吸入麻醉或静吸复合麻醉，但需注意通气时可能存在严重漏气。气道管理工具的选择应依据诊疗类型、操作者经验等，气管插管麻醉适用于气管远端及支气管内的长时间诊疗操作，喉罩麻醉适用于声门下包括气管与主支气管诊疗操作，硬质气管镜适用于气管阻塞、异物清除、大咯血等。

5. 呼吸管理

（1）去氮给氧：所有接受（支）气管镜诊疗

镇静/麻醉的患者在镇静/麻醉前应自主呼吸下充分去氮给氧。

（2）鼻导管给氧：只适用于表面麻醉或轻中度镇静下肺功能良好患者且接受操作简单、时间较短的(支)气管镜诊疗。

（3）面罩通气：当 $SpO_2<90\%$ 时，应采取面罩辅助呼吸或控制呼吸，适用于深度镇静或静脉麻醉下氧合和/或通气功能明显下降的患者。且采用面罩上的 Y 型接口通气，可在维持有效呼吸功能的同时，进行时间较短的(支)气管内简单的诊疗操作。

（4）高频通气：高频通气模式常用的包括高频喷射与高频振荡通气。应选择合适的通气参数，包括通气频率、通气压力以及吸呼比率等，防止可能的并发症。高频通气适用于深度镇静或静脉麻醉下的(支)气管镜，尤其是硬质气管镜的诊疗操作。

（5）喉罩通气：在全身麻醉下实施(支)气管镜诊疗时，利用 Y 型接口进行喉罩通气是较常采用的通气方式，其优点在于便于(支)气管镜操作医师观察声门及气管内病变。喉罩通气也适用于全身麻醉下较复杂、时间较长的(支)气管内诊疗操作。

（6）(支)气管导管通气：全身麻醉下利用 Y 型接口经(支)气管导管通气的效果确切可靠，适用于全身麻醉下较复杂、时间较长的气管远端与支气管内诊疗操作，尤其适合气管严重狭窄梗阻或外部压迫导致的气管狭窄。

（7）气道内操作需应用电刀、电凝器或激光等时，宜选用全凭静脉麻醉，并选择适当的气管内导管（如抗激光导管）。操作过程中严密监测吸入和呼出氧浓度，在保证患者不缺氧的情况下应全程将氧浓度控制在 40% 以下，避免气道内起火。

（四）镇静/麻醉中及恢复期的监护

常规监测应包括：心电图、呼吸、血压和脉搏血氧饱和度，有条件者宜监测呼气末二氧化碳分压；气管内插管（包括喉罩）全身麻醉宜常规监测呼气末二氧化碳分压。

（五）麻醉后恢复

1. 凡镇静/麻醉结束后尚未清醒（含嗜睡）、或虽已清醒但肌张力恢复不满意的患者均应进入麻醉恢复室观察。

2. 观察指标包括患者血压、心率、呼吸、脉搏血氧饱和度和神志状态以及有无恶心呕吐等并发症。如有呼吸道少量持续出血，应延长观察时间，直至出血停止，待（支）气管镜操作医师与麻醉科医师共同评估后方可离院。

3. 严密监护，确保不发生坠床等。

4. 离室标准　参见表 18-2。一般情况下，如果评分≥9 分，患者可由亲友陪同离院。如为住院患者，则按麻醉恢复常规管理。

表 18-2 镇静/麻醉后离院评分量表

生命体征(血压和心率)	疼痛
2=术前数值变化 20% 范围内	2=轻微
1=术前数值变化 21%~40%	1=中等
0=变化超出术前值的 41% 以上	0=严重
运动功能	手术出血
2=步态稳定/没有头晕	2=轻微
1=需要帮助	1=中等
0=不能行走/头晕	0=严重
恶心呕吐	
2=轻微	
1=中等	
0=严重	

六、常见并发症及处理

(一) 呼吸抑制

应暂停操作,提高吸入氧浓度并采用面罩辅助呼吸或控制呼吸,待患者呼吸恢复正常,SpO_2 回升后再继续操作。必要时,可气管内插管或置入喉罩辅助或控制呼吸,直至患者呼吸完全恢复正常。若患者采用苯二氮䓬类药物镇静,必要时可考虑静脉给予拮抗剂氟马西尼。

(二) 喉、(支)气管痉挛

发生喉痉挛时,可面罩加压给氧,加深麻醉,必要时给予肌肉松弛药。轻度支气管痉挛时，可面罩加压给氧，给予支气管舒张剂和/或静脉注射糖皮质激素；严重支气管痉挛时，如患者氧饱和度难以维持，可加深麻醉并行面罩正压通气，必要时气管内插管并控制通气，同时给予支气管舒张剂和/或静脉注射糖皮质激素。

（三）反流误吸

严格禁食禁饮，防止反流误吸。一旦发生呕吐，立即使患者采取侧卧位，叩拍背部，及时清理口咽部的呕吐物，观察生命体征，特别是氧合状态，必要时插入气管内导管并在（支）气管镜下行气管内冲洗及吸引。

（四）心血管并发症

镇静/麻醉药物、麻醉操作以及（支）气管镜诊疗操作可能造成患者心率与血压剧烈波动，甚至出现心律失常、心搏骤停等。因此应加强监测，并及时发现和处理相关并发症。

（五）出血

轻者可不处理，出血较多者可局部止血，保证氧合下镜下止血，严重时应进行支气管插管隔离双肺，必要时介入或外科手术治疗。对于气道内出血的处理应提前做好预案；操作开始前应与操作医师充分沟通；处理出血时，决策应及时准确，避免由于决策延误造成的处理困难。

（六）气道灼伤

立即停止所有气体，移走（支）气管镜设备，去除体内可燃物质（如气管导管、喉罩等），注入生理盐水。确认火焰熄灭后可使用面罩重新建立通气。应检查气道管理设备(如气管导管、喉罩等),评估是否有碎片残留于气道内。可考虑用支气管镜检查气道,清除异物,评估伤情,以确定后续处理。

19. 中国消化内镜诊疗镇静/麻醉快捷指南

中华医学会麻醉学分会,国家麻醉质控中心:于金贵

马正良 马 爽 王月兰 仓 静

邓小明(共同负责人/共同执笔人)

卞金俊(共同执笔人) 左明章 申 乐 冯 艺

朱 涛 刘 进 米卫东 苏 帆 李天佐 李 刚

李金宝 李 博 张 卫 张加强 欧阳文 赵国庆

类维富 徐国海 郭曲练 黄宇光(共同负责人)

章放香 黑子清 嵇富海 鲁开智

中华医学会消化内镜学分会,中国医师协会内镜

医师分会、国家消化内镜质控中心:于红刚 王邦茂

王洛伟 戈之铮 方 莹 令狐恩强 任 旭

杜奕奇 李延青 李兆申(共同负责人/共同执笔人)

李 锐 邹晓平 张澍田 陈卫刚 陈幼祥 金震东

宛新建 胡 冰 胡 兵 钟 良 党 彤

徐 红 郭 强 智发朝 冀 明

目 录

一、消化内镜诊疗镇静/麻醉的定义及目的

（一）定义

消化内镜诊疗的镇静/麻醉是指通过应用镇静药和/或麻醉性镇痛药以及相关技术等,消除或减轻患者在接受消化内镜检查或治疗过程中的主观痛苦、不适感和恐惧感。

（二）目的

消化内镜诊疗镇静/麻醉的目的在于提高接受消化内镜诊疗患者的耐受性和满意度,降低其在消化内镜操作过程中发生损伤和意外的风险,为消化内镜医师提供最佳的诊疗条件。

二、消化内镜诊疗镇静/麻醉的实施条件

（一）消化内镜诊疗镇静/麻醉的场所与设备要求

除常规消化内镜的基本配置要求以外,还应具备以下条件:

1. 每个诊疗单元面积宜大于 $20m^2$,若空间有限,最低不应小于 $15m^2$。

2. 每个诊疗单元应符合手术麻醉的基本配置要求

（1）常规监护仪

（2）供氧与吸氧装置和单独的负压吸引装置

（3）静脉输液装置

（4）常规气道管理设备

（5）常用麻醉药物

（6）常用心血管活性药物

（7）高危患者镇静或麻醉应配有麻醉机，宜有呼气末二氧化碳分压、有创动脉压以及血气分析监测设备。

3. 具有独立的麻醉恢复室或麻醉恢复区域，建议麻醉恢复室与内镜操作室床位比例不低于 1∶1，应配置常规监护仪、麻醉机和/或呼吸机、输液装置、吸氧装置和负压吸引装置等。

4. 消化内镜诊疗区域须配备麻醉机、困难气道处理设备、抢救设备如除颤仪以及常用急救药品和拮抗药等。

（二）人员配备与职责

1. 人员配备　实施深度镇静/麻醉的每个诊疗单元配备至少 1 名麻醉科高年资住院医师，并建议每 1~2 个单元配备 1 名麻醉科护士。每 2~3 个诊疗单元配备 1 名具有主治医师(含)以上资质的麻醉科医师。麻醉恢复室的专职护士数量与床位比宜按 1∶2~4 配备。

2. 人员职责　轻度、中度镇静可由经过专门镇静培训的医师负责;深度镇静/麻醉应由具有主治医师(含)以上资质的麻醉科医师负责实施。

三、消化内镜诊疗镇静/麻醉的适应证和禁忌证

(一)适应证

1. 所有因诊疗需要、并愿意接受消化内镜诊疗镇静/麻醉的患者。

2. 对消化内镜诊疗心存顾虑或恐惧感、高度敏感而不能自控的患者。

3. 操作时间较长、操作复杂的内镜诊疗技术。

4. 一般情况良好,ASA Ⅰ级或Ⅱ级患者。

5. 处于稳定状态的 ASA Ⅲ级或Ⅳ级患者,可酌情在密切监测下实施。

(二)禁忌证

1. 有常规内镜操作禁忌证或拒绝镇静/麻醉的患者。

2. ASA Ⅴ级的患者。

3. 未得到适当控制的可能威胁生命的循环与呼吸系统疾病,如急性冠状动脉综合征、未控制的严重高血压、严重心律失常、严重心力衰竭以及急性呼吸道感染、哮喘发作期等。

4. 肝功能障碍(Child-Pugh C 级以上)、急性上消化道出血伴休克、严重贫血、胃肠道梗阻伴有胃内容物潴留。

5. 无陪同或监护人。

6. 有镇静/麻醉药物过敏及其他严重麻醉风险者。

(三) 相对禁忌证

以下情况须在麻醉科医师管理下实施镇静/麻醉,禁忌在非麻醉科医师管理下实施镇静:

1. 明确困难气道的患者如张口障碍、颈颏颌部活动受限、类风湿脊柱炎、颞颌关节炎等。

2. 严重的神经系统疾病者(如脑卒中、偏瘫、惊厥、癫痫等)。

3. 有药物滥用史、年龄过高或过小、病态肥胖以及确诊的阻塞性睡眠呼吸暂停等患者。

四、消化内镜诊疗镇静/麻醉深度的评估

消化内镜诊疗镇静/麻醉深度可分为四级:即轻度镇静、中度镇静、深度镇静和全身麻醉(表 19-1)。

五、消化内镜诊疗镇静/麻醉的实施方法

(一) 消化内镜诊疗镇静/麻醉的操作流程

见图 19-1。

(二) 消化内镜诊疗镇静/麻醉的实施

1. 咪达唑仑用于消化内镜诊疗镇静时,成人初始负荷剂量为 1~2mg(或小于 0.03mg/kg),1~2min 内静脉给药。可每隔 2min 重复给药1mg(或 0.02~0.03mg/kg)滴定到理想的轻、中度

表 19-1 消化内镜诊疗的镇静深度/麻醉及其评估要点

	轻度镇静	中度镇静	深度镇静 *	全身麻醉 *
Ramsay 镇静评分	2~3 分	4 分	5~6 分	
反应	对语言刺激反应正常	对语言或触觉刺激存在有目的的反应	对非伤害性刺激无反应,对伤害性刺激有反应	对伤害性刺激无反应
通气功能	无影响	足够,无需干预	可能不足,可能需要干预	常不足,常需干预
心血管功能	无影响	通常能保持	通常能保持	可能受损

* 深度镇静、全身麻醉必须由麻醉科医师实施。

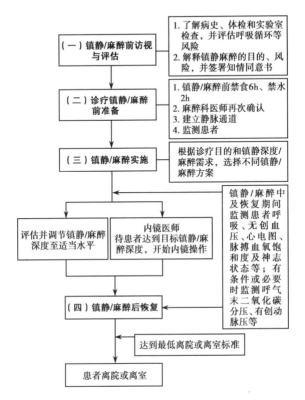

（一）镇静/麻醉前访视与评估
1. 了解病史、体检和实验室检查，并评估呼吸循环等风险
2. 解释镇静麻醉的目的、风险，并签署知情同意书

（二）诊疗镇静/麻醉前准备
1. 镇静/麻醉前禁食6h、禁水2h
2. 麻醉科医师再次确认
3. 建立静脉通道
4. 监测患者

（三）镇静/麻醉实施
根据诊疗目的和镇静深度/麻醉需求，选择不同镇静/麻醉方案

评估并调节镇静/麻醉深度至适当水平

内镜医师
待患者达到目标镇静/麻醉深度，开始内镜操作

镇静/麻醉中及恢复期间监测患者呼吸、无创血压、心电图、脉搏血氧饱和度及神志状态等；有条件或必要时监测呼气末二氧化碳分压、有创动脉压等

（四）镇静/麻醉后恢复

达到最低离院或离室标准

患者离院或离室

图 19-1　消化内镜诊疗镇静/麻醉操作流程

镇静水平。

2. 芬太尼用于消化内镜诊疗镇静时，成人初始负荷剂量 50~100μg，可每 2~5min 追加 25μg；应用舒芬太尼时，成人初始负荷剂量 5~10μg，可每 2~5min 追加 2~3μg；直至达到理想的轻、中度镇静水平。

3. 对于镇痛要求不高的简单诊疗过程如

诊断性胃肠镜检查或胃肠镜下简单治疗如肠息肉摘除等,一般单用丙泊酚即可满足要求。成年患者缓慢静脉注射初始负荷剂量 1.5~2.5mg/kg,患者呼吸略缓慢但平稳、睫毛反射消失、全身肌肉放松即可开始内镜操作。根据患者体征如呼吸加深、心率增快,甚至体动等,可每次静脉追加 0.2~0.5mg/kg,也可持续泵注 4~10mg/(kg·h)或靶控输注模式。

4. 成人可预先静脉注射咪达唑仑 1mg 和/或芬太尼 30~50μg 或舒芬太尼 3~5μg,然后根据患者情况缓慢静脉注射初始负荷剂量的丙泊酚 1~2mg/kg 或依托咪酯 0.2~0.3mg/kg;如果选用依托咪酯,宜在应用咪达唑仑和/或芬太尼或舒芬太尼 1.5~2min 后给予,以预防肌震颤。根据患者体征如呼吸加深、心率增快,甚至体动等,可每次静脉追加丙泊酚 0.2~0.5mg/kg 或依托咪酯 0.1mg/kg,也可持续泵注丙泊酚 4~10mg/(kg·h)或依托咪酯约 10μg/(kg·min),或靶控输注模式。

5. 1~5 岁的小儿消化内镜诊疗可选用氯胺酮(3~4mg/kg)或右旋氯胺酮(2.5mg/kg),肌内注射后开放静脉,待患儿入睡后进行检查;必要时可持续泵注维持。如果患儿配合且有条件情况下,可以七氟烷吸入诱导后开放静脉,再以丙泊酚维持。

6. 对于消化内镜诊疗时间长、内镜操作或体位不影响呼吸循环的患者,右美托咪定也是一个较好的选择。一般建议静脉泵注右美托咪定（0.2~1μg/kg）10~15min 后，以 0.2~0.8μg/（kg·h）维持；可复合瑞芬太尼 0.1~0.2μg/（kg·min），以加强镇痛作用。

7. 消化内镜诊疗操作较复杂且危及呼吸循环功能时，或操作要求的体位明显影响呼吸时，宜选用气管内插管全身麻醉。

实施轻、中度镇静时可使患者进入深度镇静甚至麻醉状态，从而可能影响呼吸／循环功能；联合应用镇静药与麻醉性镇痛药时，宜适当减少药物剂量，并密切观察有无呼吸循环抑制。

（三）镇静/麻醉后恢复

按表 19-2 评分，通常评分超过 9 分，患者

表 19-2　镇静/麻醉后离院评分量表

生命体征（心率和血压）	疼痛
2=术前数值变化 20% 范围内	2=轻微
1=术前数值变化 20%~40%	1=中等
0=变化超出术前值的 40% 以上	0=严重
运动功能	手术出血
2=步态稳定/没有头晕	2=轻微
1=需要帮助	1=中等
0=不能行走/头晕	0=严重
恶心呕吐	
2=轻微	
1=中等	
0=严重	

可在亲友陪同下离院。如为住院患者,则按麻醉恢复常规管理。

六、常见消化内镜诊疗的镇静/麻醉

(一) 胃镜

临床上常用深度镇静或全身麻醉方法,即静脉注射丙泊酚首次剂量(1~2mg/kg),必要时静脉间断注射或持续输注丙泊酚维持,直至开始退出内镜时停药。

成人静脉注射 10~40mg 丙泊酚与 1μg/kg 芬太尼用于胃镜检查也可产生深度镇静。也可给予静脉注射小剂量咪达唑仑(1~2mg)和/或芬太尼(30~50μg)或舒芬太尼(3~5μg)后静脉注射丙泊酚或依托咪酯,必要时可追加适量丙泊酚或依托咪酯,维持深度镇静状态。

(二) 结肠镜

可采用上述胃镜的方法。成人也可给予静脉注射小剂量咪达唑仑(1~2mg)和/或芬太尼(30~50μg)或舒芬太尼(3~5μg)后静脉注射丙泊酚或依托咪酯,必要时可追加适量丙泊酚或依托咪酯,维持深度镇静状态至肠镜到达回盲部时停药。

(三) 小肠镜

采用经口途径患者应采用气管内插管全身麻醉。采用经肛途径时,宜先行普通胃镜检查或者胃部超声了解上消化道的食物潴留情况,如果无特殊,可以采用深度镇静/麻醉;如果患者有肠梗阻或胃内有大量液体潴留,也应选择气管内插管全身麻醉。

(四) EUS

应采用麻醉/深度镇静。要求将患者放置于头高足低位,内镜医师控制注水量,并及时吸除水,采取操作最少、时间最短的原则。若病变部位位于食管,则应实施气管内插管全身麻醉。

(五) ERCP

可在气管内插管全身麻醉下实施 ERCP。也可在非气管内插管下采用丙泊酚,或丙泊酚复合芬太尼或瑞芬太尼的方法,如同时靶控输注丙泊酚(1.5~3.0μg/ml)与瑞芬太尼(1~2ng/ml),并常规放置鼻咽通气管或者可使用消化内镜专用喉罩。亦可选用右美托咪定复合瑞芬太尼。

(六) 其他消化内镜

内镜下治疗主要包括息肉与平滑肌瘤的摘除、上消化道内异物的取出、食管白斑和 Barrett 食管的内镜治疗、ESD、EMR、POEM 等,常需要在深度镇静/麻醉下进行,必要时实施气管内插管全身麻醉。

七、特殊人群消化内镜的镇静/麻醉

(一) 心脏病患者

保障心肌的供氧与氧耗平衡,包括保证充分的镇静镇痛、维护循环状态稳定、维持接近正常的血容量和适度的通气。3 个月内曾发生心肌梗死的患者应尽量避免在镇静/麻醉下进行消化内镜操作。

(二) 高血压患者

内镜诊疗除了急诊外,一般应在高血压得到控制后进行,尽可能使血压控制在≤180/110mmHg。患者应持续服用降压药至内镜诊疗当日,镇静/麻醉期间血压波动幅度一般以不超过基础水平的20%为宜。

(三) 肥胖及OSA患者

镇静/麻醉前应仔细评估患者肥胖及其程度以及可能并发的疾病,明确患者是否为OSA及是否为困难气道。病态肥胖以及OSA患者必须由经验丰富的麻醉科医师实施镇静/麻醉,并备有随时可用的气道管理设备。

(四) 肝功能异常患者

严重肝病时,在肝内生物转化的药物作用时间可延长,药物用量应酌减。如合并大量腹水可影响患者呼吸及易引起反流误吸,应注意密切监护。

(五) 老年患者

全身生理代偿功能降低,并可能伴有多种疾病,镇静/麻醉药物的种类及剂量均应认真斟酌。选择依托咪酯替代丙泊酚或者配伍丙泊酚,可有利于血流动力学稳定。应注意的是,老年患者颞下颌关节易脱位,注意及时发现,及早复位。

(六) 儿童

应注意患儿牙齿有无松动、扁桃体有无肿

大以及心肺功能情况等。常用氯胺酮、丙泊酚或丙泊酚复合芬太尼麻醉。注意口咽部分泌物增加、喉痉挛,甚至呼吸暂停等并发症。

(七)妊娠及哺乳期妇女

胎儿对于母体缺氧及低血压尤其敏感,母体过度镇静导致的低血压、低通气可造成胎儿缺氧,甚至胎儿死亡。地西泮不应用于妊娠妇女的镇静;早孕期应尽量避免使用咪达唑仑。

八、常见并发症及处理

(一)呼吸抑制

应密切观察患者的呼吸频率与呼吸幅度。如怀疑舌后坠引起的气道梗阻,应行托下颌手法,必要时放置口咽或鼻咽通气管,同时增加吸氧流量或经麻醉面罩给予高浓度氧。必要时嘱内镜医师退出内镜,行辅助或控制呼吸,甚至气管内插管或放置喉罩。

(二)反流与误吸

预防:减少胃内容物和提高胃液 pH 值、降低胃内压、保护气道等。位于食管、贲门等部位的 EUS,应采用气管内插管全身麻醉。

一旦发生误吸,应立即退出内镜并沿途吸引,尤其口咽部;同时立即使患者处于头低足高位,并改为右侧卧位,可保持左侧肺有效的通气和引流;必要时应及时行气管内插管,在纤维支气管镜明视下吸尽气管内误吸液体及异物,行机械通气,纠正低氧血症。

(三) 血压下降

可给予或加快输液速度,必要时可反复给予去氧肾上腺素 25~100μg 或去甲肾上腺素 4~8μg,或麻黄碱 5~15mg。对于操作时间较长、深度镇静/麻醉的患者应评估患者容量状态并及时补充液体。

(四) 心律失常

窦性心动过速一般无需处理。如心率小于 50 次/min,可酌情静脉注射阿托品 0.2~0.5mg,可重复给药;必要时可静脉给予肾上腺素 0.02~0.1mg。如肠镜检查时突发窦性心动过缓,应考虑副交感神经兴奋所致,及时提醒内镜医师及时解袢,必要时中止操作。

(五) 心肌缺血

吸氧可以显著减少 ST 段压低。应加强监测,维持良好的心肌供氧与氧耗。

(六) 坠床

严密监护并始终妥善固定与防护是防止患者坠床的关键。

(七) 其他

消化内镜操作可能造成消化道黏膜擦伤或撕裂,重者可引起消化道穿孔,甚至死亡。

九、消化内镜镇静/麻醉的安全管理及注意事项

1. 镇静/麻醉前应认真访视患者,排除安全隐患,保障患者安全。

2. 镇静/麻醉中应保持静脉通畅,做好呼吸和循环的监护和管理。

3. 内镜治疗中,应注意观察内镜操作情况,及时发现操作引起的并发症,并给予相应的处理。

4. 镇静/麻醉后复苏时应密切观测患者的生命体征及神志状态,严格掌握患者离院标准,并保证医护人员在场,以避免患者出现坠床、摔伤等意外。

20. 神经外科术中唤醒麻醉快捷指南

于泳浩　马艳丽　王国林(共同负责人)　田　婧　
李　羽　李佩盈　角述兰　郭忠宝　黄焕森　
韩如泉(共同负责人)　谢克亮(执笔人)

目　录

一、唤醒麻醉开颅手术适应证

　　开颅手术术中唤醒的适应证主要包括:
①术中需进行皮质脑电图或精细电生理监测,
尽量避免麻醉药对电信号干扰的开颅手术;

②邻近或位于脑皮质运动、感觉、语言、认知等功能性区域的占位病变;③脑内重要功能区供血血管的手术;④协助神经纤维瘤病Ⅱ型患者进行听觉脑干植入手术等。手术医师和麻醉科医师要充分权衡利弊(表20-1),决定患者是否适宜施行唤醒开颅手术。

表20-1　唤醒开颅手术的利与弊

利	弊
手术方面	
有利于术中电生理监测	可能增加病变易复发概率
确定病灶切除范围	可能延长手术时间
保留重要神经功能、减少术后神经系统并发症	
术后及时随访	
早康复	
早出院	
及早进行神经功能检测	
患者方面	
术中主动性参与,有利于神经功能监测	气道梗阻性窒息、高碳酸血症
术后生活质量提高,生存时间延长	惊厥、癫痫发作、躁动
改善治疗成本效益和手术转归	
	恶心呕吐

续表

利	弊
	颅内压（ICP）升高、
	术中合作困难
	—不愿合作
	—焦虑
	—疼痛
	—不舒适
	神经行为学异常
	—异常活动
	—言语困难

二、唤醒麻醉禁忌证

1. 绝对禁忌证

（1）术前严重颅内高压,已有脑疝者。

（2）术前有意识、认知功能障碍者。

（3）术前沟通交流障碍。

（4）术前未严格禁食水和饱胃患者。

（5）合并严重呼吸系统疾病和长期大量吸烟者。

（6）枕下后颅凹入路手术需要俯卧位者。

（7）无经验的外科医师和麻醉科医师。

2. 相对禁忌证

（1）对手术极度焦虑、恐惧者。

（2）长期服用镇静药、镇痛药,已成瘾者。

（3）病理性肥胖,BMI>35kg/m^2,合并有肥

胖性低通气量综合征。

（4）合并有阻塞性睡眠呼吸暂停综合征（OSAS）患者。

（5）肿瘤与硬膜粘连明显。

（6）不能耐受长时间固定体位的患者。

（7）有全身或重要器官感染者。

（8）重要脏器功能严重受损,如严重肝肾功能不全。

三、唤醒麻醉需达到目标

1. 睡眠-清醒状态平稳过渡

（1）保障气道通畅,供氧充足。

（2）保证患者自主呼吸平稳,避免呛咳。

（3）维持血流动力学稳定。

（4）维持 ICP 正常。

2. 保障患者唤醒期配合

（1）充分镇痛。

（2）手术不同阶段的充分镇静,缓解患者焦虑。

（3）舒适体位、保暖、减轻不良刺激。

（4）预防恶心、呕吐、惊厥、躁动发生。

3. 维持患者唤醒期内环境稳定

（1）维持酸碱平衡。

（2）维持电解质稳定。

四、术前评估

1. 气道评估　根据患者的气道解剖结构

和病史,判断是否为困难气道。

2. 心血管系统评估 了解患者是否存在冠心病、高血压等心血管疾患,服药情况以及病情控制状态。

3. 用药史 了解患者长期用药史,尤其是神经安定类药物的使用情况。

4. 癫痫患者 了解患者日常治疗方案及体内抗癫痫药物的血药浓度,患者癫痫发作频率和程度。

5. 恶心、呕吐 了解患者既往麻醉史及是否患有晕动病。

6. ICP 评估 通过影像学检查及临床表现,评估颅内病变对 ICP 的影响。

7. 出血风险 了解颅内病变的部位和性质、是否服用过抗血小板药物以及既往是否有出血病史。

8. 患者的合作性 了解患者焦虑状态、对疼痛的耐受性及是否已存在神经功能缺陷。

麻醉科医师术前必须访视患者,并取得患者的理解和配合是唤醒手术成败的关键。

五、术前用药

1. 苯二氮䓬类药 可于静脉及动脉穿刺前给予短效药物,咪达唑仑 0.03~0.04mg/kg。但对于皮质脑电图(ECoG)描记的癫痫患者,应避免使用。

2. 抗胆碱类药 对于使用监测麻醉管理

技术(monitored anesthesia care, MAC)患者不建议使用,对于睡眠—清醒—睡眠技术(asleep-awake-asleep, AAA)患者,可以应用阿托品或长托宁等抗胆碱药物。

3. 止吐药 建议提前应用,通常使用的药物有甲氧氯普胺 10mg、昂丹司琼 4~8mg、小剂量氟哌利多 0.625~2.5mg、托烷司琼 2mg。

六、患者手术体位

唤醒麻醉开颅手术患者体位摆放原则为:①患者舒适;②保持呼吸道通畅。该类手术患者多处于侧卧位或半侧卧位;同时确保术中神经监测时患者面向麻醉科医师,便于及时观察并处理可能发生的各种情况(图 20-1)。

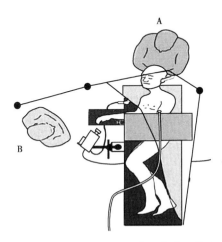

图 20-1 唤醒麻醉开颅手术患者建议体位
A. 术者;B. 麻醉科医师。

七、头皮局部麻醉

　　唤醒麻醉开颅手术在实施前需进行充分的头皮局部麻醉,包括:头皮神经阻滞麻醉和切口部位浸润麻醉。

　　常需阻滞的头皮神经主要包括(图 20-2):①耳颞神经(三叉神经下颌支);②颧神经颧颞支(起源于三叉神经上颌支的颧神经末端);③眶上神经(起源于三叉神经眼支);④滑车上神经;⑤枕大神经;⑥枕小神经。通常将75~150mg罗哌卡因或75~150mg左旋布比卡因,加利多卡因 200~400mg,稀释至 40~80ml,加用肾上腺素(1∶200 000),在阻滞 15min 之后再开始手术操作。

　　对于不放置头架的患者,也可以采用沿手术切口的头皮浸润麻醉,常用局部麻醉药剂量及使用方法见表 20-2。

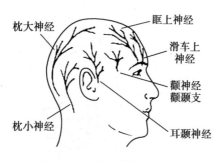

图 20-2　需阻滞的头皮神经

表 20-2　常用局部麻醉药浓度、剂量和使用方法

局部麻醉药		浓度/%	起效时间/min	作用时效/min	单次最大剂量/mg
利多卡因					
	头皮局部浸润	0.25~0.50	1	90~120	400
	头皮神经阻滞	1.00~1.50	10~20	120~240	
左旋布比卡因					
	头皮局部浸润	0.25~0.50	15~30	120~240	150
	头皮神经阻滞	0.25~0.50	15~30	360~720	
罗哌卡因					
	头皮局部浸润	0.25~0.50	1~3	240~400	200
	头皮神经阻滞	0.50~1.00	2~4	240~400	

八、监测麻醉管理技术（monitored anesthesia care, MAC）

MAC 由传统意义上的神经安定镇痛术发展而来,在神经外科唤醒麻醉 MAC 中常用丙泊酚—瑞芬太尼组合。丙泊酚 TIVA 的常用剂量

为 0.8~1mg/(kg·h),TCI 时效应室靶浓度(Ce)
是 0.25~0.5μg/ml;瑞芬太尼 TIVA 输注速度为
0.05~0.1μg/(kg·min),TCI 时 Ce 为 1~3ng/ml。
通常应在进行脑电图监测 15min 以前停止使用
丙泊酚。

临床对患者施行 MAC 应达到的标准:①患
者镇静、保留自主呼吸、唤之能应;②清醒镇静
评分(observer's assessment of alertness/sedation
scale,OAA/S)≥3(表 20-3)或脑电双频谱指数
(bispectral index,BIS)>60;③患者完全不依赖
或仅部分由呼吸机供氧。

表 20-3　清醒镇静评分(OAA/S)

OAA/S	应答	言语	表情	眼睛	镇静程度
5	反应迅速	正常	正常	正常	清醒
4	呼之能应,但反应较慢	有点慢	放松	放松	轻度镇静
3	大声呼唤能应	较慢	反应慢	上睑下垂	中度镇静
2	只对摇晃身体有反应	言语不清	—	—	深度镇静
1	—	—	—	—	全身麻醉

九、睡眠-清醒-睡眠技术（asleep-awake-asleep，AAA）

具体实施过程为（表 20-4）：

（1）患者入室后吸氧，常规监护，建立静脉通路，常规诱导置入喉罩。

（2）麻醉维持采用丙泊酚 TCI 效应室靶浓度为 2.5~3μg/ml；瑞芬太尼输注速度为 0.15~0.2μg/（kg·min）。

（3）头皮神经阻滞及手术切口浸润麻醉。

（4）在进行电生理监测前 15~20min 停止丙泊酚及瑞芬太尼输注，给予右美托咪定 0.5~1μg/kg 负荷量，患者保持平稳自主呼吸并能够完成指令性命令后，清理口咽部分泌物并拔除喉罩，以配合电生理监测和手术操作。

（5）唤醒结束后再次使患者进入全身麻醉状态，侧卧位重置喉罩控制呼吸直至手术结束。

表 20-4　唤醒麻醉中的辅助通气装置

MAC	AAA
吸氧鼻导管	带套囊口咽通气道
鼻咽通气道	喉罩
面罩	气管导管

十、术中监测

除常规的心电图、血压、SpO$_2$、呼吸频率监测外，还需要进行呼气末 CO$_2$ 浓度（end-tidal

carbon dioxide monitoring, ETCO$_2$）及体温监测。术中需常规放置尿管并进行尿量监测。可采用 BIS 监测判断患者麻醉深度。

十一、术中可能出现的并发症（表 20-5）

表 20-5　唤醒开颅手术术中并发症

麻醉相关并发症	手术相关并发症
气道梗阻	局部惊厥
低氧血症	全身惊厥
脑水肿	失语
高血压/低血压	出血
心动过速/心动过缓	脑水肿
恶心/呕吐	静脉气栓
寒战	癫痫发作
局部麻醉药中毒	
疼痛	
不合作/躁动	
改为全身麻醉	

1. 麻醉唤醒期躁动　原因包括：①镇痛不全；②定向力恢复不良；③催醒不当；④多沙普仑可提高中枢兴奋性；⑤缺氧和二氧化碳蓄积；⑥尿潴留与尿管刺激；⑦其他影响因素。

2. 呼吸道阻塞与呼吸抑制　原因主要有舌后坠、误吸和窒息、喉痉挛和支气管痉挛。

唤醒麻醉呼吸抑制的重点在于预防和加强监测：①麻醉前访视应对术前有呼吸功能障碍

或合并睡眠呼吸暂停综合征患者的呼吸代偿能力进行重点评价；②在麻醉镇静及唤醒状态下是否能够维持有效的自主呼吸、麻醉药物对自主呼吸的影响；③加强呼吸监测；④低氧血症和二氧化碳蓄积发生后及时进行辅助或控制呼吸，并针对原因进行处理。

3. 高血压与心动过速　主要原因包括：①唤醒期间麻醉变浅、患者意识恢复、疼痛；②二氧化碳蓄积和缺氧；③颅内占位性病变患者，当颅内压升高时也可出现高血压。

治疗方法应采取：①麻醉唤醒期保持适宜的镇静水平；②保持适宜的镇痛水平；③保持呼吸道通畅；④在加强监测和针对原因处理的同时，可给予艾司洛尔、尼卡地平、压宁定而有效控制其血流动力学改变。

4. 癫痫　对于术前即有癫痫发作症状的患者，应加强术前评估：①大多数抗癫痫药物为肝代谢酶促进剂，长时间应用后可使肝酶活性增加，因此应注意避免使用增强此类作用的麻醉药物；②麻醉前应全面了解治疗癫痫所用的药物及治疗效果；③抗癫痫药应服用至术前 1d晚；④术中采用冰盐水皮质局部冲洗，或应用小剂量丙泊酚。

5. 恶心与呕吐　应采取头侧位使分泌物或反流物便于吸除，同时声门处于最高位避免误吸；术前推荐预防性应用止吐药；术中一旦出现呕吐反应，应充分保护呼吸道畅通。

6. 颅内压升高 术前应积极治疗脑水肿；麻醉中保持呼吸道通畅、通气充分、避免二氧化碳蓄积；麻醉前行腰椎蛛网膜下隙穿刺，术中打开颅骨骨瓣后缓慢释放脑脊液；予以高渗性利尿药和肾上腺皮质激素；患者术中采取头高位（15°~30°）。

7. 低温与寒战 应根据体温监测及时采取保温和其他相应措施，维持正常体温可应用保温毯；适宜的室温、静脉液体加温。曲马多（50mg 静脉滴注）对终止寒战和降低氧耗均十分有效。

8. 术中麻醉唤醒后的心理障碍 可以通过以下措施加以预防：①术前充分沟通；②保持手术室环境舒适安静；③术中唤醒阶段应给予适当浓度的镇静药；④采用有效的镇痛方法避免唤醒期间手术切口或伤口疼痛刺激。

21. 颅脑外伤患者的麻醉管理快捷指南

于泳浩 马龙先 王国林(负责人) 艾米娜 李九会
李利彪 张 军 林献忠(执笔人) 赵 辉
顾 伟 樊理华

目 录
一、术前评估 323
二、术中管理 324
三、术后管理 329

一、术前评估

1. 神经系统评估:①Glasgow 昏迷评分(Glasgow coma scale,GCS):重度,GCS=3~8 分;中度,GCS=9~12 分;轻度,GCS=13~14 分;正常,GCS=15 分。②检查瞳孔大小、对光反射和四肢运动功能等。

不能配合的患者,使用基于运动反应的简易运动评分(simplified motor score,SMS):轻度,SMS=2 分,能进行指令性运动;中度,SMS=1 分,能定位疼痛部位;重度,SMS=0 分,逃避疼痛的行为或对疼痛无反应。

2. 颈椎及其他器官损伤的评估:是否合并

有颈椎损伤和多器官系统的损伤。

3. 全身状况评估:评估引发继发性脑损伤的危险因素,评估指标包括:

A. 血压:低血压——收缩压<90mmHg;

高血压——收缩压>160mmHg 或平均动脉压>110mmHg。

B. 呼吸氧合:低氧血症——PaO_2<60mmHg,氧饱和度<90%;

低碳酸血症——$PaCO_2$<35mmHg;

高碳酸血症——$PaCO_2$>45mmHg。

C. 出血:贫血——血红蛋白<100g/L 或血细胞比容<0.30。

D. 电解质:低钠血症——血钠浓度<142mmol/L。

E. 血糖:高糖血症——血糖>10mmol/L;

低糖血症——血糖<4.6mmol/L。

F. 渗透压:高渗透压——血浆渗透压>310mOsm/(kg·H_2O)。

G. 酸碱平衡:酸中毒——pH<7.35;

碱中毒——pH>7.45。

H. 体温:发热——体温>37.5℃;

低体温——体温<35.5℃。

二、术中管理

1. 气道管理和机械通气 GCS 评分<8 的重度TBI患者必须立即行气管插管和机械通气;对于不合作或伴随创伤有关的心肺功能不全的

轻度或中度的 TBI 患者,也可能需要气管插管。气管切开术是一种具有成本效益的替代方案,GCS<7 分的患者早期可选择气管切开术,对于 GCS=8 分的患者,在出现误吸或气道阻塞的情况时进行气管切开。在患者出现准确定位的疼痛反应或自发的睁眼反应时,可以考虑逐步封堵气管套管并最后封闭气管造口。

(1)气道评估:评估患者是否存在饱胃、颈椎不稳定、气道损伤、面部骨折等问题,防止发生反流误吸、颈椎损伤、通气或插管失败等不良事件。

(2)气道建立

A. 快速顺序诱导:充分吸氧,确保患者的氧合,诱导阶段采用 Sellick 手法,推荐使用可视喉镜暴露下行气管插管;在诱导阶段慎重选择正压通气。

B. 存在颌面部骨折或严重软组织水肿致声门暴露困难的患者,可考虑使用纤维支气管镜或光棒进行气管插管;存在严重颌面部创伤或咽喉部创伤的患者,需要进行气管切开。

C. 怀疑存在颅底骨折或严重颌面部骨折时,禁止行经鼻气管插管。

(3)机械通气:建立气道后,给予非去极化肌松药进行机械通气,维持 $PaCO_2$ 33.5~37.5mmHg(4.5~5kPa),PaO_2>95mmHg(13.0kPa),PaO_2 最低限度为 60mmHg(8.0kPa)。不主张采用过度通气,但对于可疑或实际存在脑疝的患者,采用短暂的过度通气治疗是相对安全和有效的;在实施过度通气($PaCO_2$ 28~33.5mmHg, 4.5~5.0kPa)时,建议同时进行脑血流和脑灌注监测。PEEP 可以改善氧合,在维持动脉血压及稳定 CPP 的前提下(大多数指南建议在保持 CPP>60mmHg),调整合适的 PEEP。

2. 监测

(1)一般监测:包括呼气末二氧化碳分压($PetCO_2$)、SpO_2、有创动脉血压、中心静脉压、体温、尿量和肌松监测。定期动脉血血气分析、血细胞比容、电解质、血糖、渗透压等监测。如果患者血流动力学不稳定或者对容量治疗及血管活性药物无效,应该进行有创或无创的心排量监测。

(2)神经功能监测

A. ICP 监测:适用于所有重度 TBI 患者(GCS=3~8 分)及 CT 显示脑外伤、颅内血肿或具有颅高压征象的患者;如果重度 TBI 患者没有 CT 影像学的变化,但具有年龄超过 40 岁、神经系统阳性体征或收缩压<90mmHg 等高危因素,也应该继续 ICP 监测。

B. 脑氧监测:颈静脉球混合血氧饱和度($SjvO_2$)<50% 持续 15min 以上与不良的神经功能预后相关;脑组织氧张力($PbtO_2$)<15mmHg 提示可能存在脑缺氧的风险。

C. 脑血流监测:包括经颅多普勒超声(TCD)和近红外质谱(NIRS)。

D. 电生理监测:EEG 用于监测昏迷深度、瘫痪或使用肌松剂患者的癫痫大发作或亚临床小发作及诊断脑死亡。感觉诱发电位(SEP)可以评价 TBI 患者残存的神经功能。

E. 脑温监测:无创或有创的脑温监测。

3. 控制循环稳定

(1) 管理目标:维持脑灌注压(CPP)在 50~70mmHg,收缩压>90mmHg(压力换能器应放置在乳突水平)。50mmHg 是 CPP 可接受的最低阈值,同时应避免采用过于积极的手段(如:液体复苏和升压药)来维持 CPP>70mmHg,这将增加急性呼吸窘迫综合征(ARDS)的发生率。

(2) 液体管理:使用无糖的等张晶体和胶体溶液,避免使用 4% 白蛋白和含糖液体。高渗盐水可用于 TBI 患者的液体复苏,当 Hb 小于 80g/L 和/或血细胞比容低于 25% 时进行红细胞输注。

(3) 血管收缩剂和加压素:若液体治疗欠佳,可使用去氧肾上腺素、多巴胺、血管加压素等血管活性药物以维持收缩压>90mmHg。

(4) 其他药物:进展的颅内出血可使用氨甲环酸(TXA)。

4. 血糖控制:维持围手术期血糖在 110~180mg/dl(6~10mmol/L),并且避免血糖的剧烈波动。

5. 体温控制:避免患者发热,对发热患者给予有效的降温处理。

6. 麻醉药物的选择

（1）吸入麻醉药：①卤代吸入麻醉药的使用浓度低于 1MAC。②不推荐使用 N_2O。

（2）静脉麻醉药：①全凭静脉（TIVA）麻醉（丙泊酚+瑞芬太尼）有利于 TBI 患者术后的快速神经功能评价。②不推荐预防性给予巴比妥类药物，当出现手术和其他药物无法控制的顽固性颅内高压时，可在血流动力学稳定情况下使用大剂量的巴比妥类药物来控制颅内压。③氯胺酮不推荐使用。

（3）肌肉松弛剂：①对于存在困难气道的 TBI 患者，琥珀胆碱是最佳选择，同时预注少量非去极化肌松药可减少琥珀胆碱引起的肌肉抽搐和 ICP 升高。②罗库溴铵（0.6~1.0mg/kg）起效迅速，对血流动力学影响小。③不推荐使用泮库溴铵，会引起高血压和心动过速。④对于准备术后拔除气管导管的患者，应该常规给予肌松监测和必要的药物拮抗。

7. 颅内压的控制　出现颅内高压时，可采取以下措施。

（1）过度通气：避免长时间的过度通气（$PaCO_2$ 28~33.5mmHg，4.5~5.0kPa），同时进行脑氧监测。

（2）高渗液体治疗：①甘露醇负荷剂量为 0.25~1g/kg，酌情重复给药，但不推荐持续输注；当血浆渗透压超过 320mOsm/L 时停止使用甘露醇，避免肾毒性。②高张盐水适用于合并低血容量的 TBI 患者,建议 3% 高张盐水负荷量 250~300ml 或者 7.5% 高张盐水 100~250ml 持续输注,并定期监测血钠;若血钠>155mmol/L,应停止使用高张盐水。

(3)激素:不推荐使用。

(4)体位:在确保血流动力学平稳的情况下,平卧位头部抬高 30° 可改善静脉回流,降低 ICP。

(5)脑脊液引流:可采用单次或持续脑室外穿刺引流,少量脑脊液减少可明显降低颅内压。

三、术后管理

1. 营养　患者伤后 7d 接受营养支持治疗,能够明显改善患者预后。

2. 感染　围手术期预防性使用抗生素能够降低患者肺炎的发生率;早期气管切开能够减少机械通气的时间。

3. 下肢深静脉血栓预防　采用充气长袜对下肢进行间断性加压有效,但下肢受伤患者禁用;预防性使用低分子肝素有增加颅内出血的风险。

22. 急性缺血性脑卒中血管内治疗的麻醉管理快捷指南

王国林(共同负责人) 时鹏才 何祥虎 郑跃英

高 峰 梁 发(执笔人) 葛圣金

韩如泉(共同负责人) 程明华

目 录

一、麻醉前评估

麻醉前评估包括神经功能损伤程度评估、一般情况评估和体格检查。

1. 神经功能损伤程度 包括:脑卒中严重程度评估、日常及发病时生活能力评估及昏迷程度评估。

(1)推荐应用美国国立卫生研究院脑卒中量表(National Institue of Health Stroke Scale,NIHSS)评估脑卒中程度。NIHSS 的范围为

0~42 分。分级:0~1 分为正常或近乎正常;1~4 分为轻度卒中/小卒中;5~15 分为中度卒中;15~20 分为中-重度卒中;20~42 分为重度卒中。

(2)推荐应用改良 Rankin 评分(modified Rankin scale,mRS)评估脑卒中患者生活质量及神经功能恢复的量表。mRS 评分范围为 0~6 分。分级:0 分完全没有症状;1~2 分为轻度残障,生活可自理;3~5 分为重度残障,无法生活自理;6 分为死亡。

(3)应用 Glasgow 昏迷评分(Glasgow coma scale,GCS)评估 AIS 患者的意识和神经系统状态。主要包括睁眼反应、语言反应和肢体运动反应。3~8 分为重度;9~12 分为中度;13~14 分为轻度;15 分为正常。

应用以上量表评价急性脑卒中患者病情的严重程度时,均存在局限性。2018 年 AHA/ASA 发布的急性脑卒中早期管理指南推荐主要应用 NIHSS 进行评价卒中严重程度。

2. 患者一般情况 注重发病时间、神经症状/体征的变化发展、心肺肾的病史及糖尿病史。

(1)询问症状出现时间最为重要。若是醒后卒中,则以睡眠前最后表现正常的时间作为发病时间。

(2)充分了解神经症状/体征的发展变化,便于确定栓塞部位及梗死程度。

(3)询问心脏病史及卒中病史,便于了解

栓塞病因(是否有房颤及瓣膜病等),有利于术中循环管理及术中循环突发事件,如新发脑栓塞及肺栓塞等意外事件的处理。

(4)术后呼吸抑制和呼吸功能不全是围手术期最明显的肺部并发症,其与肥胖及睡眠呼吸暂停综合征密切相关。危险因素包括慢性肺疾病,年龄 >60 岁,ASA≥Ⅲ级及急诊手术等。

(5)充分了解肾脏病史结合当前肾功能状况,有利于降低术中造影剂肾损伤风险,为制定肾保护策略提供信息。

(6)推荐进行血糖测定,了解靶器官受损程度。所有 AIS 患者行 EVT 前需进行基线血糖测定,有明确证据显示,围手术期高血糖与预后不良相关。

3. 体格检查

(1)气道评估:AIS 患者并发意识障碍及球麻痹影响气道功能者,应进行气道支持及辅助通气。清醒患者一般可配合体格检查,可初步了解气道情况,对意识障碍和/或躁动患者无法进行气道评估者,应按困难气道处理。此外,注意患者禁食水时间,以免发生误吸。若进食水后 8h 内发生卒中,由于应激状态致胃排空时间延迟,宜按照饱胃患者处理。

(2)呼吸功能评估:呼吸系统围手术期并发症居于围手术期患者死亡原因第二位,仅次于心血管并发症。危险因素包括:①肺功能损害程度;②慢性肺疾病:不吸氧状态下,若 SPO_2<94%,

或 $PaO_2 < 60mmHg$ 和/或 $PaCO_2 > 50mmHg$ 的患者,经吸氧处理后,如无低氧血症及二氧化碳蓄积,可暂不进行气管插管,反之,则需实施气管插管;③哮喘病史及其他气道高反应性肺病。因时间窗限制及延长术前检查时间与严重不良预后相关,此类患者不推荐必须进行术前胸部 X 线、CT 及肺功能等检查,可在准备手术同时行血气分析检查初步了解呼吸功能。

（3）循环功能评估

1）心功能评估:评估患者心功能,完善麻醉管理方案。

2）与麻醉风险相关的因素:心功能不全病史、不稳定型心绞痛史、近期心肌梗死(<6 个月),致命性心律失常等。因时间窗的限制,患者术前不推荐必须进行超声心动图等检查,可通过病史初步了解心功能状态。推荐在准备手术同时进行急诊心电图检查及肌钙蛋白测定,便于进行基线心电图和基线肌钙蛋白的记录,为后续病情变化引起的心脏新发改变提供参考。

（4）肾功能评估:通过术前必要的化验检查了解肾功能情况,制定肾保护策略,降低造影剂肾损伤的风险。

二、麻醉选择

局麻/清醒镇静及全身麻醉均可应用于 AIS 患者 EVT 术中。

对于意识清楚,指令合作的 AIS 患者可以选择局麻/清醒镇静进行 EVT 治疗。

以下五个项目中的任何一个的答案是"否",则优先考虑全身麻醉。关键因素包括:①患者对语言或触觉刺激是否有反应;②患者仰卧位时是否无呼吸困难、气道阻塞、分泌物(吞咽困难)或病理性呼吸模式;③患者的 SpO_2 是否≥94%~95%(含吸氧状态);④患者是否理解/遵循指令做出闭眼、张嘴、握手、平卧等动作;⑤患者气道管理是否安全(呕吐、饱胃等)。

三、麻醉实施

1. 局麻/清醒镇静 选择局麻/清醒镇静时,可应用芬太尼、舒芬太尼、瑞芬太尼、咪唑安定、丙泊酚、右美托咪定等药物。使用镇静镇痛药时,务必保持 SpO_2 在 94% 以上,必要时吸氧,避免二氧化碳蓄积。有条件的可监测麻醉深度,维持 BIS 值在 70 以上,保持可唤醒状态。

2. 全身麻醉 AIS 患者全身麻醉的药物无特定要求,但不管如何实施全身麻醉,应力争将术中血压维持在 EVT 之前水平。血流再通后,需与神经介入医师沟通,根据患者神经系统状况及手术情况调节血压。SNACC 建议诱导期避免收缩压突然小于 140mmHg。

目前无充分的临床证据支持使用特定血管活性药物维持围手术期血压更有利于 AIS 患者的预后,可酌情选用多巴胺、去甲肾上腺素或去氧肾上腺素等。

过度通气不利于 AIS 患者的预后,建议围手术期将 $PaCO_2$ 维持在正常范围。组织高氧可能加重再灌注相关性脑损伤,观察性研究显示,气管插管吸入高浓度氧的卒中患者预后较差。因此,对于再灌注较好的 AIS 患者 EVT 术后,可考虑减少吸入氧浓度(50%~70%),使 SpO_2 维持在 95%~98%。

3. 麻醉转换 当出现以下情况时,需进行全身麻醉转换:①出现颅内出血或蛛网膜下腔出血者;②持续恶心或呕吐者;③$PaCO_2 > 60mmHg$ 或 $SpO_2 < 94\%$,且无法通过吸氧或减少药物使用量改善者;④出现意识状态恶化或深昏迷者(BIS<60);⑤气道保护性反射消失;⑥其他干扰手术进程的事件(如躁动或癫痫)。

四、术中管理要点

1. 循环管理

(1)高血压:建议术中收缩压维持在 140~180mmHg,舒张压小于 105mmHg。机械取栓过程中及治疗结束后的 24h 内将血压控制在 ≤180/105mmHg;对于机械取栓成功再通的患者,血压控制<180/105mmHg。具有良好再通(mTICI 2b/3)的 AIS 患者,EVT 后应适当的降低血压(收缩压<140mmHg),以减少再灌注或过度灌注相关的不良事件(如颅内出血和/

或脑水肿）。相反，对于脑血管再通不良的患者（<mTICI 2a 或更低），至少维持 24h 内实行控制性高血压（收缩压≤180）以维持颅内灌注。

（2）低血压：卒中后低血压很少见，原因可能为主动脉夹层、血容量不足以及心功能障碍引起的心排血量减少等原因所致。卒中后低血压的患者应积极寻找和处理病因。

（3）心功能不全与心律失常：心功能不全患者按照原则进行处理，降低肺水肿发生风险。新发心房颤动引起的急性脑卒中，建议控制心室率（<110 次/min），不建议术中立即进行复律，以免新生血栓脱落引起房颤栓塞事件。推荐选择 β 受体阻滞剂，非二氢吡啶类钙通道阻滞剂（如维拉帕米，地尔硫草），洋地黄类及其他抗心律失常药（如胺碘酮）等控制心率。

2. 呼吸管理

（1）无低氧血症的 AIS 患者不需常规给氧，维持 $SpO_2>94\%$ 即可。

（2）EVT 手术过程中维持正常 $PaCO_2$。

（3）全身麻醉时，FiO_2 维持在 50%~70%。

3. 血糖管理

（1）高血糖：血糖超过 10mmol/L 时，可给予胰岛素治疗将血糖控制在 7.8~10mmol/L，并严格监测避免低血糖。

（2）低血糖：血糖低于 3.3mmol/L 时，可给予 10%~20% 葡萄糖口服或静脉注射治疗。目标是达到正常血糖范围。

4. 液体管理　围手术期因低血容量引起低血压时,建议进行容量补充。液体种类选择尚无临床数据支持。但对于 AIS 患者,围手术期不推荐扩容或血液稀释;也不推荐应用高剂量白蛋白进行容量补充。

5. 体温管理　对体温>38℃患者应给予退热措施:非甾体抗炎药或物理降温,但应预防物理降温引起的寒战反应,增加代谢和耗氧。不推荐诱导性低温治疗。

寒战时,可应用曲马多等进行治疗,同时应用 5-HT 药物预防恶心呕吐。

6. 肾功能保护　重点预防造影剂肾损伤。尤其是老年患者合并糖尿病,高血压及术前合并肾功能不全者。围手术期肾损伤与肾血流量和肾氧合有关,因此术中应注意保护肾灌注,维持 SpO_2 在 94% 以上,维持肾氧合,同时观察尿量,必要时应用利尿剂。

五、术中并发症的处理

本共识仅列出需要麻醉科医师参与处理的术中并发症。

1. 脑水肿与颅内压增高

建议处理措施:

(1) 短期中度过度通气:$PaCO_2$ 目标值33~34mmHg,此方法只能作为一种临时性过渡疗法。

(2) 去除引起颅内压增高的因素:躁动、癫痛、发热、呼吸道不通畅、恶心呕吐等。

（3）抬高头位：手术结束后，建议抬高头位的方式，通常抬高床头大于30°。

（4）药物治疗：甘露醇和高张盐水。可根据患者的具体情况选择药物种类、治疗剂量及给药次数。必要时也可选用甘油果糖或呋塞米。

（5）必要时神经外科会诊，行去骨瓣减压术。

不建议处理措施：

（1）不推荐使用糖皮质激素（常规或大剂量）。原因：缺乏有效的证据支持，且存在增加感染性并发症的潜在风险。

（2）不推荐在缺血性脑水肿发生时使用巴比妥类药物。

2. 出血转换

处理原则：首先停用术中抗栓药物（抗血小板、抗凝）。

（1）轻型：无症状者。以脱水降低 ICP，控制血压，防止恶化为主。

（2）重型：有症状者。应按脑出血处理原则处理：镇静、积极脱水降低 ICP、减轻脑水肿、预防脑疝；严格控制血压；血肿较大出现占位效应者，应请神经外科会诊，外科治疗。

3. 癫痫　处理措施：紧急应用丙泊酚控制癫痫发作，保护舌体，控制气道。

4. 高灌注综合征　AIS 患者 EVT 术后责

任血管供血区 CBF 呈压力依赖性,CBF 与血压呈线性关系,脑血流自动调节能力受损。因此,对于再通良好患者,需要与神经介入医师充分沟通交流,将血压控制在合理水平,建议收缩压 140~180mmHg,或更低水平,舒张压小于 105mmHg。

5. 脑血管痉挛　EVT 术中血管痉挛多因导丝导管机械刺激引起。血栓去除前,可通过提升血压,动脉内给予硝酸甘油,尼莫地平等药物处理;取栓成功后,可将导丝导管一并撤出,常可迅速缓解脑血管痉挛,如无效,可再次动脉内应用硝酸甘油,尼莫地平等药物处理,谨慎提升血压。

六、术后管理

对于全身麻醉患者,术后需要与介入医师充分沟通神经系统病情,结合患者全身状况,谨慎拔除气管导管。

存在下列情况时,建议暂缓拔除气管导管。

(1) 术前存在呼吸功能障碍者:呼吸节律和/或频率改变;术前已行气管内插管;术前低氧:$SpO_2<94\%$,或 $PaO_2<60mmHg$ 和/或 $PaCO_2>50mmHg$,且通过吸氧无法改善;睡眠呼吸暂停病史或存在气道梗阻风险。

(2) 术前存在严重心脏功能障碍者:心功能不全者及严重心律失常。

(3) 神经系统严重病变者:梗死体积巨大,

高度存在出血转换或需行去骨瓣减压;梗死位于延髓且已出现呼吸功能不全。

对于局部麻醉或清醒镇静下完成手术的患者,术后因病情变化出现低氧血症或呼吸功能不全时,需与介入医师及神经重症医师沟通气管插管必要性及肺部并发症发生可能性,权衡利弊后,可行气管插管。

对于带气管导管进入神经重症病房或术后因病情变化行气管插管者,当病情稳定,满足气管拔除标准时,在与治疗团队充分讨论后,应拔除气管导管。

23. 围手术期高血压患者管理快捷指南

王　龙　王国林(负责人)　王春艳　许　楠
邹望远(共同执笔人)　张利东　倪　诚
阎文军　谢克亮　蔡宏伟(共同执笔人)

目　录

一、高血压的定义、分类及危险性评估

1. 定义和分类

（1）高血压：未使用降压药物，非同日 3 次测量血压，收缩压（SBP）≥140mmHg 和/或舒张压（DBP）≥90mmHg。分为 1~3 级（表 23-1）。

表23-1 血压的定义和分级

类别	收缩压/ mmHg		舒张压/ mmHg
正常血压	<120	和	<80
正常高值	120~139	和/或	80~89
高血压			
1级(轻度)	140~159	和/或	90~99
2级(中度)	160~179	和/或	100~109
3级(重度)	≥180	和/或	≥110
单纯收缩期高血压	≥140	和	<90

当收缩压和舒张压分属于不同分级时,以较高的级别作为标准。

(2)围手术期高血压:从确定手术治疗到治疗结束期间内,患者的血压(SBP、DBP或平均压)升高幅度大于基础血压的30%,或SBP≥140mmHg 和/或 DBP≥90mmHg。

(3)围手术高血压危象:围手术期出现短时间血压增高,超过180/110mmHg。

2. 心血管总体危险评估 高血压患者按心血管风险水平分为:低危、中危、高危和极高危(表23-2,表23-3)。

二、老年高血压

年龄≥65岁,收缩压(SBP)≥140mmHg 和/或舒张压(DBP)≥90mmHg,可定义为老年高血压。若 SBP≥140mmHg,DBP<90mmHg 则为

表 23-2 高血压患者心血管风险水平分层

其他危险因素和病史	血压/mmHg			
	SBP130~139 和/或 DBP 85~89	SBP140~159 和/或 DBP 90~99	SBP160~179 和/或 DBP 100~109	SBP≥180 和/或 DBP≥110
无		低危	中危	高危
1~2个其他危险因素	低危	中危	中危	极高危
≥3个其他危险因素，或靶器官损害	中/高危	高危	高危	极高危
临床并发症或合并糖尿病	高/极高危	极高危	极高危	极高危

表 23-3 影响高血压患者心血管预后的重要因素

心血管危险因素（1~3级）	靶器官损害（TOD）	伴临床疾患
高血压（1~3级）	左心室肥厚	脑血管病：
男性>55岁；女性>65岁	心电图：Sokolow-Lyons>38mV 或	脑出血
吸烟	Cornell>2 440mm × ms	缺血性脑卒中
糖耐量受损（餐后 2h 血糖	超声心动图 LVMI：	短暂性脑缺血发作
7.8~11.0mmol/L）和/或空腹血	男 ≥125g/m²，女 ≥120g/m²	心脏疾病：
糖异常（6.1~6.9mmol/L）		心肌梗死史
血脂异常	颈动脉超声 IMT>0.9mm	心绞痛
TC≥5.7mmol/L（220mg/dl）	或动脉粥样斑块	冠状动脉血运重建史
或	颈-股动脉脉搏波速度>12m/s	充血性心力衰竭
LDL-C>3.3mmol/L（130mg/dl）	（*选择使用）	肾脏疾病：
或		糖尿病肾病
HDL-C<1.0mmol/L（40mg/dl）	踝/臂血压指数<0.9	肾功能受损

续表

心血管危险因素	靶器官损害（TOD）	伴临床疾患
早发心血管病家族史（一级亲属发病年龄<50岁） 腹型肥胖（腰围：男性≥90cm，女性≥85cm） 或肥胖（BMI≥28kg/m²）	（*选择使用） 估算的肾小球滤过率降低[eGFR<60ml/(min·1.73m²)] 或血清肌酐轻度升高： 男性115~133μmol/L(1.3~1.5mg/dl)， 女性107~124μmol/L(1.2~1.4mg/dl) 微量白蛋白尿：30~300mg/24h或白蛋白/肌酐比：≥30mg/g(3.5mg/mmol)	血肌酐： 男性≥133μmol/L(1.5mg/dl) 女性≥124μmol/L(1.4mg/dl) 蛋白尿（>300mg/24h） 外周血管疾病 视网膜病变： 出血或渗出 视乳头水肿 糖尿病： 空腹血糖：≥7.0mmol/L(126mg/dl) 餐后血糖：≥11.1mmol/L(200mg/dl) 糖化血红蛋白：(HbA1c)≥6.5%

TC:总胆固醇;LDL-C:低密度脂蛋白胆固醇;HDL-C:高密度脂蛋白胆固醇;LVMI:左心室质量指数;IMT:颈动脉内膜中层厚度;BMI:体重指数。

老年单纯收缩期高血压。

1. 临床特点

（1）收缩压增高,脉压增大。

（2）血压波动大

1）直立性低血压。

2）卧位高血压。

3）餐后低血压。

（3）血压昼夜节律异常

1）清晨高血压。

2）夜间低血压。

3）夜间高血压。

（4）白大衣高血压和假性高血压。

（5）常与多种疾病并存,治疗难度增加。

2. 药物治疗

（1）治疗起始血压

1）65~79 岁

A. 血压≥150/90mmHg,应开始药物治疗。

B. 血压≥140/90mmHg,可考虑药物治疗。

2）≥80 岁:SBP≥160mmHg, 开始药物治疗。

（2）降压目标

1）65~79 岁:应降至<150/90mmHg;如能耐受,目标血压<140/90mmHg。

2）≥80 岁:应降至<150/90mmHg;如 SBP<130mmHg 耐受良好,可继续治疗。

3）双侧颈动脉狭窄程度 >75%:避免出现脑缺血,适当放宽目标值。

4）监测血压:降压速度不宜过快,降压水平不宜过低。

3. 药物应用方法

（1）药物选择:推荐利尿剂、CCB、ACEI 或 ARB。

（2）药物用法

1）小剂量开始,逐渐增加至最大剂量。

2）β 受体阻滞剂:无并存疾病的老年高血压不宜首选。

3）α 受体阻滞剂:使用时注意体位性低血压。

4）利尿剂:小剂量使用。

（3）老年单纯收缩期高血压的药物治疗

1）SBP<150mmHg:可不用药物。

2）SBP 为 150~179mmHg:可用小剂量降压药。

3）SBP≥180mmHg:需用降压药,密切监测血压。

三、围手术期高血压的病因

1. 原发性高血压

（1）既往有高血压病史,术前血压控制不理想。

（2）占 90%~95%,是遗传易感性和环境因素相互作用的结果。

（3）其他因素:体重超重、口服避孕药、睡眠呼吸暂停低通气综合征等。

2. 继发性高血压

（1）约占 5%~10%，血压升高继发于某些疾病。

（2）主要见于肾脏疾病、内分泌疾病、颅脑及血管疾病、妊娠期高血压等。

3. 紧张焦虑

（1）心理因素：由患者对麻醉、手术的紧张、焦虑、恐惧、睡眠不好等所致。

（2）仅在入手术室后才出现高血压，回病房或应用镇静剂后，血压恢复正常。

4. 麻醉

（1）麻醉过浅或镇痛不全。

（2）血管内容量过多。

（3）浅麻醉下气管内插管或拔管。

（4）缺氧或 CO_2 蓄积。

（5）药物副作用。

（6）术后低体温、寒战及缺氧、高碳酸血症等。

5. 手术类型及手术操作

（1）颈动脉、腹部主动脉、外周血管、腹腔和胸腔手术。

（2）手术操作如手术牵拉、血流阻断等，可引起短时血压增高。

（3）嗜铬细胞瘤等术中可能继发严重高血压，甚至心脑血管意外。

6. 其他

（1）液体输入过量或体外循环流量较大。

（2）颅内压升高。

（3）升压药物使用不当。

（4）肠胀气、尿潴留。

（5）寒冷与低温。

（6）术后应用纳洛酮拮抗阿片类药物的呼吸抑制作用。

（7）术后伤口疼痛、咳嗽、恶心呕吐等。

（8）术后麻醉对血管的舒张作用消失，血容量过多。

四、围手术期高血压控制原则和目标

1. 控制原则

（1）保证重要脏器灌注，降低心脏后负荷，维护心功能。

（2）β 受体阻滞剂和钙通道阻滞剂：可继续服用。

（3）血管紧张素转化酶抑制剂及血管紧张素Ⅱ受体阻滞剂：不建议手术当日继续服用。

2. 控制目标

（1）年龄<60 岁：血压应<140/90mmHg。

（2）年龄≥60 岁：如不伴糖尿病、慢性肾病（CKD），SBP 应<150mmHg。

（3）年龄 >80 岁：SBP 应在 140~150mmHg，如伴糖尿病、CKD，血压应<140/90mmHg。

（4）高血压患者手术时机

1）术前轻、中度高血压（<180/110mmHg）：可行手术。

2）入手术室后血压 >180/110mmHg：建议推迟手术，如确需行手术，交代风险后家属同意才可。

3）术前重度高血压（>180/110mmHg）：不建议在数小时内紧急降压治疗，否则常带来重要靶器官缺血及降压药物的副作用。

4）危及生命的紧急状况：为抢救生命，不论血压多高，都应急诊手术。

（5）严重高血压合并威胁生命的靶器官损害及状态：短时间内采取措施改善靶器官功能。

3. 围手术期静脉降压药物的使用

（1）即刻目标：30~60min 内使 DBP 降至110mmHg，或降低 10%~15%（不超过 25%）。

（2）如可耐受，在随后 2~6h 将血压降低至160/100mmHg。

（3）主动脉夹层患者：降压速度更快，选用起效迅速的药物（表 23-4）在 24~48h 内将血压降至维持组织基本灌注的最低血压水平。

五、高血压患者术前评估及术前准备

1. 实施手术与麻醉耐受性的评价

（1）高血压病程与进展情况

1）长病程：病程越长，重要脏器越易受累，麻醉危险性越大。

2）短病程：进展迅速者早期可出现心、脑、肾并发症，麻醉危险性很大。

（2）高血压的程度

表 23-4 高血压急症静脉注射或肌内注射用降压药

降压药	剂量	起效	持续	不良反应
硝普钠	0.25~10μg/(kg·min),i.v.	立即	1~2min	恶心、呕吐、肌颤、出汗
硝酸甘油	5~100μg/min,i.v.	2~5min	5~10min	头痛、呕吐
酚妥拉明	2.5~5mg,i.v. 0.5~1mg/min,i.v.	1~2min	10~30min	心动过速、头痛、潮红
尼卡地平	0.5~10μg/(kg·min),i.v.	5~10min	1~4h	心动过速、头痛、潮红
艾司洛尔	250~500μg/kg,i.v. 此后50~300μg/(kg·min),i.v.	1~2min	10~20min	低血压、恶心
乌拉地尔	10~50mg,i.v., 6~24mg/h	5min	2~8h	头晕、恶心、疲倦
地尔硫䓬	10mg,i.v., 5~15μg/(kg·min),i.v.	5min	30min	低血压、心动过缓

续表

降压药	剂量	起效	持续	不良反应
二氮嗪	200~400mg，i.v.，累计不超过 600mg	1min	1~2h	血糖过高、水钠潴留
拉贝洛尔	20~100mg，i.v. 0.5~2.0mg/min，i.v. 24h 不超过 300mg	5~10min	3~6h	恶心、呕吐、头皮麻木、支气管痉挛、传导阻滞、体位性低血压
依那普利拉	1.25~5mg 每 6h，i.v.	15~30min	6~12h	高肾素状态血压陡降、变异度较大
肼苯哒嗪	10~20mg，i.v. 10~40mg，i.m.	10~20min，i.v. 20~30min，i.m.	1~4h 4~6h	心动过速、潮红、头痛、呕吐、心绞痛加重

1）1、2 级高血压（BP<180/110mmHg）：手术不增加围手术期发生心血管并发症的风险。

2）3 级高血压（BP≥180/110mmHg）：围手术期发生心血管并发症的危险性明显增加。

（3）靶器官受累情况

1）伴重要脏器功能损害者，麻醉手术的危险性显著增加。

2）了解有无心绞痛、心力衰竭、高血压脑病、糖尿病及脂类代谢紊乱等合并症。

（4）拟行手术的危险程度

1）高危手术（心脏危险性>5%）

A. 急诊大手术，尤其是老年人。

B. 主动脉或其他大血管手术。

C. 外周血管手术。

D. 长时间手术（>4h）。

E. 大量体液移位和/或失血较多等。

2）中危手术（心脏危险性<5%）

A. 颈动脉内膜切除术。

B. 头颈部手术。

C. 腹腔内或胸腔内手术。

D. 矫形外科手术。

E. 前列腺手术等。

3）低危手术（心脏危险性<1%）

A. 内镜检查。

B. 浅表手术。

C. 白内障手术。

D. 乳腺手术等。

2. 权衡是否需要延迟手术

（1）轻、中度高血压（<180/110mmHg）：可行手术。

（2）重度高血压（≥180/110mmHg）：建议延迟择期手术。

（3）原发疾病为危及生命的紧急状态：抢救生命，立即手术。

3. 麻醉前准备

（1）择期手术降压的目标

1）中青年患者：<130/85mmHg。

2）老年患者：<140/90mmHg。

3）合并糖尿病者：降至130/80mmHg以下。

4）合并慢性肾脏病者：控制<130/80mmHg甚至125/75mmHg以下。

（2）急诊手术降压目标

1）血压>180/110mmHg：严密的监测下控制性降压至140/90mmHg。

2）情况较为复杂的患者：请心血管内科医师协助解决。

六、常用抗高血压药物及对麻醉的影响

1. 利尿药

（1）降低血管平滑肌对缩血管药物的反应性，可能加重体液缺失。

（2）长期服用易发生低钾血症，监测血钾，有低钾趋向及时补钾。

（3）术前 2~3d 停用。

2. β 受体阻滞剂

（1）术前用于控制血压,避免突然停用,防止术中心率的反跳。

（2）降低术后房颤发生率、非心脏手术心血管并发症的发生率及病死率。

（3）围手术期维持使用,无法口服者可经肠道外给药。

3. 钙通道阻滞剂

（1）改善心肌氧供/需平衡,治疗剂量对血流动力学无明显影响。

（2）增强静脉麻醉药、吸入麻醉药、肌松药和镇痛药的作用。

（3）不主张术前停药,可持续用至术晨。

4. ACEI 和 ARB 类药物

（1）可加重手术相关的体液缺失,增加术中低血压的风险。

（2）ACEI 类:作用缓和,术前可适当调整,不必停药。

（3）ARB 类:推荐手术当天停用,待体液容量恢复后再服用。

5. 交感神经抑制剂

（1）可乐定:强化镇静,降低术中麻醉药用量。

（2）术前不必停用,防止术中血压严重反跳,诱发高血压危象。

6. 其他

（1）利血平：增加患者对麻醉药物的敏感性，易发生血压下降和心率减慢。

（2）术中低血压：建议小剂量分次静脉注射甲氧明，每次 0.25mg。

（3）长期服用利血平：术前 7 天停服，改用其他抗高血压药物。

七、围手术期高血压的麻醉管理

1. 麻醉前用药

（1）术前可口服地西泮 5~10mg 或劳拉西泮 2~4mg。

（2）患者入手术室后，可根据需要给予咪达唑仑。

（3）服用利血平或普萘洛尔的患者：诱导前可给予阿托品，避免心动过缓。

2. 麻醉选择

（1）局部麻醉

1）局部浸润麻醉或神经阻滞：麻醉药中不宜加用肾上腺素，适当镇静。

2）单纯颈丛神经阻滞/蛛网膜下隙阻滞：不宜用于重度高血压患者。

3）连续硬膜外阻滞：控制好麻醉平面，补充容量，合理使用血管活性药。

（2）全身麻醉

1）吸入麻醉药：扩血管和心肌保护作用，适用于高血压患者术中应用。

2）静脉麻醉药

A. 氯胺酮:使血压显著升高,心率加快,不宜用于高血压患者。

B. 丙泊酚:剂量依赖性抑制心肌和扩张血管。

C. 咪达唑仑:引起轻度全身血管扩张和心排血量下降。

D. 芬太尼及其衍生物:降低交感神经活性,减弱应激反应。

3）肌松药:药物选择取决于患者的心、肾功能。

（3）联合麻醉:全身麻醉复合硬膜外阻滞。

1）有效阻断伤害性刺激,减轻应激反应,便于术后镇痛。

2）使患者舒适、意识消失、肌肉松弛。

3）控制呼吸保证有效通气,满足手术要求。

4）显著减少麻醉药物用量,利用各自优点,使麻醉更平稳。

3. 气管插管与拔管时高血压的预防

（1）气管插管

1）强效吸入麻醉药:吸入 5~10min,加深麻醉。

2）阿片类药物:单次静脉注射芬太尼 2.5~5μg/kg,阿芬太尼 15~25μg/kg,舒芬太尼 0.25~0.5μg/kg,瑞芬太尼 0.5~1μg/kg。

3）局部麻醉药:利多卡因,静脉或气管内

使用 1~1.5mg/kg。

4）血管活性药

A. 硝酸甘油 0.2~0.4μg/kg。

B. 尼卡地平 10~20μg/kg。

C. 乌拉地尔 0.25~0.5mg/kg。

D. 艾司洛尔 0.2~1mg/kg。

5）右美托咪定：静脉泵注 0.5~0.7μg/kg，10~15min 泵注完。

（2）拔除气管导管

1）停吸入麻醉药时机

A. 七氟烷：手术结束前 10min。

B. 异氟烷：手术结束前 20~30min。

C. 恩氟烷：手术结束前 45min。

D. 地氟烷：手术结束时。

2）气流量：术毕前 10min 将气流量开大至 5~10L/min 加速吸入麻醉药的洗出。

3）丙泊酚：维持至术毕。

4）芬太尼：静脉注射 1μg/kg。

5）肌松药

A. 拮抗时机：TOF 出现 2 个反应或开始有自主呼吸时。

B. 拮抗药剂量：新斯的明 0.04~0.07mg/kg，最大剂量 5mg。

C. 阿托品剂量：新斯的明的半量或三分之一。

6）拔管时机

A. 自主呼吸次数<20 次/min，节律规则。

B. $PetCO_2$ 有良好肺泡气平台，V_T>5ml/kg，呼吸空气 SpO_2>95%。

C. 胸、腹矛盾呼吸运动消失。

7）拔管前：不刺激患者咳嗽，较深麻醉下吸尽气管及口咽部分泌物。

8）拔管后：托起下颌，舌后坠明显可置入口咽通气道，屏气可用面罩辅助。

9）恢复自主呼吸：吸空气后能维持 SpO_2>95%，持续给氧至完全苏醒。

八、特殊类型高血压的处理

1. 高血压急症

（1）定义

高血压急症：原发性或继发性高血压患者，在某些诱因下，血压突然显著升高（一般超过 180/120mmHg），伴进行性心、脑、肾等重要靶器官功能不全。

（2）降压方案

1）个体化降压：降压时需充分考虑患者的年龄、病程、血压升高的程度、靶器官损害和合并的临床状况，制订个体化降压方案。

2）控制性降压

A. 数分钟到 1h：MAP 的降低幅度不超过治疗前水平的 25%。

B. 2~6h：降至较安全水平，一般为 160/100mmHg 左右。

C. 24~48h：逐步降低至正常水平。

（3）控制性降压方法

1）吸入麻醉药降压

A. 心肌抑制作用较强,舒张血管平滑肌,血压降低。

B. 短时间降压:选用异氟烷或七氟烷,心肌抑制作用较轻,利于组织灌注。

C. 长时间降压:与其他降压药复合应用。

2）血管扩张药降压

A. 硝普钠:降压快速、停药后血压迅速恢复,大剂量使用时避免酸中毒。

B. 硝酸甘油:降压效应稍弱,能有效预防、治疗心肌缺血。

C. 艾司洛尔:控制心率,禁用于支气管疾病患者。

D. 尼卡地平:降压、改善脑血流量,适用于支气管疾病患者及颅脑手术。

E. 乌拉地尔:自限性降压,较大剂量不产生过度低血压。

F. 拉贝洛尔:不升高颅内压,维持器官血流量,用于妊娠或肾衰竭时高血压急症。

2. 嗜铬细胞瘤

（1）高血压危象的处理

1）术前降压:联合应用 α、β 受体阻滞剂。

2）术中高血压危象

A. 酚妥拉明。

B. 其他药物:硝普钠、硝酸甘油、乌拉地尔、拉贝洛尔等。

（2）低血压的处理

1）补充血容量

A. 改善体液相对不足,预防肿瘤切除后低血压。

B. 术中补液量一般多于丢失量 500~1 000ml。

2）停用扩血管药物

3）儿茶酚胺类药物:如去甲肾上腺素。

4）血管加压素:0.01~0.04U/min,适用于肿瘤切除后顽固、难治性低血压。

（3）低血糖的处理

1）病因:嗜铬细胞瘤切除。

2）表现:低血糖性休克,表现为大汗、心慌或循环抑制、对一般处理反应迟钝。

3）处理:加强血糖监测,必要时输注葡萄糖液。

24. 围手术期血糖管理快捷指南

马正良　王国年　王国林　许　力　张秀华
陈　雯　郑　宏　高　卉(执笔人)　郭　政
郭向阳　黄宇光(负责人)

目　录

　　围手术期血糖管理的基本原则是避免低血糖、预防酮症酸中毒、维持水电解质平衡、避免严重高血糖。严密的血糖监测、降糖治疗方案的及时调整,是围手术期血糖管理的关键。

一、术前评估与准备

(一) 术前评估

　　1. 筛查空腹或随机血糖。糖尿病患者检测空腹和餐后 2h 血糖。

　　2. 建议糖尿病患者术前 4~6 周内检测 HbA1c。HbA1c≤7% 提示血糖控制满意,围手术期风险较低。对既往无糖尿病病史者,术前随机血糖≥200mg/dl 建议检查 HbA1c,以便筛查出未诊断的糖尿病。如果年龄≥45 岁或体重指数 BMI≥25kg/m², 同时合并高血压、高血脂、心血管疾病、糖尿病家族史等高危因素, 行心脏外科、血管外科、神经外科、骨科、创伤外科、器官移植等高危手术者, 也推荐术前筛查 HbA1c。单纯应激性高血糖者 HbA1c 应<6.5%。贫血、近期输血等因素可能影响 HbA1c 检测的准确性。

3. 行中高危手术的糖尿病患者, 术前应全面了解其糖尿病分型、目前的治疗方案、血糖控制的平均水平和波动范围、低血糖发作情况。评估有无糖尿病并发症如冠心病、脑血管病变、糖尿病肾病等, 推荐术前检查心电图和肾功能。

(二) 手术时机

1. 糖尿病高血糖危象　酮症酸中毒 (diabetic ketoacidosis, DKA) 和高渗性高血糖状态 (hyperosmolar hyperglycemic state, HHS) 是可能危及生命的急性并发症。出现 DKA 和 HHS 时, 非急诊手术应该推迟。急诊手术如果病情允许, 也应尽量纠正代谢紊乱, pH 值和渗透压恢复正常后手术, 并充分向患者告知风险。

2. 对非急诊手术, HbA1c≥8.5% 或空腹血糖随机血糖≥250mg/dl 时, 由外科医师、内分泌科医师、麻醉科医师等多科专家会诊评估, 基于患者总体生理情况和手术的紧急程度, 个体化的决定是否推迟手术。

(三) 麻醉计划

1. 糖尿病患者尽量安排在上午第一台手

术,缩短术前禁食时间。

2. 糖尿病患者不推荐术前口服含糖饮料。

3. 与区域麻醉相比,全身麻醉特别是吸入性麻醉药刺激血糖升高的作用更显著,但目前并没有证据推荐糖尿病患者首选区域麻醉。

4. 推荐围手术期多模式镇痛和止吐治疗,术后尽早恢复正常饮食。对糖尿病患者是否给予地塞米松应权衡利弊。用于止吐的≤8mg 的低剂量地塞米松升高血糖的风险较小。

（四）原有降糖方案的术前调整(表 24-1,表 24-2)

1. 口服降糖药

表 24-1　口服降糖药术前调整

口服降糖药分类	围手术期风险	术前1天	手术当日（短小型手术,当天能恢复进食）	手术当日（大中型手术,术后不能恢复进食）
促胰岛素分泌(磺脲类、格列奈类)	低血糖	服用	停药	停药
二甲双胍	肾功能不全时出现乳酸堆积	服用	服用	停药
噻唑烷二酮类（TZDs）	水钠潴留	服用	服用	停药

续表

口服降糖药分类	围手术期风险	术前1天	手术当日（短小型手术，当天能恢复进食）	手术当日（大中型手术，术后不能恢复进食）
DDP-4抑制剂	较少	服用	服用	服用
SGLT-2抑制剂	低血容量	停药	停药	停药

2. 皮下胰岛素

表24-2 皮下注射胰岛素术前剂量调整

胰岛素剂型	给药频率	术前晚上	手术当日早晨
长效胰岛素	q.d.	常规剂量的80%	常规剂量的80%
中效胰岛素	b.i.d.	常规剂量的80%	常规剂量的50%
中效/短效预混胰岛素	b.i.d.	常规剂量的80%	中效部分常规剂量的50%
短效或速效胰岛素	t.i.d.	不变	停用
*CSII	持续	不变	泵速调整为睡眠基础速度

* 皮下连续输注胰岛素泵（continuous subcutaneous insulin infusion，CSII）。

二、围手术期血糖管理

(一) 血糖监测

1. 测量方法　常用方法包括便携式血糖

仪床旁测量指尖毛细血管血和动/静脉血生化检验(含血气分析)两种。在术中容量波动大、血流动力学不稳定、使用缩血管药物、贫血、低体温以及高血脂、高胆红素血症等情况下,指尖毛细血管血糖的准确性下降,应使用动脉血气监测血糖。

2. 监测频率 正常饮食的患者监测空腹血糖、三餐后血糖和睡前血糖。禁食患者每4~6h监测一次血糖。

术中每1~2h监测一次血糖。危重患者、大手术或持续静脉输注胰岛素的患者,每0.5~1h监测一次。体外循环手术降温复温期间每15min监测一次。血糖≤100mg/dl(5.6mmol/L)或下降速度过快时增加监测频率。血糖≤70mg/dl(3.9mmol/L)时每5~15min监测一次直至血糖恢复至100mg/dl(5.6mmol/L)以上。

病情稳定的日间手术患者,如手术时间≤2h,在入院后和离院前分别检测一次血糖。

(二)围手术期血糖控制目标

1. 避免低血糖和严重的高血糖,推荐围手术期血糖控制在140~180mg/dl(7.8~10.0mmol/L)。血糖>180mg/dl(10.0mmol/L)应开始胰岛素治疗。正常进食的患者控制餐前血糖≤140mg/dl(7.8mmol/L),餐后血糖≤180mg/dl(10.0mmol/L)。

2. 术后ICU住院时间≥3日的危重患者,推荐血糖目标值≤150mg/dl(8.4mmol/L)。对于非糖尿病患者和部分血糖控制良好的糖尿病患者,行整形外科等精细手术时,围手术期血糖控制在 110~180mg/dl（6.1~10.0mmol/L）可能是安全的,并且能减少术后感染等并发症。

3. 高龄（≥75 岁）、频繁发作低血糖、合并严重心脑血管疾病的患者,血糖目标上限也可适当放宽至≤216mg/dl（12.0mmol/L）,最高不超过 250mg/dl（13.9mmol/L）。

（三）高血糖管理方案

1. 皮下注射胰岛素　<4h 的普通手术可以皮下注射短效或速效胰岛素控制血糖,注射间隔应 >2h。胰岛素剂量（U）可用以下公式粗略估算:［血糖值（mg/dl）−100］/40,并根据患者对胰岛素的敏感程度进行调整。胰岛素敏感因素包括:年龄≥70 岁或肾小球滤过率 GFR≤60ml/min。胰岛素抵抗因素包括:BMI≥35kg/m²,全天胰岛素用量 >80U,糖皮质激素用量相当于每日 >20mg 强的松。表 24-3 是围手术期皮下胰岛素的一种参考用法。

表 24-3　皮下校正胰岛素用量

血糖/mg/dl（mmol/L）	胰岛素敏感/U	常规/U	胰岛素抵抗/U
141~180（7.7~10）	0	2	3
181~220（10~12.2）	2	3	4
221~260（12.2~14.4）	3	4	5
261~300（14.4~16.6）	4	6	8
301~350（16.6~19.4）	5	8	10
351~400（19.4~22.2）	6	10	12
>400（>22.2）	8	12	14

2. CSII 使用皮下胰岛素泵 CSII 的糖尿病患者,如术中患者清醒、可以自行操作胰岛素泵,或者术中医护人员具备管理胰岛素泵的条件和经验,可以考虑继续使用。皮下泵位置需要远离手术部位,便于操作,并且避免单极电刀、CT/MRI 射线等干扰,否则更换为皮下单次注射或静脉输注。

3. 静脉输注胰岛素 术中容量和血流动力学波动大的手术、使用血管活性药或机械通气的重症患者、皮下胰岛素控制欠佳的患者,推荐静脉持续泵注胰岛素控制血糖。一般将短效/速效胰岛素与生理盐水配成 1U/ml 的溶液,1 型糖尿病胰岛素起始泵速 0.5~1U/h,而 2 型糖尿病泵速一般需增至 2~3U/h 或更高。也可参照血糖水平,胰岛素起始泵速 (U/h) = 血糖 (mg/dl) /100,以后根据血糖值和血糖变化速度调整泵速,表24-4 是一种参考方案。

冠状动脉搭桥手术患者,尤其是从低体温期

表 24-4 围手术期静脉输注胰岛素剂量调整

血糖/mg/dl	血糖增加	血糖下降 <30mg/dl	血糖下降 >30mg/dl
>241	增加 3U/h	增加 3U/h	不变
211~240	增加 2U/h	增加 2U/h	不变
180~210	增加 1U/h	增加 1U/h	不变
141~180	不变	不变	停泵
110~140	不变	减 0.5U/h	停泵

恢复后,初始胰岛素输注速度需要增加 3~5 倍。

4. **液体选择** 术中未用胰岛素时一般输入无糖液体。术前禁食超过 48h 的糖尿病患者、低龄儿童患者、手术时间过长(>3h)者、加用了胰岛素的术中患者,在血糖<250mg/dl(13.9mmol/L)的前提下,输注含糖液体,速度为葡萄糖 3.75~6.25g/h,同时根据血糖水平调整胰岛素泵速,并注意监测和补充血钾。

术后使用肠内肠外营养液时应注意营养液中的糖负荷,选用糖尿病专用型制剂,适当降低糖与脂肪的比例,缓慢输注。

5. **糖尿病危象的处理** 1 型糖尿病患者容易出现 DKA,特别是在急诊手术或停用长效胰岛素期间;血糖≥250mg/dl(13.9mmol/L),出现可疑症状征时注意查血/尿酮体和血气分析。2 型糖尿病更容易出现 HHS。DKA 和 HHS 可以造成严重脱水和低钾血症,应当充分补液,短效胰岛素起始剂量 0.1U/(kg·h)静脉输注,尽快将血糖控制在≤11.1mmol/L(DKA)或≤16.7mmol/L(HHS)(血糖下降速度每小时 3.9~6.1mmol/L),同时监测并维持水电解质酸碱平衡,内分泌会诊指导诊治。

(四) 低血糖救治

尽量避免出现血糖≤70mg/dl(3.9mmol/L)。静脉输注胰岛素的患者血糖≤110mg/dl(6.1mmol/L)应停用胰岛素泵,加强血糖监测。一旦血糖≤70mg/dl(3.9mmol/L)立即开始升血糖处理。

可进食的清醒患者立即口服 10~25g 快速吸收的碳水化合物(如含糖饮料、糖片),不能口服的静脉推注 50% 葡萄糖 20~50ml。之后持续静脉点滴 5% 或 10% 葡萄糖维持血糖,每 5~15min 监测一次直至血糖≥100mg/dl(5.6mmol/L)。再次开始静脉胰岛素时使用原输注速度的 50% 作为起始速度。发生低血糖后要仔细筛查原因。

1 型糖尿病即使出现低血糖,也不推荐停止胰岛素输注,以免出现酮症。胰岛素泵速可以降低至 0.5U/h,同时增加葡萄糖输注速度以维持目标血糖值。

三、术后过渡与恢复

1. 积极防治术后疼痛、焦虑失眠、感染等可能引起应激性血糖升高的危险因素。

2. 术中持续静脉泵注胰岛素者,建议术后继续泵注 24h 以上。术后返 ICU 的重症患者应静脉泵注胰岛素。

3. 术后积极防治恶心呕吐,尽早恢复肠内营养或正常饮食,过渡到皮下胰岛素控制血糖。中长效胰岛素在停用静脉胰岛素之前 2~3h 注射,短效或速效胰岛素在停用静脉前 1~2h 注射,避免在夜间加用。

皮下胰岛素的起始全天总量 = 最近 6~8h 的静脉胰岛素平均输注速度 × 24h × 80%。未使用静脉胰岛素的糖尿病患者术后皮下胰岛素的初始量可按体重计算,见表 24-5。推荐基础

表 24-5　术后皮下注射胰岛素用法用量

进食	胰岛素类型	敏感	普通	抵抗
禁食/流食/摄入不足	基础（中/长效）	0.1~0.15U/（kg·h）	0.2~0.25U/（kg·h）	0.3U/（kg·h）
	校正（短/速效）	每 6h 测 1 次血糖，>180mg/dl 给予校正胰岛素		
正常	基础（中/长效）	0.1~0.15U/（kg·h）	0.2~0.25U/（kg·h）	0.3U/（kg·h）
	餐前（短/速效）	0.1~0.15U/（kg·h）	0.2~0.25U/（kg·h）	0.3U/（kg·h）
		均分至三餐前		
	校正（短/速效）	三餐后和睡前血糖，>180mg/dl 给予校正胰岛素		

胰岛素+餐时胰岛素+校正胰岛素（血糖超标后额外追加的短效/速效胰岛素）的方案。非糖尿病患者（HbA1c<6.5%）、静脉胰岛素用量小者（≤2U/h），可以不加基础胰岛素。校正胰岛素用量（U）＝胰岛素全天总量（U）/30×[血糖值（mg/dl）－200]/50。血糖持续不达标者胰岛素总量相应增/减 10%~20%。持续肠内营养的患者，根据血糖每 4h 注射一次速效胰岛素或每 6h 注射一次短效胰岛素。

4. 术后肾功能完全正常、没有心力衰竭时可以加用二甲双胍，大手术患者一般不早于术后 48h。促胰岛素分泌类药物应在进食完全正常后加用,可以先从低剂量开始,逐步调整到原有用量。如果患者有心力衰竭、液体潴留或肝功能异常,噻唑烷二酮类不应使用。

5. 日间手术术后监护至排除低血糖风险后方可离院。皮下注射速效胰岛素 1.5h 内、常规胰岛素 3~4h 内有发生低血糖的危险。离院途中应随身携带含糖饮料。常规降糖治疗需推迟到恢复正常饮食以后。

25. 围手术期严重过敏反应诊治快捷指南

仓　静　方向明　李　旭(共同执笔人)　杨　瑞
吴新民(共同执笔人)　张秀华　赵　娴　赵　晶
徐桂萍　高　鸿　黄宇光(负责人)

目　录

严重过敏反应是指由某种物质触发的威胁生命的全身性超敏反应,临床可表现为危及生命的呼吸和循环衰竭,通常伴有皮肤和黏膜症状。根据国外数据,发病率为 1/18 600~1/353。引起围手术期过敏反应的主要药物或物质为肌松药(第一位是琥珀胆碱,其次为罗库溴铵、维库溴铵、米库氯铵、阿曲库铵和顺式阿曲库铵)、抗生素、乳胶、明胶、酯类局部麻醉药、血液制品和鱼精蛋白等。

一、临床症状及分级

根据围手术期速发超敏反应的严重程度,

其临床表现分为 4 级（表 25-1）。

表 25-1　围手术期速发超敏反应的严重程度分级

分级	临床症状
Ⅰ级	仅出现皮肤、黏膜症状。表现为大片皮肤潮红、红斑和广泛的荨麻疹，可伴或不伴有血管性水肿
Ⅱ级	出现多个器官系统中度受累表现。除皮肤、黏膜症状外，可伴有低血压、心动过速、支气管痉挛或胃肠道症状等
Ⅲ级	出现危及生命的单个或多个器官系统临床表现。表现为危及生命的低血压、心动过速或心动过缓、心脏节律紊乱；可伴有严重的支气管痉挛、皮肤和黏膜症状或胃肠道症状
Ⅳ级	心搏骤停和/或呼吸停止

二、诊断和鉴别诊断

（一）鉴别诊断（表 25-2）

表 25-2　鉴别诊断

低血压
麻醉药物过量
椎管内麻醉引起的血管扩张效应
骨水泥综合征
羊水栓塞
肺栓塞
心脏压塞
三环类抗抑郁药物应用

续表

大出血

其他原因引起的休克

支气管痉挛

哮喘或慢性阻塞性肺疾病

气道高反应(常合并高危因素,如哮喘、吸烟或上呼吸道感染病史)

麻醉深度过浅

气管导管位置异常

误吸

血管性水肿或咽喉部水肿

声门上气道置入或困难插管导致的局部软组织损伤和肿胀

血管紧张素转化酶抑制剂引起的血管性水肿(常发生在术后1~8h)

遗传性或获得性血管性水肿

皮疹或皮疹合并低血压、心动过速

非特异性组胺释放

慢性荨麻疹或血管性水肿急性发作

催产素过量

肠系膜牵拉综合征

其他

克隆性或非克隆性肥大细胞疾病

(二)特异性诊断

麻醉过程中接触某种药物或物质后出现上述典型症状,血清类胰蛋白酶和血浆组胺水平一过性升高,血清特异性 IgE 抗体阳性,术后

4~6 周进行相应的皮肤试验亦为阳性,即可确定为该药物或物质引起的严重过敏反应。

1. 组胺　严重过敏反应时血浆组胺浓度显著增高(>9nM),仅持续 15~30min 便恢复到基线水平,这同救治严重过敏反应的时间窗重合,临床上难以常规检测。

2. 类胰蛋白酶　应在出现临床症状 2h 内(急性期)和 24h 后(基线水平)取血测定类胰蛋白酶水平。如果其血中浓度>11.4ng/ml 或>(2+1.2×基线值)ng/ml 即为阳性。

3. 特异性 IgE 抗体　血清特异性 IgE 抗体阳性,提示患者对该药物或物质致敏,注意结合病史及其他检测结果综合判读。

4. 皮肤试验　机体在发生严重过敏反应时,肥大细胞和嗜碱粒细胞中的炎性介质会被大量释放和消耗。因此应在严重过敏反应发生后 4~6 周,完成可疑药物或物质的皮肤点刺和皮内试验,以确定过敏原(常用麻醉药物的皮试浓度见表 25-3)。

表 25-3　常用麻醉药物的皮试浓度

药物	原液/ (mg·ml⁻¹)	点刺试验 (最大剂量)/ (mg·ml⁻¹)	皮内注射 (最大剂量)/ (μg·ml⁻¹)
肌松药			
琥珀胆碱	50	10	100
阿曲库铵	10	1	10
顺式阿曲库铵	2	2	20

续表

药物	原液/ (mg·ml⁻¹)	点刺试验 (最大剂量)/ (mg·ml⁻¹)	皮内注射 (最大剂量)/ (μg·ml⁻¹)
米库氯铵	2	0.2	2
泮库溴铵	2	2	200
罗库溴铵	10	10	50
维库溴铵	4	4	400
镇静催眠药			
依托咪酯	2	2	200
咪达唑仑	5	5	500
丙泊酚	10	10	1 000
硫喷妥钠	25	25	2 500
麻醉性镇痛药			
阿芬太尼	0.5	0.5	50
芬太尼	0.05	0.05	5
吗啡	10	1	10
瑞芬太尼	0.05	0.05	5
舒芬太尼	0.005	0.005	0.5
局部麻醉药			
布比卡因	2.5	2.5	250
利多卡因	10	10	1 000
罗哌卡因	10	2	200

5. 嗜碱性粒细胞活化试验（basophil activation test，BAT） BAT 可检测嗜碱性粒细胞的特异性活化，有效识别诱发严重过敏反应的药物或物质。目前在国内尚处于研究阶段。

三、治疗

患者一旦出现过敏反应相关症状,应及时评估,快速做出诊断,并依据患者的严重程度分级,及时给予相应治疗。对只有相关皮肤、黏膜症状的 I 级患者,不推荐使用肾上腺素治疗,应首先去除过敏原并及时给予吸氧、呼吸和循环等支持。对 II 级及以上的过敏反应患者,首选肾上腺素予以治疗,并同时采取其他相应措施,稳定呼吸和循环系统,挽救患者生命。

即刻处理

1. 呼救,通知外科医师暂停操作,备抢救车待用
2. 立即停止给予可疑药物或去除可疑诱因
3. 吸入氧浓度调至 100%,保护或建立气道
4. 首选肾上腺素
   - II 级患者可静脉注射 $10\sim20\mu g$,首剂 2min 后,可增加到 $50\mu g$
   - III 级患者可静脉注射 $50\sim100\mu g$,可增加到 $100\sim200\mu g$,必要时可持续静脉输注 $0.05\sim0.1\mu g/(kg\cdot min)$
   - IV 级患者应立即静脉给予 1mg 肾上腺素,启动高级心血管生命支持(ACLS)
5. 液体复苏
   - II 级和 III 级患者液体复苏的初始剂量分别是晶体液 0.5L 和 1L
   - 如效果不佳可增加至 50ml/kg

其他治疗

1. 给予沙丁胺醇气雾剂 4~8 喷,解除支气管痉挛
2. 静脉注射甲强龙 125mg 或氢化可的松 100mg

续表

3. 必要时使用 H_1 受体拮抗剂苯海拉明 50mg

4. 顽固性低血压患者可给予血管加压素(推注 1~2IU 后,2IU/h 泵注),或泵注去甲肾上腺素 $[0.05~0.5\mu g/(kg \cdot min)]$

5. 如患者长期服用 β 受体阻滞剂,可静脉注射胰高血糖素 1~2mg

6. 进行高级血流动力学监测以明确患者容量状态

7. 顽固性低血压患者应考虑进行经胸心脏超声或经食管心脏超声检查,以明确病因

留取血样测定类胰蛋白酶

- 应在出现临床症状 2h 内(急性期)和 24h 后(基线水平)取血测定类胰蛋白酶水平

复苏后处理

1. 术后至少严密监测 4~6h

2. 建议Ⅲ~Ⅳ级患者术后返回重症监护室持续监测

3. 出院后转诊至变态(过敏)反应科门诊,完善相关检查

四、预防

(一) 危险因素

既往有围手术期严重过敏反应或原因不明的围手术期事件是后续手术中发生严重过敏反应的唯一危险因素,对于此类患者应该进行过敏原筛查。

(二) 术前准备

1. 所有既往出现过围手术期Ⅱ~Ⅳ级和Ⅰ级伴全身性荨麻疹、红斑的严重过敏反应患者都应转诊至变态反应专科进行过敏原筛查。

2. 过敏原筛查应由麻醉科医师和具有围手术期过敏原筛查经验的变态反应专科医师合作完成。

3. 术前哮喘患者应尽可能控制好呼吸系统症状后再进行麻醉。

4. 应结合患者的基础病情况来决定是否在再次麻醉前停用 β 受体阻滞剂和血管紧张素转化酶抑制剂这两类药物。

5. 抗生素要尽量与其他药物分开应用,且缓慢输注。

6. 对于可疑阿片类药物、肌松剂、万古霉素过敏的患者,可预先给予 H_1 受体拮抗剂,或配合糖皮质激素,同时缓慢输注药物,可能可以减轻非特异性的组胺释放 H_1 所引起的 I 级反应。

26. 中国防治恶性高热快捷指南

王　军(共同执笔人)　王颖林(共同执笔人)

王秀丽　左云霞　冯泽国　米卫东(共同负责人)

刘春元　张　兰　李　军　陈绍辉　拉巴次仁

郭向阳(共同负责人)　徐　懋　袁红斌

黄宇光(共同负责人)　章放香　舒海华

一、概述

1. 恶性高热(malignant hyperthermia, MH)是一种以常染色体显性遗传为主要遗传特征的临床综合征, 其典型临床表现多发生于应用挥发性吸入麻醉药如氟烷、异氟烷、七氟烷、地氟烷和/或去极化神经肌肉阻滞药琥珀酰胆碱之后。此外,据文献报道,高强度训练等非药物因素也可诱发 MH。

2. 临床上暴发型 MH 患者表现为核心体温急剧升高和重度酸中毒,其原因是骨骼肌细胞内 Ca^{2+} 水平调节的迅速失衡和随之产生的持续性骨骼肌代谢亢进,可进一步发展为横纹肌溶解。

3. MH 具有罕见、起病急、病情进展迅速、病死率高等特点。

二、流行病学

1. 国外文献报道,全身麻醉儿童 MH 的发病率(1/15 000)高于成人(1/50 000),多见于合并先天性骨骼肌肉疾病如特发性脊柱侧弯、斜视、上睑下垂、脐疝、腹股沟疝等患者中。

2. 我国有散发 MH 报道,如抢救不及时,病死率高达 73.5%。

三、遗传学特点

1. MH 属于常染色体显性遗传病。

2. RYR1(ryanodine receptor 1)基因异常是大部分患者发生 MH 的分子生物学基础。

3. 人类其他染色体上的基因改变也可能与 MH 有关。

四、发病机制

1. MH 易感者的骨骼肌细胞肌浆网膜上的

RYR1 异常,在触发因素(主要是挥发性吸入麻醉药和/或琥珀酰胆碱)作用下,肌浆网内钙离子释放异常增加但不能有效再摄取,导致骨骼肌细胞内钙离子浓度异常增高,引发高代谢症候群及横纹肌溶解等并发症。

2. MH 易感者的骨骼肌神经肌肉接头功能正常。

五、临床表现

1. 暴发型 MH,具有 MH 的典型临床特征,包括:多以高碳酸血症为首发症状,表现为在分钟通气量正常或者高于正常的情况下,呼气末 CO_2 仍然持续升高,核心体温急剧升高(可能早期出现,也可能是晚期体征,最高可达 40℃以上),可同时合并呼吸性和代谢性酸中毒、高钾血症、心动过速、肌肉僵硬/强直等高代谢临床表现。在发病 24~36h 内,上述症状体征可能再次发作。暴发型 MH 至少包括以下症状体征中的 3 种:心脏症状、酸中毒、高碳酸血症、体温升高、肌肉强直。

2. MH 还有其他类型,包括咬肌痉挛型、延迟发作型、单纯横纹肌溶解型等,这些类型的 MH 没有暴发型的典型临床表现,但也可随着触发药物的作用时间延长而转变为暴发型,应引起足够重视。

3. 临床工作中,使用挥发性吸入麻醉药和/或琥珀酰胆碱后,出现不明原因的呼气末 CO_2

升高,过度通气无效时,应该立即检查骨骼肌张力、监测患者核心体温。如果呼气末 CO_2 升高、核心体温升高和骨骼肌张力增高三者同时存在,应该高度怀疑 MH。

六、诊断

1. 临床诊断 一般根据 MH 评分标准(clinical grading scale,CGS)进行临床诊断。CGS 将临床表现分为七大类,每一大类对应的临床表现仅计一个最高分。根据总评分对应的 MH 可能性,进行临床诊断,详见表 26-1 和表 26-2。临床评分为"几乎肯定"就可以临床诊断 MH,"较大可能"和"很可能"考虑为 MH 疑似,对临床诊断 MH 和 MH 疑似患者应进一步行基因检测。

表 26-1 MH 的临床评分

项目	指标	分数
肌肉僵硬	全身肌肉僵硬(不包括由于体温降低和吸入麻醉苏醒期间及苏醒后即刻所导致的寒战)	15
	静脉注射琥珀酰胆碱后咬肌痉挛	15
肌溶解	静脉注射琥珀酰胆碱后 CK>20 000IU	15
	未应用琥珀酰胆碱麻醉后 CK>10 000IU	15
	围手术期出现肌红蛋白尿	10
	尿肌红蛋白 >60μg/L	5
	血清肌红蛋白 >170μg/L	5
	全血/血清/血浆 K^+>6mmol/L(不包括合并肾衰时)	3

续表

项目	指标	分数
呼吸性酸中毒	在恰当控制呼吸条件下,呼气末 CO_2 分压 >55mmHg	15
	在恰当控制呼吸条件下,动脉血 CO_2 分压 >60mmHg	15
	在自主呼吸条件下,呼气末 CO_2 分压 >60mmHg	15
	在自主呼吸条件下,动脉血 CO_2 分压 >65mmHg	15
	异常的高碳酸血症	15
	异常的呼吸过快	10
体温升高	围手术期体温异常快速升高(需根据麻醉科医师的判断)	15
	围手术期体温异常升高(>38.8℃)(需根据麻醉科医师判断)	10
心律失常	异常的心动过速	3
	室性心动过速或室颤	3
家族史(仅用于筛选易感者)	直系亲属中有 MH 家族史	15
	非直系亲属中有 MH 家族史	5
其他	动脉血气显示碱剩余低于-8mmol/L	10
	动脉血气显示 pH<7.25	10
	静脉注射丹曲林钠后呼酸及代酸很快纠正	5
	有 MH 家族史伴有静息状态下 CK 升高	10
	有 MH 家族史伴有以上表现的任一种	10

表 26-2　MH 临床评分结果与发生 MH 可能性

得分范围	级别	发生 MH 可能性
0	1	极不可能
3~9	2	不可能
10~19	3	接近于可能
20~34	4	较大的可能性
35~49	5	很可能
≥50	6	几乎肯定

2. 确诊方法　目前,咖啡因-氟烷骨骼肌收缩试验仍为确诊 MH 的标准诊断方法。因为该方法需要新鲜骨骼肌标本进行测试,当 MH 发生时立即实施本试验非常困难。因此,本诊断检测多用于易感者的筛查和确诊。

3. 基因检测　人类 MH 基因学改变较复杂,在基因突变分析时可能出现假阴性结果,须特别注意以下情况:①对临床诊断病例进行 MH 基因突变热点区域的检测,发现已知突变则可确诊,发现未知突变需进一步检测其表现型;②检测确诊病例的直系亲属,如携带与患者相同的突变即可诊断为 MH 易感者;③未发现与患者相同突变的直系亲属并不能排除 MH 易感者的诊断,尚需要做咖啡因-氟烷骨骼肌体外收缩试验进一步明确。

七、鉴别诊断

1. 抗精神病药恶性综合征(neuroleptic

malignant syndrome） 使用抗精神病药可引起与 MH 类似危及生命的代谢紊乱,相关的代表药包括氟哌啶醇和氟哌利多。术前详细了解用药史有助于鉴别诊断。

2. 肌营养不良症（muscular dystrophy） 肌营养不良症是指一组以进行性加重肌无力和支配运动肌肉变性为特征的遗传性疾病。患者一般有家族史和既往史,故可与 MH 区分。

3. 中央轴空病（central core disease,CCD） 出生后即起病,运动发育迟缓,可伴有脊柱侧弯、先天性髋关节脱位、四肢关节挛缩等,肌张力低下,腱反射正常或减弱、消失,智力正常。

4. 横纹肌溶解症（rhabdomyolysis） MH 与围手术期其他原因所引起的横纹肌损害的区别在于:MH 易感者的骨骼肌细胞肌浆网膜存在先天缺陷,平常虽无异常表现,但在触发药物的作用下可出现骨骼肌强直收缩,从而出现横纹肌溶解的表现;而其他药物导致的横纹肌溶解的可能机制多为药物对骨骼肌细胞膜的直接损害（如降脂药）或神经递质异常（如 NMS）等,骨骼肌本身并不存在先天异常。

八、预防

对于 MH 易感者,关键是避免 MH 发作,应做到以下几点:

1. 仔细询问家族史　对全身麻醉患者,特别是计划使用挥发性吸入麻醉药和琥珀酰胆碱者,应详细询问是否有可疑 MH 麻醉史及家族史。高度关注有麻醉中和麻醉后出现不明原因死亡家族史的患者。

2. 评估患者对 MH 的易感性 有异常高代谢类麻醉不良反应病史的患者、MH 易感者一级亲属和合并先天性骨骼肌肉疾病的患者,是发生 MH 的高危人群。如果术前存在不明原因的乳酸脱氢酶或 CK 显著升高,也应提高警惕。

3. 避免使用诱发 MH 的麻醉药物 一般情况下,局部麻醉药均可安全使用。如果必须实施全身麻醉,应避免使用禁用药物(表 26-3)。

表 26-3 MH 易感者禁用及可安全使用的药物

禁用药物	可安全使用的药物
氟烷及所有挥发性吸入麻醉药	苯二氮草类药、巴比妥类药、氧化亚氮、麻醉性镇痛药
琥珀酰胆碱	非去极化肌松药、丙泊酚、局部麻醉药(不加肾上腺素)

4. 备用和/或快速采购注射用丹曲林钠 鉴于 MH 罕见,发病快、病情进展迅速,死亡率高的特点,建议:①凡有挥发性吸入麻醉药物的医院应将注射型丹曲林钠纳入麻醉科抢救药品目录;②有临床需求的医院采购备用(1 人份,即 24~36 瓶),按国家相关药品管理规定严格管理;③在医院现有"临时购药"的基础上,建立注射用丹曲林钠"临时紧急购药机制"以有效应对因各种原因"未备用"及"储备药物不足"

等情况。上述抢救预案及流程应经本院医政管理部门审批备案。

5. 采用呼气末 CO_2、体温、心电图、血压、脉搏氧饱和度等监测措施。

6. 应具备快速进行血气、电解质、肌红蛋白、心肌酶谱等检测仪器的综合服务能力。

7. 使用新的麻醉面罩和呼吸回路　如有条件,麻醉科应常规配备一台未使用过挥发性吸入麻醉药的麻醉机或呼吸机。

8. 成立以麻醉科为核心的多学科抢救小组:对相关医务人员进行全员培训,随时准备应对和治疗 MH 危象。

9. 如果麻醉过程无异常,术后观察患者至少 3h。如果观察到任何 MH 反应的显著征象,在 MH 征象最终消失后的 12~24h 应密切观察患者。

10. 建议 MH 患者及家属进行实验室诊断及基因检测。

11. 随访　应特别提醒患者及与患者有血缘关系的所有亲属,如果今后接受麻醉,须主动告知麻醉科医师 MH 家族史。

九、治疗

(一) 针对性治疗药物-丹曲林钠

1. 其机制是通过抑制肌浆网内钙离子释放,在骨骼肌兴奋-收缩耦联水平上发挥作用,使骨骼肌松弛。丹曲林钠不影响神经肌肉接头功能。

2. 该药在体内通过肝微粒体酶降解,代谢物经尿和胆汁排出,另有部分以原形从尿中排出。不良反应包括肌无力、高血钾、消化道紊乱及血栓性静脉炎等。

3. 丹曲林钠只是抢救 MH 的治疗措施之一,无论是否应用丹曲林钠,均应根据患者的具体情况及所在医疗机构的条件,积极进行物理降温,纠正内环境紊乱,保护重要脏器功能等对症处理措施。

(二) MH 的抢救处理

1. 如出现 MH 的临床表现,立即采取下列抢救措施:

(1) 立即求助,尤其是 MH 应急小组的帮助。

(2) 立即终止使用挥发性吸入麻醉药和琥珀酰胆碱等,并尽快获取丹曲林钠;大孔径静脉通路注射丹曲林钠,国产注射剂型推荐首次剂量为 1mg/kg,每次追加 1mg/kg,直至症状消失或达到最大耐受剂量 7mg/kg。

(3) 更换钠石灰和呼吸管路,并用高流量新鲜气流进行过度通气,以洗出挥发性麻醉药物并降低呼气末 CO_2,有条件者可更换一台未使用过挥发性吸入麻醉药的麻醉机;呼吸环路吸入和呼出两侧加用活性炭过滤器(至少每 1h 更换)。

(4) 告知外科医师尽快结束手术,如不能短时间内结束手术,应更换为使用不诱发 MH

的药物维持麻醉。

2. 对症处理的相关措施：

（1）立即开始降温（包括戴冰帽及酒精擦浴、静脉输注冷生理盐水、体腔内冰盐水灌洗、甚至体外循环降温等措施），体温降到 38℃时停止降温，防止体温过低。

（2）纠正酸中毒（过度通气，pH<7.2 时静滴碳酸氢钠）。

（3）纠正电解质紊乱，主要治疗高钾血症并监测血糖。

（4）纠正心律失常（纠正酸中毒和高钾血症通常有效）。

（5）适当应用血管活性药等，以稳定血流动力学。

（6）持续监测呼气末 CO_2 分压、分钟通气量、电解质、血气分析、CPK、肌红蛋白、凝血功能等。

（7）如果 CK 和/或钾离子短时间迅速升高或者尿量降至 0.5ml/（kg·h）以下，应用利尿药物以维持尿量 >1ml/（kg·h），并用碳酸氢钠碱化尿液，防止肌红蛋白尿导致肾衰竭。

3. 其他治疗措施　除了以上处理以外，如条件允许，应通过相关专科评估积极进行血滤、血浆置换等血液净化治疗，主要治疗酸碱失衡和电解质紊乱、肌红蛋白尿、高体温等问题。注意以下的相关内容：

（1）MH 患者骨骼肌细胞破坏，释放肌红蛋白可能造成急性肾衰竭。此时可选择血液滤过联合血浆置换,重点清除肌红蛋白等较大分子物质,防治肾小管肌红蛋白管型的形成,减少肾功能损伤。血浆置换清除肌红蛋白不可避免地损失凝血因子和蛋白质等物质,应动态监测凝血功能,及时补充凝血因子和蛋白质等。

（2）连续肾脏替代治疗（CRRT）降温效果确切,温度可控性强的特点,实施方便。

（3）MH 患者抢救过程中可请相关专科医师会诊,协助选择具体的血液净化方式、滤过膜孔径大小、抗凝方式（根据出血倾向,选择肝素、低分子肝素、枸橼酸钠或不进行抗凝）等。

（三）恢复期的监护及处理

1. 加强监测和治疗以确保患者安全渡过围手术期。体征消失后持续监测 24h。如出现无寒战时肌肉僵硬逐渐加重、异常高碳酸血症伴呼吸性酸中毒、无其他原因导致代谢性酸中毒、体温异常升高等则提示 MH 复发,应尽早对症治疗。

2. 建议进行骨骼肌收缩试验明确诊断,并对患者及其直系亲属进行基因检测,筛选 MH 易感者并建立档案,并告知患者及有血缘关系的亲属,如果要接受麻醉,嘱其主动告知麻醉科医师 MH 家族史。

十、小结

1. MH 是严重的麻醉药物并发症之一,起病急,病情发展迅速,抢救不及时可导致死亡。

2. 应大力加强 MH 相关知识的普及和培训,需特别强调的是,MH 重在预防和早期发现。

3. 国产注射型丹曲林钠已经批量生产并投入临床使用,建议有需求的医疗机构应将丹曲林钠列入抢救药物目录,在酌情储备注射型丹曲林钠的同时,积极探索本区域快速配送丹曲林钠的联动应急机制,以有效应对"未储备""备药不足"等情况。

4. 应用丹曲林钠的同时,尽早实施物理降温、纠正内环境紊乱、选择实施血液透析、滤过等肾脏替代等综合治疗措施,提高 MH 的综合救治水平。

27. 局部麻醉药全身毒性防治快捷指南

万里　王云　王庚(执笔人)　公茂伟
冯霞　米卫东(负责人)　江伟　张孟元
罗艳　郭永清　唐帅

目录

一、前言

局部麻醉药在临床应用的非常广泛,尽管在预防、诊断和治疗方面取得了很大进展,但局部麻醉药全身毒性(local anesthetic systemic toxicity, LAST)反应仍然是临床较常见的严重不良事件。因此所有实施局部麻醉医护人员均应具备防范意识,并接受相应防治的专业培训。

二、流行病学

如果以惊厥发作或心搏骤停作为诊断标

准,LAST 发生率约为 0.004%。

儿科患者 LAST 的发生率为 0.014%~0.016%,与小儿经导管连续局部麻醉药输注技术相关的 LAST 发生频率较高,为 0.153%。

三、预防

预防是降低 LAST 发生频率和严重性的主要且首选的机制。预防措施涉及三个方面内容:避免直接向血管内注射局部麻醉药、减轻神经周围软组织对局部麻醉药的吸收以及提高医务人员对 LAST 风险的意识(表 27-1 和表 27-2)。

表 27-1 局部麻醉药全身毒性反应的危险因素

1. 患者特征
   (1)年龄:儿科和老年患者更高发
   (2)肌肉质量低:特别是新生儿、婴儿和虚弱的老年人
   (3)性别:女>男
   (4)合并症:
   ① 心脏疾病,尤其是心律不齐、传导异常、心肌局部缺血和充血性心力衰竭
   ② 肝脏疾病
   ③ 代谢性疾病,尤其是糖尿病、异戊酸血症、线粒体疾病和肉碱缺乏
   ④ 中枢神经系统疾病
   ⑤ 血浆蛋白结合低者,如肝脏疾病、营养不良、婴儿、孕妇
2. 区域阻滞麻醉特性
   (1)药物:布比卡因的安全性较低,发生 LAST 时复苏较困难,但是罗哌卡因和利多卡因等局部麻醉药仍占 LAST 事件的很大一部分

续表

（2）阻滞部位、局部麻醉药总剂量、试验剂量和患者合并症可以更好地预测游离态局部麻醉药血药浓度过高引起 LAST 的可能性大小，而不是简单地依赖体重或体重指数计算

（3）局部麻醉药持续输注 1~4d 及在小体重患者尤其易发

（4）周围神经阻滞后惊厥发作的可能性比硬膜外阻滞高 5 倍

3. 环境因素

（1）约 20% 以上的 LAST 发生在医院外医疗机构

（2）多达 50% 的 LAST 事件由非麻醉科医师使用局部麻醉药所致

这些基于目前证据的建议仅供参考，随着有关证据的积累，将有进一步修订。

表 27-2　局部麻醉药全身毒性反应的预防

1. 在临床实践中，没有任何一种方法可以完全预防 LAST

2. 超声引导显著降低了周围神经阻滞 LAST 的风险。然而超声不可能完全避免 LAST 的发生，个别报告仍描述了 LAST 的发生

3. 使用最低的局部麻醉药有效剂量（剂量=容积×浓度）

4. 使用渐增量式注射方法，即每次 3~5ml 的注射剂量，每次注射之间暂停 15~30s。特别是使用非超声定位技术（例如体表标志定位法、异感法或神经刺激器定位法）时，建议两次注射之间的时间应包含 1 个循环时间（包括注药时间加暂停时间，约 30~45s）；但需注意两次注射之间存在针头移动的风险。下肢神经阻滞或心排血量减少的患者可能需要增加循环时间。使用较大剂量时，需要更长的间隔时间，以减少堆叠式注射产生的累积剂量

续表

5. 每次注射之前都应回抽,注意针头或导管内是否有血;需要注意的是,此措施的假阴性率约为 2%

6. 当注射潜在毒性剂量的局部麻醉药时,建议使用血管内标记物。尽管肾上腺素存在一些并发症问题,有时需要专科医师协助判断是否存在禁忌;但在大多数患者中,其益还是大于弊:

 (1)局部麻醉药中加入肾上腺素 10~15μg,如注入血管内,可使心跳加快≥10 次/min 或收缩压≥15mmHg;但需注意,使用 β 受体阻滞剂、产程的活跃期、高龄或全身麻醉的情况下,其变化可能不明显

 (2)儿童血管内注射肾上腺素 0.5μg/kg,可使收缩压增加≥15mmHg

 (3)在未经药物治疗的患者中,适当的亚毒性剂量的局部麻醉药可产生轻度全身中毒的主观症状(听觉改变、兴奋、金属味觉等)

 (4)芬太尼 100μg 注入血管内时,在产程活跃期产妇可产生镇静作用

7. 医护人员应意识到局部麻醉药毒性的累加性质,相应地调整围手术期局部麻醉药使用的总剂量;需特别关注其他医护团队的局部麻醉药使用情况,并进行共同管理

8. 通过使用较低浓度的局部麻醉药、按肌肉重量计算给药剂量、局部麻醉药中加入肾上腺素、以及在给药初始密切观察至少 30~45min,可以降低与神经阻滞相关的 LAST 风险

9. 对于局部浸润麻醉的患者和区域阻滞麻醉的患者,应保持相同的警惕性

10. 作为术前安全核查的一部分,应进行局部麻醉药使用剂量和高危患者因素的核对

1. 识别发生 LAST 的高风险人群

2. 限制局部麻醉药的摄取

3. 使用相对安全的局部麻醉药　理论上讲用毒性较低的罗哌卡因或左旋布比卡因替代布比卡因可能会降低全身毒性反应的发生率，虽然以往报告的数据并不一致。

合并缺血性心脏病、传导缺陷或低心排血量等疾病的患者局部麻醉药中毒风险显著增大，即使仅使用罗哌卡因或左旋布比卡因也不能降低潜在心血管及中枢神经系统中毒风险。

4. 新型局部麻醉药　缓释布比卡因脂质体（liposomal bupivacaine，LB）和 LAST 相关的数据有限，文献报道剂量相关性心动过缓的发生率为 2%~14%，说明布比卡因脂质体存在不良反应发生率，但绝非诊断 LAST 的依据。建议对接受布比卡因脂质体的患者，在预防 LAST 发生方面给予与其他局部麻醉药相同的处理意见。目前中国市场还没有缓释的局部麻醉药脂质体。

5. 降低新的区域阻滞技术实施时 LAST 发生的可能性　一些新的区域麻醉技术实施可能会影响 LAST 的发生概率，这些技术包括各种筋膜平面阻滞技术及局部浸润麻醉的实施，尤其是筋膜平面阻滞，发生 LAST 的风险较高；因为阻滞的筋膜平面内血管非常多，同时局部麻醉药的容积往往要求很大，而且这些阻滞技术常用于高危人群（比如儿童和产妇）。有作者提出降低筋膜平面阻滞 LAST 风险的策略：①使用肾上腺素减少局部麻醉药吸收；②使用浓度较低的低心脏毒性局部麻醉药；③按肌肉重量计算剂量；以及④初始阶段持续密切监测 30~45min（因局部麻醉药血浆浓度的达峰时间往往为注药后 30~45min）。

6. 注意识别 LAST 的早期症状 在出现典型的癫痫发作和循环骤停之前，会出现一些中枢神经系统兴奋的症状（金属味或听觉的变化），轻微的循环系统症状（高血压或低血压以及心电图改变）。

四、临床表现

局部麻醉药全身毒性反应的诊断见表 27-3。

表 27-3 局部麻醉药全身毒性反应的诊断标准

1. 经典表现为逐渐进展的中枢神经系统兴奋症状（躁动、听觉改变、金属味或精神病症状的突然发作），随后是惊厥发作；然后为中枢神经系统抑郁症状（嗜睡、昏迷或呼吸停止）。在这个连续过程后期，出现典型的心脏中毒症状（高血压、心动过速或室性心律失常、室颤）出现之前，可能会有心脏抑制表现（心动过缓、传导阻滞、收缩力下降和低血压）。但临床变异较多，包括：
   （1）同时呈现中枢神经系统和心脏中毒征象
   （2）中枢神经系统前驱症状和中毒征象之前，出现心脏毒性反应
   （3）其他需予以警惕的非典型症状或临床表现

续表

2. LAST 出现的时间是可变的。即刻出现（<60s）提示直接血管内注射局部麻醉药并进入大脑；间歇性血管内注射、下肢注射或延迟性组织吸收会在注药后 1~5min 出现中毒症状。近期的病例报告显示，LAST 延迟发生的比例越来越高。由于 LAST 可能会在注射后 15min，甚至在 1h 出现，因此对接受潜在中毒剂量局部麻醉药注射的患者，应于注药后至少 30min 内进行密切观察

3. LAST 发作时间多变且症状多样，因此接受潜在中毒剂量局部麻醉药并表现出非典型或其他症状和体征的患者，应警惕 LAST 发生的可能性

五、治疗

LAST 的推荐治疗方式也是在不断变化的，目前越来越多的证据支持早期使用脂肪乳剂以降低严重并发症的发生比例。强调呼吸道管理在 LAST 治疗中占据重要位置。LAST 的治疗重点包括气道管理、循环支持和进一步减少局部麻醉药全身效应（表 27-4）。

表 27-4 局部麻醉药全身毒性反应的治疗

1. 如果出现 LAST 的体征和症状，及时有效的气道管理对于预防缺氧、高碳酸血症和酸中毒至关重要；缺氧、高碳酸血症和酸中毒会加重 LAST

2. 脂质乳剂疗法
   （1）维持气道同时即开始使用
   （2）脂质乳剂的及时性比给药方式（推注与输注）更重要
     1）20% 脂肪乳剂单次静脉推注方案

如果患者体重超过70kg,则在2~3min内推注100ml

如果患者体重低于70kg,则在2~3min内推注1.5ml/kg

2）20%脂肪乳剂持续静脉输注方案

如果患者体重超过70kg,则在15~20min内输注200~250ml

如果患者体重低于70kg(理想体重),输注速度则为0.25ml/(kg·min)

如果未达到循环稳定,应考虑再次给药或将输注量增加至0.5ml/(kg·min)

3）达到循环稳定后,继续输注至少10min,最高可达12ml/kg

4）脂肪乳剂作为初始剂量的上限

5）丙泊酚不能替代脂肪乳剂

3. 惊厥发作控制

（1）如果出现惊厥发作,应立即使用苯二氮䓬类药物,如无法即刻获取苯二氮䓬类药物,可使用脂肪乳剂或小剂量的丙泊酚;尽管丙泊酚可以阻止惊厥发作,但大剂量可进一步抑制心脏功能,故在有心功能损害征象时,应避免使用丙泊酚

（2）如苯二氮䓬类药物难以控制惊厥持续发作,应试用小剂量琥珀酰胆碱或其他肌松剂,最大程度地减轻酸中毒和低氧血症

4. 心搏骤停救治

（1）使用肾上腺素时,应选择小剂量（≤1μg/kg）

（2）不推荐使用血管加压素

（3）避免钙离子通道阻滞剂和β肾上腺素受体阻滞剂

（4）如发生室性心律失常,首选胺碘酮;不建议使用利多卡因或普鲁卡因胺进行治疗

续表

5. 如果对脂肪乳剂和升压药治疗无效,可建立体外循环。由于实施体外循环需较长时间的准备,因此在 LAST 发作期间首次发现心功能损害时,即应协调准备体外循环设备

6. 出现严重心血管事件的患者,救治后应至少监测 4~6h;如果仅表现为迅速缓解的 CNS 症状,则应至少监测 2h

这些基于目前证据的建议仅供参考,随着有关证据的积累,将有进一步修订。

28. 外周神经阻滞并发症防治快捷指南

万　里(共同执笔人)　王　云　王　庚(共同执笔人)

公茂伟　冯　霞　米卫东(负责人)　江　伟

罗　艳　张孟元　郭永清　唐　帅

目 录

一、概论

(一) 神经损伤

1. 危险因素　主要包括神经阻滞类型、术前并存的神经病变、神经内注射给药、机械刺激、高压注药损伤、局部麻醉药的神经毒性、神经缺血、手术所致的医源性创伤等。

2. 预防与处理

(1) 操作前仔细询问病史。

(2) 避免深度镇静下实施神经阻滞。

(3) 不建议使用异感法,当穿刺注药时患者出现异感、疼痛等立即停止操作。

(4) 超声引导穿刺时,尽量清楚显示针尖与目标神经的位置关系,避免神经内穿刺注射。

（5）推荐"水分离""水定位"技术。

（6）联合神经刺激器时,避免在电流阈值小于 0.2mA 有相应肌肉收缩时进针注药。

（7）避免使用长斜面穿刺针。

（8）避免使用较大容量注射器进行注药。

（9）选择最低有效浓度和剂量的局部麻醉药,慎用佐剂。

（10）合理摆放手术体位。

（11）及时术后随访,尽早发现可能出现的神经损伤。

（12）目前可选用的治疗方法:①营养神经(糖皮质激素、维生素 B_{12} 等)和物理疗法,短暂性神经损伤可自行恢复;②对于局部血肿压迫神经或者神经离断和严重轴索断伤的患者,必要时可行外科手术探查。

（二）感染

1. 原因　无菌操作欠规范、穿刺部位附近有感染灶等;合并高危因素,如 ICU 患者、导管放置时间久、未预防性应用抗生素等。

2. 预防与处理

（1）严格无菌操作。

（2）导管留置时间不宜过久,以不超过 48h 为宜。

（3）用隧道技术留置导管。

（4）感染者建议使用抗生素;拔除导管;有脓肿形成时考虑切开冲洗引流。

（三）局部血肿形成

1. 原因　误穿血管或反复穿刺致局部损伤出血。

2. 预防与处理

（1）正确定位，规范、谨慎操作。

（2）通过超声多普勒等预判断穿刺路径及目标位置的血流和血管。

（3）对抗凝治疗或者凝血功能障碍者，深部神经阻滞参照椎管内凝血功能要求标准；表浅、可压迫部位的神经阻滞可放宽标准。

（4）处理：①给予足够的压迫时间；②血肿压迫气道，要及时切开减张、止血；③穿破浅表动脉建议加压包扎，损伤深部动脉要密切观察，必要时手术探查。

（四）连续神经阻滞导管相关并发症

1. 导管脱落

（1）原因：固定不牢、误操作等。

（2）预防：缝合导管或用手术胶水粘导管和皮肤；应用皮下隧道。

2. 导管移位

（1）原因：体动幅度过大、术后功能锻炼等。

（2）预防与处理：①明确导管位置，妥善固定；②预留充分导管活动空间；③根据临床症状、相关检查等具体情况判断导管是否移位并采取措施，包括拔除导管。

3. 导管拔除困难

（1）原因：导管扭曲，打结，或与神经周围组织牵连。

（2）预防与处理：①避免导管留置过长，以 3~8cm 为宜；②遇阻力较大时避免强行置入导管；③处理措施：无菌操作下皮肤或皮下切开寻找原因。

4. 导管穿刺部位渗漏

（1）原因：局部组织疏松，导管放置过浅，粘贴不紧密、使用抗凝药物等。

（2）预防与处理：使用皮下隧道，导管妥善固定、粘贴等，必要时更换镇痛方法。

（五）局部麻醉药的肌肉细胞毒性

1. 原因　肌肉毒性反应具有剂量、浓度和时间相关性，较大剂量的局部麻醉药注射到目标神经周围，偶尔可导致局部肌肉毒性反应。

2. 预防与处理

（1）避免使用高浓度局部麻醉药，布比卡因浓度控制在 0.375% 以下、罗哌卡因 0.5% 以下。

（2）连续神经阻滞使用较低浓度局部麻醉药并缩短使用时间。

（3）对于高度怀疑的患者应进一步检查：①血清 CPK 和谷氨酸浓度在肌毒损伤后持续升高；②MRI 有助于明确肌炎诊断；③肌肉活检可确诊肌炎；④肌电图用于诊断和鉴别诊断。

二、各部位神经阻滞并发症

(一) 颈丛阻滞

1. 膈神经阻滞

(1) 临床表现:膈神经主要由第4颈神经(C_4)组成,颈深丛阻滞极易累及膈神经。单侧阻滞表现为通气功能显著下降;双侧受累时可出现呼吸困难及胸闷;床边胸部超声可发现阻滞侧膈肌运动异常,胸部平片可见阻滞侧膈肌上抬。

(2) 预防与处理:

1) 避免双侧颈深丛阻滞。

2) 合并呼吸系统疾病患者慎行单侧颈深丛阻滞。

3) 处理:症状轻微者予吸氧;明显呼吸困难行面罩吸氧;不能缓解者行气管插管及呼吸机支持治疗。

2. 喉返神经阻滞

(1) 临床表现:阻滞迷走神经或喉返神经所致。单侧阻滞可表现为声音嘶哑、发声无力,甚至呼吸困难;双侧阻滞可出现严重呼吸困难。

(2) 预防与处理

1) 进针不宜过深,局部麻醉药量不宜过大,避免行双侧颈深丛阻滞。

2) 处理:局部麻醉药作用消退后可缓解;单侧阻滞可予吸氧、小剂量镇静剂和糖皮质激素治疗;双侧阻滞应立即给予气管插管、机械通气。

3. Horner 综合征

（1）临床表现：颈交感神经阻滞所致。同侧上睑下垂、瞳孔缩小、球结膜充血、鼻腔充血及面部无汗；双侧颈交感神经阻滞时可能出现严重心动过缓甚至心搏骤停。

（2）预防与处理

1）超声引导可减少局部麻醉药药量并局限在胸锁乳突肌深面。

2）处理：Horner 综合征为自限性，短期内可自行缓解，无需处理；如双侧颈交感阻滞，应密切观察患者生命体征，积极对症治疗。

4. 高位硬膜外阻滞和蛛网膜下腔阻滞

（1）临床表现：局部麻醉药误入蛛网膜下腔或注入硬脊膜袖内所致广泛感觉和运动神经阻滞，表现为呼吸抑制甚至呼吸麻痹，心动过缓和血压下降，严重者呼吸心搏骤停。

（2）预防与处理

1）准确定位；

2）避免进针过深、局部麻醉药容量过大及注药压力过高；

3）注意回抽有无脑脊液；

4）注射试验量后，再注射剩余药量并严密监测；

5）处理：呼吸与循环支持治疗，面罩吸氧，快速补液，使用血管活性药物维持循环。

(二) 臂丛神经阻滞

1. 血管损伤及血肿形成

（1）常见原因：臂丛走行过程中与血管关系紧密。

（2）预防与处理

1）运用超声多普勒技术识别目标神经周围血管和血流信号。

2）运用探头提拉法发现血管，避免穿刺针刺破血管。

3）注药前反复回抽并密切观察患者。

2. 神经异感和神经损伤

（1）肌间沟入路神经损伤的发生率最高，大多术后 4~12 周内恢复。

（2）超声引导肌间沟神经阻滞时，胸长神经和肩胛背神经易被穿刺损伤，可经平面外穿刺或经前斜角肌从内往外进针以避免损伤。

3. 高位硬膜外阻滞及蛛网膜下腔阻滞　肌间沟入路因邻近颈神经根，有高位硬膜外阻滞及蛛网膜下腔阻滞的风险。

4. 膈神经阻滞

（1）危险因素：局部麻醉药容量达 25ml 时，肌间沟入路膈神经阻滞发生率为 100%，锁骨上入路可达 67%，垂直锁骨下入路 24%~26%，喙突旁锁骨下入路及腋路膈神经阻滞发生概率较低。

（2）预防与处理

1）单侧膈神经阻滞可使肺功能下降 25%，

呼吸功能不全患者谨慎实施。

　　2）禁忌行双侧肌间沟阻滞。

　　3）连续肌间沟臂丛阻滞要警惕持续性膈神经阻滞。

　　5. 喉返神经阻滞　肌间沟与锁骨上入路与喉返神经邻近,易导致喉返神经阻滞。

　　6. Horner 综合征　星状神经节位于第七颈椎和第一胸椎旁,肌间沟入路臂丛阻滞极易阻滞星状神经节出现 Horner 综合征。

　　7. 气胸

　　（1）临床表现:锁骨周围神经阻滞时进针位置过低、方向偏外及偏后可损伤胸膜顶和肺组织导致气胸。①早期可无明显症状或仅有轻微咳嗽。②多数于 4~6h 内逐渐出现呼吸困难,少数可延迟至 24h,症状轻重取决于病情进展急缓、肺萎缩程度及原有心肺功能状况等。③床旁超声、胸部透视等可发现肺萎缩程度。

　　（2）预防与处理

　　1）准确定位,避免进针过深和方向过于偏外偏后。

　　2）可使用超声引导。

　　3）处理:肺压缩<20% 的患者可观察,吸氧,休息,一般 1~2 周可完全吸收;肺压缩>20% 且伴有明显症状者,应立即行胸腔穿刺抽气或胸腔闭式引流。

(三) 后路腰丛神经阻滞

1. 腰大肌及腹膜后血肿

（1）临床表现：早期可无明显症状；随出血量增加及血肿范围增大，可出现背部或肋腹部疼痛；出血量大时，可出现低血压、少尿及贫血。

（2）预防与处理

1）避免多次穿刺，尤其在使用抗凝治疗的患者。

2）连续腰丛阻滞应避免用于抗凝治疗的患者。

3）卧床休息 3~6 周后症状消失。

2. 局部麻醉药椎管内扩散

（1）常见原因

1）腰脊神经根从腰段脊柱椎间孔发出，通过椎间孔与椎管内相通，腰丛阻滞时局部麻醉药易进入椎管内。

2）有脊柱畸形患者，使局部麻醉药椎管内扩散的概率更高。

3）较大剂量局部麻醉药、高压注药或者由外向内靠近椎间孔注射，易扩散至椎管内。

（2）预防与处理

1）避免穿刺针过于靠近椎间孔及由外向内往椎间孔方向穿刺。

2）避免高压注射药物。

3）超声引导"三叶草"入路能清晰显示腰丛和针尖的位置关系。

4）加强监测，包括健侧下肢感觉和运动功

能的评估。

5）处理措施：对症支持治疗，维持循环和呼吸功能。

3. 肾脏损伤

（1）临床表现：L_3 椎体以上水平的后路腰丛阻滞可致肾包膜下血肿。患者可能出现严重腰背痛、肉眼血尿或镜下血尿；C 反应蛋白升高；超声或 CT 等检查会发现肾脏血肿。

（2）预防与处理

1）避免穿刺时进针过深，尽可能在 L_3 水平以下行后路腰丛阻滞。

2）超声与神经刺激器双重引导可精准定位腰椎节段和肾脏；穿刺前可判断深度，避免肾脏损伤。

3）损伤者可卧床休息，进行对症治疗，一般数日到数周内症状消失。

（四）坐骨神经阻滞

1. 出血和血肿

（1）常见原因：骶丛处有臀上动脉和臀下动脉与神经伴行，腘窝处坐骨神经距离腘动静脉较近，易穿刺损伤。

（2）预防与处理

1）运用超声多普勒技术识别目标神经周围的血管。

2）注意目标神经周围局部麻醉药扩散情况，避免血管内注药。

3）反复回抽，缓慢间断注射并密切观察。

2. 神经损伤

（1）常见原因：坐骨神经位置较深，超声显像不清晰，易发生神经内穿刺或注射；止血带压力较高；手术体位对坐骨神经压迫。

（2）预防与处理

1）超声与神经刺激器双重引导。

2）腘窝坐骨神经阻滞时，穿刺针由外侧往内侧进针时应避免刺伤腓总神经。

3）避免体位摆放不当对坐骨神经的压迫。

3. 阻滞不全

（1）原因：坐骨神经粗大，阻滞起效时间比较长。

（2）预防与处理

1）超声联合神经刺激器。

2）应用相对较高浓度的局部麻醉药。

3）多点阻滞技术可使起效时间有所缩短。

4）腘窝坐骨神经阻滞时采用包膜下阻滞技术。

（五）其他常用下肢神经阻滞

1. 股神经阻滞　并发症包括穿刺针刺入股动脉、静脉或旋股外侧动脉导致的局部血肿形成、动静脉瘘、假性动脉瘤等。

2. 股外侧皮神经阻滞　目前尚无股外侧皮神经阻滞并发症的报道。

3. 髂筋膜间隙阻滞　髂筋膜位置表浅，组织结构损伤发生率较低；改良髂筋膜阻滞穿刺部位更高、更深，有发生神经和血管损伤的可能。

4. 闭孔神经阻滞　经典穿刺途径有刺破膀胱、直肠和精索以及该吻合支刺入闭孔血管的风险；应避免用于抗凝治疗患者。

(六) 椎旁间隙阻滞

常见并发症包括：刺破血管、胸膜、局部麻醉药椎管内扩散、高位胸段椎旁间隙阻滞等。

1. 常见原因

（1）单点大容量局部麻醉药注射导致椎管内扩散。

（2）损伤血管导致局部血肿。

（3）连续椎旁阻滞强行置管损伤胸膜进入胸腔以及经椎间孔误入椎管内。

（4）针尖穿过椎间孔进入椎旁空间或刺破硬脑膜进入蛛网膜下腔。

2. 预防与处理

（1）根据手术部位，科学选择穿刺节段。

（2）超声引导椎旁阻滞。

（3）应用水定位技术。

（4）注药前反复回抽，确保无血或脑脊液。

（5）注射局部麻醉药时观察胸膜推移情况。

（6）操作完成后密切观察患者，测试阻滞侧效果。

(七) 筋膜层阻滞

1. 常见并发症　穿刺过深导致内脏损伤、局部麻醉药全身和局部毒性反应、局部血肿、感染及药物溢散邻近组织导致的并发症等。

2. 预防与处理

（1）严格无菌操作。

（2）合理选择阻滞技术及穿刺部位。

（3）超声引导筋膜层阻滞。

（4）对于凝血功能障碍或者接受抗凝治疗患者,筋膜层阻滞发生血肿的风险较大。

（5）局部麻醉药总量应根据患者体重等情况严格控制。

29. 成人术后谵妄防治快捷指南

万小健(共同执笔人)　王东信(共同负责人/共同执笔人)

方向明(共同负责人)　邓小明(共同负责人)

江　来　宋　青　张西京　张鸿飞　周建新

思永玉　袁世荧　皋　源　诸杜明

徐桂萍　康　焰　穆东亮

目　录

谵妄是一种急性发作且病程短暂的脑功能障碍,其特点是注意力障碍、意识水平紊乱和认知功能改变,并有明显的波动性。术后谵妄(postoperative delirium,POD)是指患者在经历外科手术后1周内出现的谵妄,其发生具有明显的时间特点,主要发生在术后24~72h以内。由于谵妄患者多表现为嗜睡、沉默不语等的"低活动型"症状,常为临床忽视,在ICU中约35%的谵妄患者被漏诊或误诊。

一、术后谵妄流行病学和危害

术后谵妄的发病率因患者人群、手术类型、手术时机（急诊或择期）、谵妄评估工具，甚至病房在医院内位置等因素而异。一般而言，谵妄常见于老年患者，特别是手术前已有神经、精神合并症的老年患者。术后谵妄发生率也与手术类型有关，通常小手术和日间手术后谵妄的发生率较低，大手术后发生率较高。有创手术术后谵妄发生率高于介入手术，急诊手术高于择期手术。

术后谵妄对患者早期和远期预后都有不良影响。研究显示谵妄患者术后并发症发生风险增加 2~3 倍、围手术期死亡风险增加 2~3 倍，且住院时间延长和住院期间医疗费用增加。长期随访研究结果显示谵妄患者术后远期认知功能障碍发生率增加、生活质量降低、远期死亡率增加。

二、术后谵妄的危险因素

术后谵妄是多种因素共同作用的结果，可分为易感因素（表 29-1）和促发因素（表 29-2）。谵妄的发生是易感人群在促发因素诱导下出现的结果。了解这些因素有助于识别术后谵妄的高危人群，以便采取相应的预防措施。

表 29-1 术后谵妄的易感因素

一般因素	呼吸系统因素
高龄（65 岁或以上）	COPD
多种并存疾病	阻塞性睡眠呼吸暂停
严重疾病	吸烟
酗酒	胃肠道系统因素
药物依赖	营养不良
功能储备减少/衰弱	低蛋白血症
残疾	维生素 D 缺乏
护理机构生活	内分泌系统因素
神经精神因素	糖尿病
认知功能损害	代谢紊乱
痴呆	泌尿系统因素
脑萎缩	慢性肾病
脑卒中史	水电酸碱紊乱
抑郁	血液系统因素
认知功能储备减少	贫血
既往谵妄病史	药物应用
心血管系统因素	长期使用有精神作用的药物
高血压	应用多种药物
心力衰竭	合并 HIV 感染
缺血性心脏病	

表 29-2　术后谵妄的促发因素

术中因素	术后因素	药物因素
深镇静/麻醉	贫血	苯二氮䓬类药物
低脑氧饱和度	疼痛	苯海拉明
体温异常	睡眠紊乱	抗胆碱药
血糖波动	低氧血症	氯胺酮
血压波动	代谢紊乱	哌替啶
复杂手术	感染	吗啡
长时间手术	术后并发症	组胺受体拮抗剂
开放式手术	发热或低体温	多种药物治疗
体外循环	休克	
输血	收住 ICU	
	机械通气	
	脱水	
	低蛋白血症	

三、临床表现

谵妄的临床表现有两个明显的特征:①起病急;②病程波动:症状常在 24h 内出现、消失或加重、减轻,常有中间清醒期。术后谵妄最主要临床特点是出现注意力障碍、意识水平紊乱和认知功能障碍,其中认知功能障碍可表现为知觉障碍、思维障碍和记忆障碍。部分患者可伴有睡眠-觉醒周期障碍、神经运动异常或情绪失控。

术后谵妄可分为三种类型,高活动型、低活动型和混合型。其中高活动型谵妄约占 25%,患者有明显的烦躁不安、易激惹、突发攻击、幻觉和胡言乱语等症状,一般易为护士或家属关注。低活动型谵妄约占 50%,患者主要症状为嗜睡、沉默不语、安静不动和认知分离,常为临床忽视。混合型谵妄约占 25% 左右,兼有高活动型和低活动型谵妄的部分临床特点。

四、诊断与鉴别诊断

(一) 诊断

尽管精神障碍诊断与统计手册第五版诊断标准是谵妄诊断的金标准,但需精神科专业人员应用。目前临床常用且适合非精神专业人员使用的谵妄诊断工具主要包括意识模糊评估法(confusion assessment method,CAM)、3min谵妄诊断量表(3-minute Diagnostic Interview for CAM,3D-CAM)及 ICU 意识模糊评估法(CAM-ICU)(表 29-3)等,其中 CAM-ICU 适用于 ICU 患者。推荐使用经过中国人群验证的中文版的 3D-CAM 量表(表 29-4),其具有较高的信效度。

谵妄的诊断主要依靠四个方面的特征:①急性波动性病程;②注意力障碍;③思维紊乱;④意识水平改变。同时具备①和②,以及具备③或④其中一项即可诊断谵妄。

表 29-3 CAM-ICU 诊断流程

第一步：先使用 RASS 评估患者镇静深度，如果评分为 -4 或 -5 则停止谵妄评估，若评分大于等于 -3 则继续进行谵妄评估

+4	好斗	好斗的，暴力的，对工作人员构成即刻危险
+3	非常躁动	拉扯或拔除引流管或导管，有攻击性
+2	躁动	频繁的无目的的活动，与呼吸机对抗
+1	不安	焦虑，但活动无强烈的攻击性
0	清醒且冷静	
-1	嗜睡	不完全清醒，但可被声音持续唤醒（眼神接触 >10s）
-2	轻度镇静	可被声音短暂唤醒并有眼神接触（<10s）
-3	中度镇静	对声音有活动或睁眼反应（但无眼神接触）
-4	深度镇静	对声音无反应，但对身体刺激有活动或睁眼反应
-5	无法唤醒	对声音或身体刺激均无反应

续表

第二步：使用 CAM-ICU 评估患者有无发生谵妄

1. 精神状态突然改变或波动（任一问题回答"是"，该特征为阳性）。如该特征为阳性，进行下一项；如该特征为阴性，停止，患者无谵妄

A. 与基础水平相比患者的精神状态是否有突然变化？

B. 患者的精神状态（如 RASS 评分，GCS 评分或以往的谵妄评估）在过去的 24h 内有无起伏波动

2. 注意力不集中（视觉测试或听觉测试，其中之一即可。错误≥3 个该特征为阳性）如该特征为阳性，进行下一项；如该特征为阴性，停止，患者无谵妄

跟患者说，"我要给您读 10 个数字，任何时候当您听到数字'8'，就握一下我的手表示。"然后用正常的语调朗读下列数字，每个间隔 3 秒

6 8 5 9 8 3 8 8 4 7

当读到数字"8"患者没有捏手或读到其他数字时患者做出捏手动作均计为错误

3. 意识水平的改变。

采用 RASS 标准，RASS ≠ 0，该特征为阳性；如该特征为阳性，进行下一项；如该特征为阴性，停止，患者有谵妄

续表

第二步：使用 CAM-ICU 评估患者有无发生谵妄

4. 思维无序（4 个问题，1 个指令，错误≥2 个该特征即为阳性）

是否有证据表明患者不能正确回答以下 3 个或以上问题，或者不能遵从如下命令

问题（问题分 A,B 两套，连续测试时交替使用）：

A 组问题：
(1) 石头会漂在水面上吗?
(2) 海里有鱼吗?
(3) 1 斤比 2 斤重吗?
(4) 你能用锤子钉钉子吗?

B 组问题：
(1) 树叶会漂在水面上吗?
(2) 海里有大象吗?
(3) 2 斤比 1 斤重吗?
(4) 你能用锤子劈开木头吗?

指令:对患者说:"举起这么多手指"（在患者面前举起 2 个手指），"现在用另一只手做同样的事"（不重复手指的数目）

如果患者不能移动手臂，要求患者"比这个多举一个手指"

CAM-ICU 总体评估

特征 1 和特征 2,加上特征 3 或特征 4 阳性＝CAM-ICU 阳性,患者存在谵妄

ICU 患者根据 RASS 得分判断谵妄亚型,得分为+1~+4 分为高活动型,得分为 0~-3 分为低活动型,如果患者得分在正分和负分间波动即为混合型。

表 29-4 中文版 3D-CAM

认知功能	正确	错误	拒绝	无回答
引导语："我要问你一些关于思考和记忆的问题"				
1. 请问今年是哪一年？	1	2	7	8
2. 请问今天是星期几儿？	1	2	7	8
3. 请问这里是什么地方？（回答"医院"即为正确）	1	2	7	8
以上 1-3 任一问题答案不是"正确"为 CAM 特征 3 阳性				
4. 我要读一些数字，请你按照我读的相反的顺序重复一遍，如我说"6-4"，你说"4-6"，清楚了吗？第一组数"7-5-1"（1-5-7）。	1	2	7	8
5. 第二组数是"8-2-4-3"（3-4-2-8）。	1	2	7	8
6. 请从冬季开始，倒着说出季节。最多可以提示 1 次，如冬季之前是哪个季节？逐一记录回答，任意一个季节错误则整个项目错误。				

续表

认知功能

冬季	1	2	7	8
秋季	1	2	7	8
夏季	1	2	7	8
春季	1	2	7	8
7. 从 20 开始，每次减去 3，请连续计算，直到我说停止为止。当受试者停止 X，提示"X-3 等于多少？"只能提示 1 次。	1	2	7	8
20-3	1	2	7	8
17-3	1	2	7	8
14-3	1	2	7	8
11-3	1	2	7	8
8-3	1	2	7	8

以上 4-7 任一问题答案不是"正确"为 CAM 特征 2 阳性

续表

患者主诉的症状	否	是	拒绝	无意义	不知道
如果患者回答"是"请询问细节并记录答案。如果受试者回答没有任何意义，编码为8。					
8. 最近这一天你有没有感到混乱?	1	2	7	8	9
9. 最近这一天你有没有感觉到你不在医院?	1	2	7	8	9
10. 最近这一天你有没有看到实际不存在的东西?	1	2	7	8	9
以上 8-10 任一问题答案不是"否"为 CAM 特征 1 阳性					

观察者评估：询问患者上面 1~10 的问题后完成	否	是
11A. 在评估过程中，患者是否嗜睡、昏睡或昏迷? (特征 4)	1	2
11B. 在评估过程中，患者是否昏睡或昏迷? (特征 4)		
12. 患者是否表现为对环境中常规事物过度地敏感亢奋(警觉性增高)? (特征 4)	1	2

续表

观察者评估:询问患者上面 1~10 的问题后完成	否	是
13. 患者是否思维不清晰或不合逻辑,例如讲述与谈话内容无关的事情(跑题)?(特征 3)	1	2
14. 患者是否谈话漫无边际,例如他/她有无不合时宜的啰嗦以及回答不切题?(特征 3)	1	2
15. 患者语言是否比平常明显减少?(例如:只回答是/否)(特征 3)	1	2
16. 患者是否不能跟上正常谈论的话题?(特征 2)	1	2
17. 患者是否因为环境刺激出现不适当的走神?(特征 2)	1	2
18. 在评估过程中,患者是否有意识水平的波动?例如时而作出适当反应,然后迷糊地睡去(特征 1)	1	2
19. 在评估过程中,患者是否有注意力水平的波动?例如患者对谈话的专注度或注意力测试的表现变化很明显?(特征 1)	1	2
20. 在评估过程中,患者是否有语言表达/思维的变化?例如患者语速时快时慢?(特征 1)	1	2

续表

	否	是	跳过
可选问题:仅特征1没有出现,同时特征2及特征3或特征4出现时完成			
21. 询问对患者情况非常了解的家人、朋友或医护人员:"是否有迹象表明:与患者的平时情况相比,患者存在急性精神状态的变化表明(记忆或思维)?"(特征1)	1	2	9
22. 如果可获得本次住院或以前的3D-CAM评估结果,请与之比较,根据本次新出现的"阳性"条目,确定患者是否存在急性变化。(特征1)	1	2	9
总结:检查在上列中是否出现了CAM相应特征			

	谵妄	非谵妄
谵妄诊断条件:特征1+特征2+特征3或4。请在判断结果后打√:	1	0

(二) 鉴别诊断

鉴别诊断有助于提高谵妄诊断准确性,必要时可邀请相关专业人员进行会诊。术后谵妄常需要与下列临床症状与疾病相鉴别:

1. **痴呆** 痴呆是指慢性(通常是隐匿的)的认知功能下降,也是谵妄首要的危险因素,超过 2/3 的痴呆患者发生过谵妄。但两者的区别主要在于,谵妄的症状会出现波动变化,即时轻时重;而痴呆则为持续的认知功能障碍,甚至可逐渐加重。

2. **术后认知功能障碍(POCD)** POCD 患者不存在意识水平波动且病程较长。根据相关诊断标准,术后认知功能恢复延迟(delayed neurocognitive recovery)是指术后 30 天内的认知功能损伤,而术后认知功能障碍(POCD)是指患者在术后 30d 至术后 1 年期间存在的认知功能损伤。POCD 主要涉及大脑皮质的高级别功能损伤且常表现为细微的神经病理体征和神经心理障碍,其诊断需要借助神经精神心理量表。

3. **其他** 术后谵妄还需要与其他一些中枢器质性疾病相区别,如韦尼克脑病、脑卒中、恶性肿瘤脑转移等。一般根据病史、体格检查、脑部 MRI 或 CT 检查等可鉴别。

五、预防

由于谵妄通常是由多种易感因素和促发因

素共同作用的结果,预防谵妄也应针对多种危险因素进行干预。因此,应详细了解患者的现病史、并存疾病、药物和手术治疗情况,识别危险因素。

（一）术前准备

术前护理团队进行定期交流及认知功能训练以帮助患者正确感知周围环境,从而降低谵妄的发生。术前积极治疗并存疾病,改善营养状态、纠正代谢紊乱及改善睡眠障碍等措施预防谵妄,但避免使用抗胆碱能药及苯二氮䓬类镇静催眠类等易诱发谵妄发生的药物。活动受限、视听觉损害及衰弱的老年患者,可通过功能训练及使用眼镜和助听设备等措施等预防谵妄。谵妄风险评估与术后谵妄的处理都离不开患者家属的支持、理解与配合。手术前应当必须评估患者日常用药,应当停止或更换具有抗胆碱能作用的药物,如异丙嗪、三环类抗抑郁药或泌尿科解痉挛药坦索罗辛,以及苯二氮䓬类睡眠诱导药物。

（二）术中管理

1. 对于高危患者,微创手术有助于减少谵妄发生。目前尚无充分证据说明区域阻滞麻醉与全身麻醉何种方式更优。对于在区域阻滞麻醉下接受手术且需要镇静的患者,建议给予浅镇静。

2. 在吸入麻醉与静脉麻醉的选择方面,目前尚无推荐意见。围手术期使用右美托咪定可能降低谵妄发生风险。

3. 建议加强术中监测管理,全身麻醉期间应避免麻醉过深,术中应避免血压、血糖大幅波动,避免低体温或体温过高;高危患者可考虑在脑氧饱和度监测下维持循环。

(三)术后管理

1. 非药物预防措施　术后谵妄的发生通常由多种因素所致。研究表明,针对谵妄危险因素的多学科、多因素综合性非药物干预可有效预防术后谵妄的发生,也是谵妄预防的核心。表 29-5 汇总了多因素干预研究中的非药物干预措施。

表 29-5　多因素干预研究中的危险因素及干预措施

危险因素	干预措施
认知损害	• 改善认知功能:与患者交谈,让患者读书、看报、听收音机等 • 改善定向力:提供时钟、日历等 • 避免应用影响认知功能的药物
活动受限	• 早期活动,如可能从术后第一日起定期离床 • 每日进行理疗或康复训练
水、电解质失衡	• 维持血清钠、钾正常 • 控制血糖 • 及时发现并处理脱水或液体过负荷
高危药物	• 减量或停用苯二氮䓬类、抗胆碱能药物、抗组胺药和哌替啶 • 减量或停用其他药物,以减少药物间相互作用和副作用
疼痛	• 有效控制术后疼痛 • 避免使用哌替啶

续表

危险因素	干预措施
视觉、听觉损害	• 佩戴眼镜或使用放大镜改善视力 • 佩戴助听器改善听力
营养不良	• 正确使用假牙 • 给予营养支持
医源性并发症	• 术后尽早拔除导尿管,注意避免尿潴留或尿失禁 • 加强皮肤护理,预防压疮 • 促进胃肠功能恢复,必要时可用促进胃肠蠕动的药物 • 必要时进行胸部理疗或吸氧 • 适当的抗凝治疗 • 防治尿路感染
睡眠障碍	• 减少环境干扰包括声音和灯光 • 非药物措施改善睡眠

2. 术后镇痛 推荐在神经阻滞基础上给予多模式镇痛,减少阿片类药物使用,以改善镇痛效果、降低谵妄发生率。

3. 药物预防 预防性使用抗精神病药物不能减少谵妄发生。故目前并不推荐使用抗精神病药物预防术后谵妄。预防性给予右美托咪定可能降低术后谵妄风险,其他药物预防措施是否改善临床结局证据尚不充分。

六、治疗

谵妄治疗的目标是快速缓解临床症状和争取最好的预后,应首先考虑非药物治疗,药物治疗仅适用于高活动型谵妄患者。

(一) 非药物治疗

首先是发现、确定和处理患者的谵妄促发因素,如疼痛、睡眠剥夺或节律紊乱、营养不良、感官障碍、感染等。应尽可能纠正可逆的促发因素,对于不能纠正的易感因素也应尽可能予以改善。同时应密切观察患者,以防患者突然发生躁动伤及自身或他人。

其次是检查患者当前用药情况,筛选可能导致谵妄症状发作的药物,停止使用或给予替代药物。给予患者支持对症处理,全身情况好转的情况下,谵妄症状可以得到改善。谵妄治疗需要给予环境和认知行为支持,非强制性对症处理妄想或幻觉对患者恢复可能更有益。回到相对熟悉的环境,由熟悉的护理人员或家庭成员护理是最好的选择。

其他非药物治疗包括音乐治疗、按摩等。对有危险行为的患者可适当给予行动限制或使用约束带,防止其危及自身或医护人员。但注意适时评估患者的认知功能,尽早解除约束,同时与患者家属交流限制患者行动的必要性。

(二) 药物治疗

药物治疗仅推荐用于躁动型谵妄患者,药物治疗的目的是控制危险的躁动、运动过多或不适宜的行为。

1. 抗精神病药物　第一代抗精神病药物(如氟哌啶醇)和第二代抗精神病药物(如利培

酮、奥氮平、齐拉西酮等)均被用于谵妄的治疗。使用抗精神病药物时需警惕此类药物的副作用(表29-6)。氟哌啶醇是一种非选择性的多巴胺激动剂,经常导致心律不齐和锥体外系症状。在某些已存在认知功能损害或表现为幻觉或攻击性行为的老年患者中,可以考虑使用抗精神药物,但是需要注意其潜在的心血管并发症和死亡风险。

表29-6 常用抗精神病药物

药物	剂量和用法	副作用	说明
氟哌啶醇	0.5~2mg,1次/2~12h,p.o./i.v./s.c./i.m.[1]	• 锥体外系症状,特别当剂量>3mg/d时 • QT间期延长 • 神经安定药恶性综合征[2]	• 老年患者从小剂量开始 • 高活动型谵妄患者推荐肠道外给药,每15~20min可重复,直至症状控制 • 酒精/药物依赖患者、肝功能不全患者慎用
利培酮	0.25~2mg,1次/12~24h,p.o.	• 锥体外系症状略少于氟哌啶醇	• 用于老年患者时死亡率增加
奥氮平	2.5~10mg,1次/12~24h,p.o.	• QT间期延长	

续表

药物	剂量和用法	副作用	说明
喹硫平	12.5~200mg, 1 次/12~24h, p.o.		

［1］p.o.= 口服；i.v.= 静脉注射；s.c.= 皮下注射；i.m.= 肌内注射。

［2］神经安定药恶性综合征的典型表现包括肌肉僵硬、发热、自主神经功能不稳定、谵妄等,可伴有血浆肌酸磷酸激酶升高。

2. 右美托咪定　现有研究提示,与安慰剂或咪达唑仑对比,右美托咪定能缩短谵妄持续时间;与氟哌啶醇相比,右美托咪定可缩短机械通气时间及 ICU 停留时间。

30. 术后环杓关节脱位防治快捷指南

王月兰　王古岩　申　乐(共同执笔人)　刘鸿毅

米卫东(共同负责人)　孙　立　李天佐　吴林格尔

郭　英(共同执笔人)　郭　睿

黄宇光(共同负责人)　麻伟青

目　录

环杓关节脱位是指杓状软骨环面在关节囊失去正常解剖位置,发生率为 0.009%~0.097%,这一术后并发症极易引发医患纠纷及医疗赔偿。充分了解环杓关节脱位的解剖学特点、病因、临床表现、诊断、鉴别诊断和处理方法可有效防治这一并发症。

一、解剖学基础

环杓关节由环状软骨、杓状软骨及附属肌

肉、韧带组成。杓状软骨可进行内、外旋转和内、外滑动,共同使两侧的声带突相互靠近或分开,使声门开大或缩小。

环杓关节特点:关节面浅,关节囊松弛,易在外力作用下脱位。

环杓关节脱位类型:

1. 按解剖位置:左、右脱位。

2. 按脱位方向:前、后脱位。

3. 按脱位程度:半脱位和全脱位。

因维持杓状软骨向前运动的肌肉数量多于向后的肌肉数量,故临床上以左前内侧脱位最常见。

二、病因及危险因素

1. 患者因素

(1)环杓关节先天发育不良。

(2)颈部短粗、声门暴露困难及视野不清晰。

(3)体型瘦弱、BMI 较小及贫血等。

(4)老年性环杓关节退行性改变。

(5)肾脏疾病晚期,免疫系统功能低下引起的关节囊松弛。

(6)其他:长期服用糖皮质激素、肢端肥大及某些肠道疾病等。

2. 麻醉因素

(1)快诱导和慢诱导气管插管。

(2)喉镜(普通喉镜、可视喉镜及硬质气管镜等)置入过深,直接碰撞环杓关节;喉镜暴露声门,镜片牵拉会厌张力过大;插管时助手不适当的喉外按压等。

（3）插管时未使用管芯,气管导管管芯超出导管前端,以及管芯过硬。

（4）紧急、清醒或慢诱导气管插管未使用肌松药,导管置入时声门过于活跃、或声门处于关闭状态强行置管;插管时咽反射强烈及喉肌痉挛。

（5）喉罩使用不当,位置不合适。

（6）气管导管置入过浅,充气套囊挤压环杓关节。

（7）苏醒期患者躁动、自行拔管;拔管时套囊放气不充分。

3. 手术因素

（1）长时间手术。

（2）术后保留气管导管时间较长。

（3）俯卧位或术中多次变换体位。

（4）喉部手术,操作本身或操作中移动导管。

4. 侵入性操作

（1）胃管:盘曲于环杓关节处和/或胃管材质过硬。

（2）长期留置胃管挤压导致环杓关节处继发性感染。

（3）胃镜置入。

（4）TEE 超声探头置入。

5. 其他

（1）外伤：颈前钝性损伤、穿通伤。

（2）颈前加压。

（3）喉部肿物。

（4）特殊易感者，咳嗽、打喷嚏时脱位。

三、临床表现与诊断

1. 临床表现　①不同程度的声音嘶哑甚或失声。声嘶为典型症状，发声费力、易疲劳，以气息声为主，可伴胸闷气短；②严重者出现饮水、吞咽呛咳，可伴呼吸困难；③部分患者有咽痛及吞咽痛。

2. 诊断的主要依据

（1）病史：有明确诱发因素，如气管插管、胃镜、胃管等侵入性操作。

（2）典型表现：声音嘶哑、饮水呛咳，甚或吞咽困难、咽痛及呼吸困难等。

（3）电子喉镜检查：可见杓状软骨黏膜充血、肿胀，声带运动差，声门裂呈不等腰三角形。是临床上最常用检查方法，也用于喉返神经等疾病的诊断及鉴别诊断。

（4）喉肌电图：可定性和半定量判断神经肌肉损伤及程度，鉴别声带活动不良是由于关节运动障碍、肌肉受累等机械性原因所致，还是源于神经损伤。

（5）影像学检查：高分辨率螺旋 CT 扫描可协助诊断环杓关节脱位。扫描范围自舌骨下缘至气管上段,在平静呼吸及 Valsalva 呼吸状态下行薄层扫描,对环杓关节、声带、上呼吸道进行容积重建(3D-VR),可直观地显示环杓关节的情况。

(6)联合影像:对于部分杓状软骨钙化不良或喉软骨软化病患者,CT 扫描无法清楚地显示软骨组织,此时使用 CT 结合 MRI 有利于诊断。

四、鉴别诊断

主要与单侧喉返神经损伤相鉴别,喉返神经损伤多见于甲状腺手术、颈椎前路手术、颈动脉内膜剥脱等颈部手术。鉴别方法为:

1. 颈部手术史。

2. 动态频闪喉镜,具有特异性诊断意义。环杓关节脱位时,可见正常声带的黏膜波,双侧对称,有周期性和规律性,振幅正常;而喉返神经损伤则无此表现。

3. 喉肌电图 环杓关节脱位的机械性运动障碍时,肌电位正常;而神经损伤时喉肌电图显示肌电活动减弱或消失,联带运动、甲杓肌波幅和转折数降低。

五、治疗

治疗方法包括手术治疗(闭合性/开放性复位术)和非手术治疗(发声训练法)。

1. 闭合性复位术(杓状软骨拨动法) 为首

选治疗方法,可在局麻下进行,24~48h 内复位效果最为理想。杓状软骨拨动后声音嘶哑可立刻改善,故可作为诊断性治疗。每次复位可进行3~5 次弹拨,复位效果不佳者可依据关节黏膜肿胀程度,于 2~7d 后再次进行局麻下复位,一般可反复复位 3~4 次,不迟于 6~8 周。

2. 开放性手术 对于脱位时间较长(>10周)、多次闭合复位术未成功者,可考虑开放性手术。通常在全身麻醉下进行,术式为声带注射填充术、甲状软骨成形术、环杓关节开放复位术等。

3. 发声训练 全身情况差、不能耐受手术者,可进行嗓音矫治。环杓关节推拿按摩也能在一定程度上改善发声。

4. 抗炎药物辅助治疗。

5. 肉毒杆菌注射 有助复位后环杓关节的稳定。

六、预防

及时发现环杓关节脱位,与后续处理的临床效果密切相关,故强调术后早期诊治。

1. 充分的术前评估,尤其是气道评估,避免反复多次的"试插"。

2. 对于易感患者和易感手术,应与患者及家属充分沟通,并做好术后观察。

3. 选择合适直径的气管导管,适当润滑,减少摩擦阻力。

4. 避免气管插管过程中的呛咳、吞咽等。

5. 注意喉镜置入深度,置入时应循序渐进,避免过深。

6. 声门暴露时,避免过度用力,遇有困难时,及时更换气道器具。

7. 选择适度硬度的管芯,避免管芯超出导管。

8. 插管时,避免不适当力度和位置的喉外按压。

9. 注意气管插管的深度,避免导管套囊挤压声带。

10. 牢固固定导管,推荐应用牙线,特别在特殊体位和口腔颌面部的手术患者。

11. 术中体位变化时,注意导管的保护,避免导管的移位。

12. 全身麻醉下置入胃管,如遇困难,应及时行手法或喉镜辅助,避免反复盲探试插。

13. 危重患者术后带管,应避免出现烦躁体动,同时要避免导管位置的移动。

14. 气管导管拔出前,确定套囊充分放气,并应避免气管导管的意外拔出。

31. 穴位刺激在围手术期应用快捷指南

王　强(共同执笔人)　王秀丽(共同执笔人)

刘存志　安立新　苏帆　李文志　余剑波(共同执笔人)

赵　凌　袁红斌　景向红　熊利泽(负责人)

穴位刺激主要通过调理经络系统、激发和强化机体固有的良性调节功能、使机体重新达到阴阳平衡的健康状态,主要包括针灸、穴位注射、穴位埋线、刺络放血及拔罐等方法,其中耳穴压豆、针刺、电针、经皮穴位电刺激等是临床常用的穴位刺激方法,已广泛应用于临床,特别是在减轻围手术期疼痛、减少术中应激反应、提高机体免疫力、改善患者舒适度、降低术后并发症发生率等方面取得了明显效果,现已成为围手术期临床的一项重要医学辅助措施。

一、穴位刺激在围手术期应用的必要性

围手术期的多种因素如药物、手术创伤、疼痛、应激反应、器官功能失调、恶心呕吐、睡眠功能紊乱、导尿管、鼻胃管、活动受限等,均会降低患者围手术期器官功能和舒适度,影响术后康复、延长住院时间。尽管麻醉、手术和护理技术得到快速发展,但单纯西医理论和技术不能完全解决这些围手术期难题,主要有以下几点问题:

1. 麻醉药物及抗生素　多数吸入麻醉药、部分静脉麻醉药(硫喷妥钠、氯胺酮等)以及阿片类镇痛药物除常见的副作用外,均可直接影响免疫活性细胞的作用,抑制机体免疫功能,促进恶性肿瘤的生长和转移。阿片类药物显著增加患者术后恶心呕吐(PONV)及尿潴留的发生,术前预防性应用抗生素,虽可降低术后感染发生率,但广谱抗生素使用会影响肠道菌群的数量和菌种,破坏了其对人体肠道形成的防御屏障,导致菌群失调造成肠道功能紊乱,影响术后康复。

2. 腔镜手术　腔镜手术是目前广泛应用于临床的可视化技术,腔镜手术中,可为术者提供相对宽阔的视野和易于操作的手术环境,能够直接观察患者体内器官情况,同时进行检查和治疗,具有创伤小、疼痛轻、恢复快等优点。

然而与传统开腹、开胸手术相比,腔镜术后不良反应发生率并未降低,主要与 CO_2 气腹或气胸对患者所产生的各种病理生理学改变和麻醉药物代谢不全有关。穴位刺激可显著改善腔镜手术引起的生理功能变化,减少术中应激反应且对术后疼痛、PONV 等不良反应有一定的防治作用,促进患者术后康复。因此,穴位刺激在腔镜手术围手术期应用具有重要意义。

3. 疼痛 疼痛是机体受到手术伤害刺激后产生的生理、心理和行为上的一系列反应。围手术期使用阿片类药物易引起 PONV、呼吸抑制、尿潴留、便秘等不良反应。而镇痛不完善、治疗不及时,急性疼痛可转变成慢性疼痛,严重影响患者的生活质量。穴位刺激具有疏通经络、调和阴阳、扶正祛邪的治疗作用,且现代医学逐步明确了其作用机制。围手术期倡导多模式治疗方案,与中国传统中医理念和穴位刺激技术相结合,可取长补短,进一步完善围手术期管理效果,加速术后康复。

二、穴位刺激在围手术期的应用

穴位刺激是传统中医理论的重要组成部分,穴位包含经穴、奇穴、阿是穴等。目前穴位刺激可通过耳穴压豆、针刺、电针、经皮神经电刺激(TENS)和经皮穴位电刺激(TEAS)等方法,产生得气感应,通过神经、内分泌、免疫等系统的调控作用,对多个器官和系统产生保护作用,具有安全、不良反应少等特点。电针治疗的最适宜强度为介于"感觉阈"和"痛阈"之间的电流强度,能使清醒患者对针刺产生局部或较大范围的酸、麻、胀、重等感觉(得气),局部肌肉有节律的收缩。穴位刺激时间是提高治疗效果的重要因素之一,研究显示,其频率、波形、强度、刺激时间的设定及不同穴位的配伍对镇痛效果均可产生较大的影响,目前证实电针刺激30min,2/100Hz 疏密波刺激可达到有效镇痛。

随着穴位刺激相关技术(ART)的发展及应用,该技术已成为围手术期患者多模式治疗、加速术后康复的一种新治疗手段。围手术期穴位刺激不仅产生镇痛、镇静、抗焦虑等作用,还可在一定程度上减少术后患者 PONV,提高机体的免疫力,具有保护脑、心、肝、肾等重要器官的作用。2003 年世界卫生组织(WHO)已经推荐将镇痛和 PONV 列为针刺的适应证。根据围手术期穴位刺激应用的不同时机,可将其功能分为术前、术中与术后 3 个阶段。

(一) 术前作用

镇静、抗焦虑　术前焦虑会增加手术应激及麻醉处理的风险和难度,可导致术后持续焦虑,增加术后疼痛的敏感性并抑制免疫功能,延长术后恢复时间。手术刺激作用于交感神经系统,促进肾上腺素和去甲肾上腺素的分泌,从而导致患者血压升高,呼吸心率加快,甚至产生紧张、焦虑等情绪紊乱。单纯使用镇静药物,虽可在一定程度上缓解患者的焦虑、恐惧,但该类药物也会引起头晕、恶心等不良反应。穴位刺激作为一种非药物性的治疗手段,在减轻患者的应激反应中具有良好的效果。研究发现,术前穴位刺激可优化患者的生理和心理状态,减轻患者术前焦虑、紧张的情绪,同时也可增加内源性阿片肽的释放,提高痛阈值。因此,术前穴位刺激可在一定程度上可优化术前准备。穴位选择参考如下:

(1)耳穴:中医认为耳穴是人体内脏器官、四肢及躯干在体表的反应点,刺激耳穴可促进经络气血运行、调整脏腑的功能,使人体功能趋于平衡。术前参照耳穴模型选用耳穴压豆法实施穴位刺激(以耳穴有压痛感为宜),操作简单可行且患者易于接受,术前可常规使用。神门位于耳窝三角顶点,是精、气、神出入之门户,具有扶正祛邪、宁心安神、解痉止痛的功效。术前刺激该穴位 30min,可以较好地缓解患者术前焦虑状态。

(2)印堂穴:归属于经外奇穴,具有清热止痛,安神定惊的功效。术前使用针刺印堂穴辨证得气后,留针 20min,不仅显著降低患者的术前焦虑状态,还能降低术中脑电双频指数(BIS)值,增强术中镇痛效果。研究证实,针刺印堂穴可降低等待神经外科手术的患者术前焦虑水平。

(3)其他穴位:如针刺刺激四神聪、足三

里、合谷、百会等在术前抗焦虑中均具有良好的效果。

(二)术中作用

1. 术中镇痛 穴位刺激辅助麻醉已应用于多种手术如颅脑手术、心脏手术、胸腹部手术、四肢关节手术、肛肠手术、甲状腺手术等,可减少阿片类药物的需要量,降低阿片类药物所引起的呼吸抑制、PONV、便秘及尿潴留等副作用的发生,具有其独特的优势。在鼻窦切开术麻醉前 30min 进行经皮穴位电刺激合谷、内关、足三里(6~9mA,2/10Hz 疏密波),可使术中瑞芬太尼的用量减少 39%,且缩短患者拔管时间,加快患者的苏醒。选用内关、合谷、列缺、曲池穴,通过 TEAS 辅助胸腔镜肺叶切除术,能够明显减少丙泊酚-芬太尼静脉麻醉药物用量,加强镇痛作用。为研究颅骨切开术麻醉中应用针刺的效果所做的一项荟萃分析发现,术中联合应用针刺能明显减少挥发性麻醉药物的用量。

针刺镇痛的取穴原则以局部取穴、远端取穴和经验取穴为主。穴位选择参考如下:

(1)局部取穴多以病变为中心,在其周围进行取穴,可选取经穴、经外奇穴和阿是穴等,以达到镇痛的效果;例如攒竹、鱼腰、风池等穴位皆为头部局部穴位,可疏通头部经络而达到止痛作用。在颅脑手术中,临床上多选取电针穴位刺激,频率为 2/100Hz 疏密交替,电流 8~12mA,强度以患者能够忍受为宜。

（2）远端取穴多采用循经选穴的方法，即在穴位刺激前选择与患病局部相同经脉上的穴位或远离患病部位的穴位；例如：阳陵泉为足少阳胆经穴，在肝胆手术中具有较好的疏肝利胆和镇痛效果。

（3）经验取穴多选择合谷、足三里、内关、人中、三阴交等与疼痛性疾病相关的穴位刺激，达到镇痛的效果。

（4）胸腹部手术镇痛多选取内关和三阴交穴，作用机制可能与血中 5-羟色胺浓度增加相关，其中胆囊手术镇痛多选取内关穴、合谷穴及曲池穴，妇科手术穴位多选取双侧足三里穴及三阴交穴。于全身麻醉前 30min 进行电针刺激，多用疏密波连续刺激（50/200Hz），强度以患者能忍受为宜。

（5）由于耳穴与全身的器官和经络密切相关，因此，刺激耳穴不仅可减少术前焦虑，也可达到较好的镇痛效果。

2. 器官功能保护 围手术期穴位刺激在一定程度上可减轻器官的氧化应激及缺血/再灌注损伤，降低炎症因子的产生，调节机体的免疫功能，达到心、脑等重要器官功能保护的作用。由于器官功能的不同，穴位选择的方法也不尽相同。穴位选择参考如下：

（1）心脏手术：内关穴是与心脏手术相关的主要穴位，术前 12d 电针刺激内关穴（1mA，2/15Hz），可显著降低心脏缺血再灌注组织细胞凋亡、促进 caspase 3 的裂解,显著降低心肌缺血再灌注时的细胞凋亡。术前 30min 电针刺激郄门、内关穴预处理能减少经皮冠状动脉介入治疗后的心肌损伤,电针组血清 cTnI 的含量明显降低,心脏功能指标明显好转。

(2)肺脏手术:多选取合谷、足三里和肺俞穴等。研究发现,麻醉诱导前取"内关""足三里"穴,波型选用疏密波(2/50Hz),刺激强度为患者能耐受的最大量,持续刺激 20min 后行麻醉诱导,可降低术中单肺通气时的炎症反应,产生肺保护作用。另外,在胸腔镜肺叶切除术中,以 2/100Hz 的疏密波经皮电刺激患病侧内关、合谷、列缺、曲池,可显著减少术中阿片药物用量,减缓术中单肺通气过程中 PaO_2 的降低,增强术后镇痛效果,较快麻醉恢复。

(3)脑部手术:电针风池、风府两组穴位辅助静脉全身麻醉用于颅脑肿瘤切除术,电针能够明显降低术后血清中 S100β 和 NSE 水平起到脑保护的作用。采用穴位刺激内关、足三里、人中的方法可减轻凋亡因子、炎症因子的产生,同时增强机体的免疫功能。

(4)肾脏手术:经皮穴位电刺激合谷、足三里、三阴交、曲池穴进行(刺激强度 3~5mA,频率 2/100Hz 疏密波)联合全身麻醉,可有效的改善术中肾脏血液的血流动力学变化,减轻肾脏的缺血再灌注损伤,加速肾脏功能的恢复。

3. 术中血流动力学调控 手术、麻醉均可引起术中患者应激反应及血流动力学的变化，如高/低血压、心律失常等，常规处理措施多依赖于血管活性药物或改变麻醉深度。按照中医辨证论治的理念，采用穴位刺激可通经活络、调理气机，对手术麻醉引起的血流动力学变化进行双向调节，不仅能减轻手术及麻醉应激，使术中麻醉管理更加平稳，还能避免药物副作用，利于患者术后恢复。选用合谷、内关穴，采用TEAS辅助静脉全身麻醉的方法进行内镜下双侧甲状腺次全切术，TEAS组术中心率、平均动脉压较为稳定，应激反应被抑制，丙泊酚的用量也相应减少。针灸可选择以下穴位，刺激时间为 1~3min。

（1）高血压：穴位可选用百会、风池、曲池、合谷、太冲、三阴交等。选取鱼腰、太阳、合谷、颧髎及风池穴进行 TEAS，在开颅手术中电针组手术期间的心率和动脉压均较对照组平稳，其术中应激指标皮质醇（COR）、肾上腺素（E）及血糖（Glu）的含量都明显降低。

（2）心律失常：穴位可选取内关、神门、郄门、心俞等。

(三) 术后作用

1. 预防恶心呕吐　PONV 是手术麻醉后最常见的不良反应之一，在高危人群中其发生率可高达 80%。患者因素、麻醉及手术因素等均可影响 5-HT、乙酰胆碱等神经递质的释放，从而刺激外周感受器和呕吐中枢，兴奋迷走神经而引起恶心呕吐。因 PONV 的影响因素较多，单纯使用药物预防和治疗难以取得良好的临床效果。穴位刺激因其疗效确定，副作用较少，在临床应用上受到越来越多的关注和认可。穴位刺激防治 PONV 的可能机制为：①增加体内 β-内啡肽的释放；②通过激活肾上腺素能和去甲肾上腺素能神经纤维，改变 $5-HT_3$ 的传递来防治 PONV；③抑制迷走神经和胃酸的分泌，减轻胃肠道黏膜损伤，避免胃气体反流，促进胃肠蠕动，改善胃肠功能状态。穴位可选用内关、足三里、中脘等。

　　内关穴是目前普遍公认的用于治疗 PONV 的标准穴位，它属于手厥阴心包经穴，又是八脉交会穴之一，具有宽胸和胃，镇静安神的功效。由于内关穴的位置易于暴露，取穴方便，被广泛地应用于腹腔镜、开颅等各种手术中。针刺内关穴不仅能够激活机体的免疫系统，还可直接作用于延髓化学呕吐中枢，减少恶心呕吐的发生。妇科手术中内关穴与双侧合谷、足三里和三阴交等穴位组合，给予疏密波经皮穴位电刺激 30min（刺激强度 6~9mA，频率 2/10Hz，），可显著降低术后 24h 内 PONV 的发生率。比较了应用 TEAS 复合右美托咪定、托烷司琼复合右美托咪定和单独使用右美托咪定在妇科腹腔镜手术后恶心呕吐的发生率，结果表明联合应用 TEAS 组术后 24h 的恶心呕吐发生率均明显低于单独使用右美托咪定组。另外，耳穴贴压刺激法在妇科腹腔镜手术、腹腔镜胆囊切除术中也具有较好的止吐作用。

2. 调节胃肠功能 胃肠功能紊乱与手术创伤、失血、麻醉方法关系密切,是术后常见的并发症,表现为腹部疼痛、饱胀、反酸、嗳气等。穴位刺激对胃肠功能的调节与胃肠道神经系统、内分泌系统作用机制紧密相关。通过刺激不同穴位可兴奋胃肠道神经系统,改善自主神经递质的释放,激活肾上腺素能和去甲肾上腺素能纤维,调节 5-HT 和血管紧张素的分泌,促进胃肠道动力的恢复和黏膜组织的修复。穴位可选择足三里、中脘,内关等,根据不同体征进行不同穴位配伍:

(1)足三里配上巨虚:足三里和上巨虚穴均属于足阳明胃经,具有和脾健胃的功效,是治疗胃肠道疾病的主要穴位。针刺双侧足三里和上巨虚,得气之后留针 30min,可有效改善术后胃肠功能紊乱。

(2)足三里配中脘穴:取疏密波(4/20Hz),强度以肌肉或针柄微颤动为度,每次电针刺激 20min,连续 4 天进行电针刺激足三里穴与中脘穴,可增加胃黏膜中表皮生长因子和一氧化氮的含量,降低胃泌素分泌,促进损伤胃黏膜的修复。

(3)双侧足三里与上巨虚、下巨虚、内关、太冲配伍:对于腹部手术术后胃肠功能紊乱的患者,采用频率2Hz,强度以患者能够耐受为度,进行电针刺激双侧足三里、上巨虚、下巨虚、内关、太冲,可显著缩短患者术后肠鸣音恢复的时间、首次排气/排便时间,加快胃肠道功能恢复。

（4）足三里与三阴交、合谷、曲池等穴位配伍:对于胃癌术后肠梗阻的患者,针刺足三里、三阴交、合谷、曲池等穴位,可促进小肠的蠕动,缩短肠梗阻的时间,加速胃癌术后患者的康复。

（5）内关穴、天枢穴、三阴交穴也是治疗胃肠道功能紊乱的常用穴位。

3. 治疗术后尿潴留　尿潴留是指膀胱内充满尿液而不能正常排出的症状。如术后 8h 患者不能排尿而膀胱尿量达到 600ml,或者患者不能自行有效排空膀胱,或残余尿量 >100ml 即可诊断为术后尿潴留。导致术后尿潴留的原因有:①精神因素:包括疼痛刺激、心理因素及排尿方式的改变;②神经性因素:麻醉和手术引起;③药物性因素:术前使用小剂量的阿托品,术后镇痛泵的使用;④机械性因素:便秘或尿道梗阻;⑤其他因素:术前未排空膀胱,或术中术后补液过多以及术后长期留置导尿管等。尿潴留可导致膀胱过度膨胀和永久性的逼尿肌损伤,不利于患者术后快速康复。中医学中癃闭是以小便量少,排尿困难,甚至小便闭塞不通为主症的一种病症。根据虚实进行辨证论治。采用针灸穴位刺激对膀胱功能失调具有双重调节作用。研究发现根治性子宫切除术后第 15 天针刺三阴交、足三里、水道及神阙穴,患者膀胱功能明显恢复,残余尿量明显减少。针灸穴位可选择中极、膀胱俞、阴陵泉、三阴交等穴位,配合取穴效果更好。

4. 减轻术后疼痛 穴位刺激作为术后镇痛的一种辅助治疗方法,越来越受到临床医师的认可,不仅减少了围手术期各类镇痛药物的使用,也为药物过敏、药物耐受的患者提供了一种良好的选择,成为目前术后多模式镇痛的重要措施。研究表明,在麻醉诱导前 30min,选取合谷、外关、足三里等多个穴位配伍,行经皮穴位电刺激(疏密波 2/100Hz,以患者最大耐受度为宜),可显著降低患者术后第 1 天疼痛程度,减少阿片类镇痛药物用量,增加患者术后舒适感,改善预后。在结肠镜检查术后利用 TEAS 刺激 30min,患者腹部的疼痛及最大的疼痛评分都明显降低。在腹腔镜手术单纯术前给予 TEAS,与持续给予的术后疼痛强度比较发现,持续电刺激比单纯术前电刺激,更能减轻术后疼痛。由于患者对于疼痛的耐受程度不同,因此针刺镇痛的时机、方法以及穴位的选择仍需进一步的研究。穴位刺激的时机以术中和术后为主,穴位选择及刺激强度与术中镇痛相同。由于患者耐痛阈不同,因此时机、方法及穴位选择仍需要进一步研究。

5. 预防术后认知功能障碍 术后认知功能障碍(postoperative cognitive dysfunction, POCD)是指麻醉手术后患者持续存在的记忆力、抽象思维、定向力障碍,同时伴有社会活动能力的减退等,诱发因素包括年龄、性别、基础疾病、手术类型及麻醉方式等。其发生机制可能有:①中枢胆碱能系统功能异常:麻醉状态下,脑血流及代谢的异常和改变激动或阻断了中枢毒蕈碱样胆碱受体、γ-氨基丁酸 A 受体等;②tau 蛋白的改变:麻醉和手术导致 tau 蛋白过度磷酸化;③糖皮质激素水平的变化:手术和麻醉使得大量去甲肾上腺素释放可损害认知功能和意识水平;④炎症反应:C 反应蛋白及 IL-6、8,肿瘤坏死因子等与术后 POCD 发生关系密切。目前临床上尚缺乏改善术后 POCD 的明确治疗方法和药物。穴位刺激因其疗效确定,副作用较少,在临床上的应用越来越广泛,其通过刺激不同穴位可抑制神经元凋亡,减轻氧化应激和炎症反应,下调海马区促炎因子水平来改善术后 POCD。刺激穴位可选择百会、大椎、足三里等,配合取穴效果更好。

三、围手术期穴位刺激的挑战

尽管围手术期穴位刺激在一定程度上可促进患者术后康复,但由于穴位刺激治疗技术日新月异,穴位刺激强度及时间国际上尚无统一临床标准,对穴位配伍选择标准仍缺乏科学规范,尤其是不同手术的最佳刺激穴位、刺激参数和刺激时间,这些问题一定程度上限制了中医穴位刺激技术在围手术期的应用及普及,也是临床医师面临的挑战。

穴位刺激技术是祖国传统医学的一大瑰宝,蕴含了数千年中华民族的智慧,新技术新仪器的发展为穴位刺激提供了更加便利的选择。为了更好的传承祖国医学,使其在围手术期中得到更好的应用,制定围手术期穴位刺激应用的专家共识,对指导中西医结合麻醉的发展,具有重要的临床意义。

王　强(共同执笔人)　王秀丽(共同执笔人)

石　娜　安立新　苏　帆(共同执笔人)

李文志(共同执笔人)　余剑波(共同执笔人)

高　巍　袁红斌　熊利泽(负责人)

目　录

一、术后胃肠功能障碍定义

术后胃肠功能障碍(postoperative gastrointestinal dysfunction,POGD)是指外科手术后受手术创伤、术中失血、麻醉药物等因素的影响,引起的以消化道症状为主的临床综合征。

二、POGD 的特点及临床表现

1. POGD 主要特点　胃肠道运动功能障碍,主要临床表现有恶心、呕吐、腹痛、腹胀、不耐受经口进食等,包括以 PONV 为主的上消化道症状和以术后麻痹性肠梗阻(postoperative ileus, POI)为主的下消化道症状,是外科手术后常见并发症之一,可导致患者住院时间延长、费用增加。

2. PONV 是指术后至少有一次恶心、干呕或呕吐,或者以上症状的任何组合,多发生在术后 24h。

3. POI 多发生于腹部大手术后,主要表现为延迟排气排便,伴有恶心呕吐、腹痛腹胀、肠鸣音消失,不耐受经口进食等,持续时间可长达 3~7d。

三、POGD 防治方法及不足

根据术后快速康复理念的指导,主要采用药物疗法和非药物疗法防治 POGD,且预防比治疗更重要。

(一) PONV 防治方法及不足

目前 PONV 防治指南和专家共识提出以术前评估 PONV 风险等级为基础,采用逐层分级、递增止吐药种类的药物防治方案。高风险患者即便使用 2~3 类止吐药,PONV 发病率仍高于 20%,继续追加药物种类及剂量,也难以进一步降低 PONV 发生率,且副作用发生率大大增加。

(二) POI 的防治方法及不足

POI 的防治方法包括药物疗法和非药物疗法。目前的一线防治药物为促胃肠动力剂,如外周阿片受体拮抗剂、脑肽、胃动素、肾上腺素能拮抗剂和胆碱能药物等。单靶点促动力药不能改善排便和排气时间,却能诱发心血管不良反应和免疫抑制作用,因此单纯使用某一类药物治疗 POI 往往不能取得满意疗效。灌肠和泻药可促进患者快速排气排便,但只是暂时缓解 POI 症状,并不利于胃肠功能的恢复。此外,它们还会刺激胃肠道,极大地增加电解质紊乱的风险。目前非药物疗法包括微创手术方式(腹腔镜)、嚼口香糖(包括尼古丁口香糖)、术后多模式镇痛等均有一定防治 POI 的作用,效果同样有限。

无论是 PONV 还是 POI,药物防治效果已经达到了瓶颈,需要有效的非药物防治手段作为补充。而以针灸为代表的穴位刺激以其多靶点、效果确切、无毒副作用的优势逐渐成为防治 POGD 综合防治策略的重要补充。针灸可通过多靶点作用调节胃肠道功能,包括调节自主神经,抑制交感神经、兴奋副交感神经,促进胃肠蠕动及胃排空;通过作用于脑干,刺激介导 NO、CCK-A 受体和阿片类 μ 受体,引起食管下括约肌松弛率显著降低,抑制胃食管反流和胃肠逆蠕动;调节内源性大麻素系统,降低内脏敏感性;调节肠屏障,保护肠黏膜;刺激迷走神经,激活迷走神经抗炎通路等。针灸改善胃肠道功能,疗效确切,安全无毒副作用。

四、术后胃肠功能障碍的穴位刺激方案

(一) 穴位刺激方式的选择

穴位刺激方法的发展日新月异,除传统手针(毫针、三棱针)以外,目前还出现了温针、指针、电针、耳针、针压法、TEAS、穴位埋线、穴位按压、穴位注射及激光针、微波针、超声针等的创新。

临床上最常用的是手针、电针、TEAS。

传统手针对 PONV 防治效果已经得到了一系列临床试验的证实,对于具有针灸师的医院可选用此种刺激方式。

TEAS 作为成熟的现代穴位刺激手段,将经皮神经电刺激和穴位刺激相结合,患者在接受穴位刺激时更多的主管感受是穴位的"过电感",与"得气"感相似,具有与传统手针相同的疗效。TEAS 只需要操作人员取准穴位即可进行穴位刺激,更加简单方便。此外 TEAS 是无创的,很多患者更易于接受。从患者的易接受性和应用的自由度两方面进行考虑,TEAS 是防治 PONV 更优的选择。

穴位按压是最为温和的一种穴位刺激方式,相应的其刺激强度较低,对于胃肠功能的改善作用较弱,往往用以缓解胃肠功能紊乱相关症状,改善患者舒适度。

（二）穴位刺激防治 PONV

1. 穴位选择　PONV 的病机在于胃失和降、胃气上逆，临床特征为饮食、痰涎等胃内之物从胃中上涌，自口而出。防治 PONV 选穴原则以局部选穴、循经选穴、特定穴选穴为主。多选取具有调理脾胃功效的特定穴，内关、足三里是最常用腧穴，在选穴所属经脉上，主要集中于手厥阴心包经、足阳明胃经腧穴，在选穴部位上，主要在上肢部、下肢部、胸腹部的腧穴。

内关是目前公认的用于预防 PONV 的标准穴位。内关属手厥阴心包经，通于任脉，会于阴维，联络上、中、下三焦，与三焦经互为表里，故内关可以宣通上下和胃降逆止呕。《灵枢·经脉》认为该穴位有补益气血，理气健脾，和胃降逆止呕的作用。其位于腕臂内侧，掌长肌腱与桡侧腕。屈肌腱之间，腕横纹上 2 寸处。刺激内关预防 PONV 效果与抗呕吐药物干预相当。内关联合抗呕吐药物可降低术后呕吐发生率，但未降低术后恶心发生率。内关联合其他穴位防治 PONV 效果更好，常用的配伍穴位有足三里、合谷、耳穴神门、天枢、中脘、太冲、上巨虚、三阴交等。

足三里属足阳明胃经（多气多血，属胃络脾），是胃经的合穴及下合穴，土经的土穴。可治疗脾胃病如胃痛、呕吐、腹胀、消化不良、泄泻、便秘、痢疾、疳积，健身益体、预防中风等，是人体的保健要穴。由于其作用广泛,常需与其他穴位配伍达到具体防治某项疾病的效果。其位于小腿前外侧,犊鼻下3寸,距胫骨前缘外侧一横指(中指)。针刺足三里有调节机体免疫力、增强抗病能力、调节胃肠运动的作用,可使胃液总酸度和游离酸度趋于正常。内关配合足三里可增强调和气血、健脾和胃、降逆止呕之功效。

合谷属手阳明大肠经,根据中医的藏象学说及脏腑别通理论,"肝与大肠通",取合谷穴可治疗与肝横犯胃引起的腹痛、呕吐等相关疾病(中等质量等级,强推荐)。其位于手背第一、二指骨间,当第二掌骨桡侧的中点处。现代研究证明,针刺合谷可增强胃肠蠕动,纠正胃总酸度、蛋白酶偏低,进而起到调整消化系统作用。合谷通常联合内关防治PONV。

2. 干预时机 对于手术时间在1h内的短小手术,建议选择在麻醉诱导前30min或诱导结束后开始,直至手术结束。对于时间较长的手术,在手术苏醒前、苏醒回病房后可根据患者自身情况继续给予刺激。

3. 操作推荐(表32-1)

(三)穴位刺激防治POI

1. 穴位选择

(1)足三里+上巨虚:上巨虚属大肠经亦属足阳明胃经,是大肠经的下合穴,具有通调大肠气机的功能,与胃经的下合穴足三里配伍,起到

表 32-1　穴位刺激防治 PONV 操作推荐

手术类型	刺激方式及穴位(单/双)	刺激时机	刺激时长	频次	对照组
上腹部或下腹部手术	皮内针 上腹:T_9~L_3 脊柱旁 2.5cm 双侧的肝俞、胆俞、脾俞、胃俞、三焦俞、肾俞、气海俞,下腹:T_{11}~L_5 脊柱旁 2.5cm 的脾俞、胃俞、三焦俞、肾俞、气海俞、大肠俞、关元俞	诱导前 2h	术后 4d	1	真穴未刺
腹腔镜全身麻醉手术	ReliefBand 电刺激手环 单侧内关	术后 PACU 内发生恶心呕吐时	直至术后 72h	1	假设备、假刺激
腹腔镜胆囊切除术	TENS 颈部神经及乳突区	术后 6h	5Hz,0.5~4mA,6h	1	失活装置假刺激

续表

手术类型	刺激方式及穴位（单/双）	刺激时机	刺激时长	频次	对照组
除外剖宫产的妇产科手术	电刺激手环 内关	手术结束后	直至术后12h	1	未干预
子宫切除术	ReliefBand电刺激手环 单侧内关	诱导前/诱导后	直至术后24h	1	假刺激组
开腹子宫切除术	电针 双侧内关、足三里、上巨虚	术后	2Hz 30min	3	不处理
剖宫产手术	TEAS 双侧内关	腰麻前30min	30min	1	昂丹司琼、空白对照组
剖宫产手术	电刺激手环 双侧内关	腰麻前5min	出院前6h	1	安慰刺激
剖宫产手术	TEAS 双侧内关、足三里	腰麻前30min 至术后1h	10/100Hz, 6~12mA	1	内侧旁开3cm
大型乳腺手术	TEAS 双侧内关	诱导前30~60min	直到手术结束	1	假刺激组,昂丹司琼组

续表

手术类型	刺激方式及穴位（单/双）	刺激时机	刺激时长	频次	对照组
住院整形手术	ReliefBand 电刺激手环内关+昂丹司琼（4mg，手术结束时）	手术结束时	直至术后 72h	1	PC6+2ml 生理盐水；假 PC6+昂丹司琼 4mg
头颈部肿瘤	TEAS 双侧内关，合合	诱导前 30min	2/100Hz, 20~30mA，直至术后 24h	1	真穴不电
儿童牙体修复术	手针刺激双侧内关，单点上院	麻醉诱导后	15min	1	昂丹司琼组和空白对照组
儿童扁桃体/腺样体切除术	手针刺激双侧 PC6，单点上院	诱导后	20min	1	0.15mg/kg 地塞米松+穴位旁开 15mm 浅刺 4mm
儿童扁桃体/腺样体切除	电针刺激双侧内关	进入 PACU 苏醒前进针，苏醒后开始刺激	4Hz 低频电刺激 20min	1	旁开穴位的假电针组和空白对照组

续表

手术类型	刺激方式及穴位(单/双)	刺激时机	刺激时长	频次	对照组
幕下开颅	TEAS 内关,优势侧	诱导前 30min	2/100Hz, 2mA 直至术后 24h	1	真穴未电
幕上开颅	TEAS 内关,右侧	诱导前 30min	2/100Hz, 2mA 直至术后 6h	1	假穴真电
心脏手术	手针 双侧公孙、三阴交、神门、内关、内庭,自主选择:梁门、中脘、丰隆、条口、足三里、气海、下脘	术前 30min~3h	最多 20min	1	不干预
胸腔镜肺叶切除术	TEAS 患侧内关、合谷、列缺、曲池	诱导前 30min	100Hz,直至手术结束	2	真穴不电
胸腔镜肺叶切除术	TEAS 双侧内关、合谷、后溪、支沟	诱导前 30min 至手术结束	2/100Hz	4	贴电极不刺激

"肠胃同调"的效果,加强改善术后胃肠功能紊乱的作用。

(2)足三里+内关/合谷:内关属手厥阴心包经,通于任脉,会于阴维,联络上、中、下三焦,与三焦经互为表里,可以宣通上下,和胃降逆止呕。合谷为大肠经原穴,为大肠经原气所输注之处,大肠经络肺过胃属大肠,故此穴可调节胃肠功能,具有和胃降气、调中止痛、通腑泻热之功。此三个穴位组合主要起到防治术后恶心呕吐的作用,已在上文说明。

(3)足三里+上巨虚+三阴交:三阴交属于足太阴脾经,据统计,针灸治疗胃肠功能紊乱主要选用脾经、胃经。足阳明胃经与足太阴脾经在经脉循行中都到达胃。两经互为表里,脏腑经脉互相络属,符合中医"辨证"的理念。

(4)其他穴位如天枢、下巨虚、支沟、耳穴神门等穴位均可与上述穴位配伍,以达到对症治疗的目的。

2. 干预时机　由于 POI 导致的胃肠功能障碍需要 3~7d 才能恢复,因此推荐自手术接受在 PACU 或术后第一天在病房开始每天至少 1 次的穴位刺激,持续 1~3d(符合胃肠生理恢复的时间)或直至胃肠功能恢复,刺激时间长,效果确切。

3. 操作推荐(表 32-2)

表 32-2 穴位刺激防治 POI 操作推荐

手术类型	刺激方式及穴位(单/双)	刺激时机	刺激时长	频次	对照组
胃肠手术	TEAS；双侧合谷、内关、中冲、足三里	麻醉诱导前 30min，术后连续 3d,2 次/d	—	7	假电针：刺激强度仅为 1mA
胃癌根治术	经皮穴位电刺激；双侧足三里、上巨虚、下巨虚、三阴交	术后第 1 天开始至患者排气	30min	—	常规护理
老年胃肠肿瘤手术	经皮穴位电刺激；双侧足三里、上巨虚	术后第 1 天开始至第 7 天	20min	7	常规护理
胃癌	穴位按压；双侧内关、足三里	术后第 1 天开始至第 3 天	12min	3	不进行穴位按压
胃癌根治术	手针；双侧足三里、三阴交、合谷、支沟、曲池、单侧百会、印堂、水沟、神庭	术后第 1 天至第 5 天	30min	5	无针刺

续表

手术类型	刺激方式及穴位（单/双）	刺激时机	刺激时长	频次	对照组
结肠切除术	手针：双侧合谷、三阴交、阴陵泉、天枢、耳穴神门；电针双侧足三里、内关	术后当天开始，每天上下午各 1 次，共 3d	30min	6	银针不捅人；电针不通电
结肠癌手术	电针：双侧支沟、阴陵泉、足三里、上巨虚	术后第 1 天开始共 6d 或直到排气	20min	—	常规护理
腔镜直肠切除术	TEAS；双侧足三里	麻醉前 30min 电针刺激双侧足三里，至手术结束	30min	1	不刺激
消化道肿瘤开腹术	电针：双侧内关、足三里	入组当天	30min	5	常规护理
腹部肿瘤外科术	手针：双侧中脘、内关、足三里、三阴交	术后当天	30min	—	胃复安

续表

手术类型	刺激方式及穴位(单/双)	刺激时机	刺激时长	频次	对照组
剖宫产	TEAS;双侧足三里	返回病房后立即开始	30min	8	常规护理
剖宫产	TEAS;双侧足三里,三阴交	第1次术前30min,第2次术后6h	30min	2	贴电极片但不刺激
剖宫产手术	穴位按压;双侧足三里,合谷	术后1h,4h共两次	20min	2	常规护理
甲状腺癌根治术	双侧耳穴神门按压;双侧合谷、内关经皮穴位电刺激	麻醉前30min	麻醉前30min至麻醉结束	1	贴电极片不刺激

五、总结

穴位刺激防治 POGD 的有效性逐渐被临床所认可。无论是传统手针,还是电针、TEAS,都显示出可以多靶点、安全有效调控胃肠道功能的优势。随着 ERAS 理念的普及,穴位刺激有望配合药物疗法,进一步降低 POGD 的发生,加速患者术后康复。但距离穴位刺激在临床上广泛应用和普及还有很长的路要走。目前关于穴位刺激的相关研究异质性较大,如穴位配伍的方案不统一、穴位刺激方式也在不断地发展和更新,未来需要建立指导关于针刺研究的标准方案。

总之,穴位刺激在改善术后胃肠功能方面有非常好的应用前景,值得临床的关注。

33. 脓毒症患者围手术期管理快捷指南

于泳浩　马汉祥　马璐璐　王　锷　王东信
方向明(负责人)　田　毅　刘　雅　刘克玄
刘菊英　李金宝　吴安石　张良成(执笔人)
陈骏萍　欧阳文　罗　艳　秦再生　徐桂萍
梅　伟　戚思华　喻　田

目　录

一、概述

脓毒症(sepsis)系感染引发机体宿主反应异常,并导致器官功能损伤。脓毒症是严重烧伤、创伤、外科大手术等常见、高危的并发症。2020年,《柳叶刀》最新报道全球每年新发脓毒症病例超过4 890万,死亡人数约1 100万。脓毒症治疗过程中的关键环节是控制感染,而其中手术清除感染源是救治外科脓毒症患者的根本保障。脓毒症患者术前常伴有不同程度的循环、呼吸功能不全和/或其他脏器受损,病情进展迅速、恶化快,加之外科手术和各种侵入性操作等打击,使其围手术期的病理生理变得更为复杂。因此,这类患者麻醉风险极大,给麻醉科医师提出了极大的挑战。规范脓毒症患者的围手术期管理,将为临床提供指导,有利于降低其围手术期风险水平。

二、脓毒症的病理生理

脓毒症是病原微生物感染后导致机体发生器官损伤,可进一步发展为更为严重的脓毒症休克。创伤、肺炎、化脓性胆管炎、化脓性腹膜炎和重症胰腺炎等疾病是脓毒症常见病因。尽管不同疾病或病原菌引起的脓毒症在临床表现上存在较大差异,但脓毒症发生发展的病理生理过程具有相似的特征。

脓毒症的病理生理的核心为机体免疫和炎症反应失衡致使机体血管内皮屏障功能障碍、组织水肿、低血压、红细胞携氧功能下降和微循环血栓形成等,最终引起组织有效灌注不足,细胞氧代谢障碍,单个或多个组织脏器功能损伤。

三、脓毒症定义和诊断

2016 年,美国重症医学会(Society of Critical Care Medicine,SCCM)与欧洲重症医学会(European Society of Intensive Care Medicine,ESICM)联合发布

了新版脓毒症定义和诊断标准——Sepsis 3.0,将脓毒症定义为感染引发的机体反应异常导致的器官功能损伤。器官损伤采用序贯器官功能衰竭评分(sequential organ failure assessment,SOFA)方法进行评估,感染患者 SOFA≥2 作为鉴定是否并存脓毒症(表 33-1)。Sepsis 3.0 还提出了简化的评分用于临床快速筛查脓毒症患者,即 qSOFA(动脉收缩压≤100mmHg,呼吸频率≥22次/min,精神状态改变)。

四、术前评估及处理

脓毒症患者缺乏特异性早期诊断指标,病情进展快,常需急诊外科手术,术前准备时间窗窄,麻醉科医师评估要精准快捷。因此,除了常规的 ASA 评级和困难气道评估,重点关注饱胃、组织氧合、内环境平衡等,积极做好危急重症预案。

循环系统评估重点关注患者的容量状况、心脏功能、组织灌注和血管张力,评估患者是否存在早期的休克和内毒素对心脏功能的抑制。ARDS 是脓毒症患者常并发的急性呼吸功能损伤,PaO_2/FiO_2 评估患者的氧合状况是不能忽略的,必要时加做影像学检查包括床旁胸片、胸部 CT 以及肺部超声等。血红蛋白水平建议结合乳酸等指标,放宽红细胞输注标准。必要时采用血栓弹力图等手段动态监测凝血功能变化,评判机体凝血和纤溶系统功能状态,并对症处理。术前

表 33-1　序贯器官功能衰竭评分表（SOFA）

器官系统	评分				
	0	1	2	3	4
呼吸系统 （PaO$_2$/FiO$_2$,mmHg）	≥400	<400	<300	<200 并靠呼吸支持	<100 并需呼吸支持
凝血系统 PLT, ×10^3/μl	≥150	<150	<100	<50	<20
肝脏 胆红素（mg/dl）	<1.2	1.2~1.9	2.0~5.9	6.0~11.9	>12
循环系统 MAP,mmHg μg/（kg·min）≥1h	MAP≥70	MAP<70	多巴胺<5 或任何剂量的多巴酚丁胺	多巴胺 5.1~15 或肾上腺素≤0.1 或去甲肾上腺素≤0.1	多巴胺 >15 或肾上腺素 >0.1 或去甲肾上腺素 >0.1
中枢神经系统 GCS 评分	15	13~14	10~12	6~9	<6
肾脏 肌酐,mg/dl 尿量,ml/d	<1.2	1.2~1.9	2.0~3.4	3.5~4.9 <500	>5 <200

应常规评判是否存在神经功能的损伤,有助于术后苏醒和谵妄的防治(表 33-2)。

表 33-2　ARDS 柏林诊断标准

项目	内容
发病时间	临床损伤发生后 7d 内起病
胸片	双肺浸润性阴影,不能用积液、肺不张或者结节完全解释
肺水肿原因	呼吸衰竭不能用心力衰竭和液体过度负荷完全解释,必要时需要通过心脏超声等检查进行鉴别诊断
氧合指数	
轻度	$200mmHg<PaO_2/FiO_2≤300mmHg$（$PEEP≥5mmHg$ 或 $CPAP≥5mmHg$）
中度	$100mmHg<PaO_2/FiO_2≤200mmHg$（$PEEP≥5mmHg$）
重度	$PaO_2/FiO_2≤100mmHg$（$PEEP≥5mmHg$）

术前应常规开放至少 2 条静脉通道并建立有创动脉压监测,备好输液微泵及去甲肾上腺素、肾上腺素、血管加压素、多巴胺、多巴酚丁胺等血管活性药物,早期开展血乳酸等目标导向的液体复苏。采用 30ml/kg 的晶体液,纠正低血压和高乳酸水平,联合应用血管活性药物维持 $MAP≥65mmHg$。考虑到脓毒症患者可能并发心脏功能的抑制,在条件允许时,应行心脏超声检查、FloTrac 或 PiCCO 监测,指导输液以及血

管活性药物使用。对于术前存在电解质异常的患者,尤其是高血钾(血钾 >5.5mmol/L),可予以葡萄糖复合胰岛素、钙剂(包括氯化钙和葡萄糖酸钙等)治疗;高血钾合并酸中毒(pH 值<7.15)患者,给予静脉输注碳酸氢钠,纠正酸中毒;少尿合并液体负荷过多伴血钾升高患者可给予呋塞米利尿治疗;对于严重肾功能不全、肾脏衰竭患者,术前可行连续肾脏替代治疗(continuous renal replacement therapy,CRRT),同时应特别关注肝素化对凝血功能的影响,建议肝素化 24h 内不宜行有创操作治疗,必须手术时建议查 ACT,必要时给予鱼精蛋白拮抗肝素。脓毒症可引起神经-内分泌功能异常,交感神经兴奋,从而导致糖代谢和脂代谢异常。术前应当予以血糖监测,合理使用胰岛素治疗,建议血糖应维持在相对较高的水平(<10mmol/L)。此外,腹内高压已经越来越受到关注,表 33-3 列出了 2013 年 WSACS 专家指南推荐的腹内高压评估等。

五、麻醉及术中管理

麻醉方式选择包括:局部浸润麻醉、区域阻滞麻醉、全身麻醉等,但是不建议使用椎管内麻醉;胃肠道穿孔、梗阻、胆道感染导致的脓毒症多为急诊"饱胃"患者,对于这些患者应注意防治反流误吸的发生。麻醉药物选择要兼顾肝脏的代谢功能异常和损伤的加重。麻醉诱导阶段应采用滴定法给药,尽量减少对血流动力学的影

表 33-3　腹内高压和 ACS 的危险因素

危险因素	原因
腹壁顺应性降低	腹部手术
	大量创伤
	大量烧伤
腹内空腔脏器内容物增加	胃轻瘫、胃胀、梗阻
	肠梗阻
	结肠假性肠梗阻
	肠扭转
腹腔内容物增加	急性胰腺炎
	腹胀
	腹腔积血/气腹或腹腔内积液
	腹腔内感染/脓肿
	腹腔内或腹膜后肿瘤
	腹腔镜检查气压过高
	肝功能障碍/肝硬化伴腹水
	腹膜透析
毛细血管渗漏/液体过度复苏	酸中毒
	损伤控制剖腹术
	低体温
	急性生理和慢性健康评分Ⅱ或序贯器官衰竭评分升高
	大量液体治疗
	大量输血
其他因素	年龄、菌血症、凝血性疾病、巨大切口疝修复、机械通气、肥胖或 BMI 增加、PEEP >10mmHg、腹膜炎、肺炎、脓毒症、休克或低血压

响。麻醉药物选择推荐静脉麻醉药物可选用咪达唑仑、丙泊酚、氯胺酮、依托咪酯等,对疑似有肾上腺功能不全的患者慎用依托咪酯;阿片类镇痛药物可选用芬太尼、舒芬太尼、瑞芬太尼等;肌肉松弛药物可选用顺式阿曲库铵、阿曲库铵、罗库溴铵、维库溴铵等;吸入麻醉药物可选择 N_2O、异氟烷、七氟烷、地氟烷等,但如合并气胸、肠梗阻者避免使用 N_2O;麻醉诱导和维持阶段可复合使用右美托咪定。依据患者呼吸功能状况、肺损伤程度,予以选择普通或储氧面罩给氧、无创正压通气,必要时急诊气管插管进行机械通气。术中推荐采用肺保护性通气策略,避免机械通气相关性肺损伤,包括使用小潮气量(6~8ml/kg)、PEEP 和肺复张策略等通气策略。关于术中免疫调理治疗,不推荐免疫球蛋白应用于脓毒症患者的治疗。其他免疫调节剂包括乌司他丁、胸腺肽及血必净等,已有相关的基础和临床研究证实对脓毒症的免疫和炎症反应具有调节作用,有利于改善预后,但仍需进一步临床研究证实。

六、术后治疗

术毕建议进入麻醉后监护治疗室(PACU)或直接转入 ICU 治疗。本共识的重点关注脓毒症患者围手术期麻醉相关处理原则,在转运过程中应有麻醉科或 ICU 医师护送,途中持续监护氧合状况、血压、心率等,携带急救药品,确保转运过程中人员、设备、药品的顺利交接。

34. 围手术期患者转运快捷指南

张　卫　郑　宏　董海龙(共同执笔人)
路志红(共同执笔人)　熊利泽(负责人)　薛张纲

目　录

手术患者的围手术期转运是麻醉管理的重要部分,对患者安全至关重要。必要的监测和规范的交接是安全转运的关键。本快捷指南的目的为促进手术室、麻醉后监护治疗室(post-anesthetic care unit,PACU)、麻醉重症监护治疗病房(anesthesia intensive care unit,AICU)和重症监护治疗病房(intensive care unit,ICU)和病房医务工作人员间的协作和交流,增进患者围手术期转运安全。

一、转运前对患者的评估与准备

转运前应确认患者的情况适合且能耐受

转运。

转运前注意对转运设备包括轮椅和推车进行检查,确认无故障。转运设备应有必要的设置如围栏、束缚带等以防患者掉落。

转运前确认患者所带医疗材料设备,如静脉通道、引流袋、监护设备等稳妥放置,应方便观察,避免意外受损。

根据患者情况准备急救药箱。药箱内可配备升压药物、降压药物、复苏用药和抗心律失常药物。推荐配置包括阿托品、肾上腺素、异丙肾上腺素、尼卡地平和氢化可的松。

二、转运人员的构成及资质要求

患者转运的安全是医务人员的首要职责。患者转运中应有医务人员对患者进行观察。转运人员配备应充足。转运情况稳定的患者时转运人员推荐至少两人,对于不稳定的患者应至少四人。转运人员的基本构成为麻醉科医师/ICU医师/具有资质的麻醉护士和手术医师。根据患者的情况,必要时需手术室护士和护工协助。

三、非危重患者的转运

(一)转运前

遵循基本原则在转运前评估患者情况,是否符合转运指征(如自 PACU 转出时 Aldrete 评分应 >9 分,表 34-1)。告知转入部门医护人员必要的患者信息和预计到达时间。根据患者情

表 34-1 改良 Aldrete 评分标准

	改良 Aldrete 评分	分值
活动	自主或遵嘱活动四肢和抬头	2
	自主或遵嘱活动二肢和有限制的抬头	1
	不能活动肢体或抬头	0
呼吸	能深呼吸和有效咳嗽,呼吸频率和幅度正常	2
	呼吸困难或受限,但有浅而慢的自主呼吸,可能用口咽通气道	1
	呼吸暂停或微弱呼吸,需呼吸器治疗或辅助呼吸	0
血压	麻醉前 ± 20% 以内	2
	麻醉前 ± 20%~49%	1
	麻醉前 ± 50% 以上	0
意识	完全清醒(准确回答)	2
	可唤醒,嗜睡	1
	无反应	0
SpO_2	呼吸空气 $SpO_2 \geqslant 92\%$	2
	呼吸氧气 $SpO_2 \geqslant 92\%$	1
	呼吸氧气 $SpO_2 < 92\%$	0

况准备便携监测设备和通气设备,如便携式脉搏氧饱和度仪和呼吸囊、氧气。

(二) 转运中

患者转运一般应由具备资质的麻醉工作人员和手术医师共同完成。转运时麻醉工作人员应在患者头侧,以便严密观察患者,及时发现呼吸、意识、呕吐等意外情况。应携带呼吸囊和面罩，做好急救准备。转运过程中注意患者的覆盖和保暖。

（三）转运后

转运后根据患者情况及时建立必要的监测，给予吸氧等处理。同时转运人员与转入部门人员就患者的基本信息和主要情况进行详细的交接。

（四）供参考的转运前核查清单（表34-2）

表34-2　转运前核查清单

转运准备	转运的组织	患者情况
A. 患者腕带信息	A. 转运人员到位，对患者情况熟悉	A. 呼吸情况
B. 转运设备的配备和检查		B. 循环情况
		C. 意识状态
C. 给药设备的配备和检查	B. 转运时间明确	D. 当前用药
D. 通气设备的配备和检查	C. 转运路线明确	E. 制动情况
	D. 转入部门已做必要准备	F. 特殊体位
E. 氧源，电源的配备和检查		
F. 静脉通路放置妥当，给药途径通畅		
G. 便携监测设备的配备和检查		
H. 所有线路和管道放置妥当		

四、危重患者的转运

（一）供参考的核查程序

危重患者转运前和转运后均可参考如下

ABCDEFG 法。

A（Airways）:检查通气设备是否完善,是否有故障,连接是否正常,气管导管是否位置恰当,是否有氧源。

B（Breath）:双肺听诊,确认 SpO_2 和 $P_{et}CO_2$ 情况。

C（Circulation）:确认心电监护和血压值,妥善安置动静脉管道。

D（Disconnect）:将气源和电源接头从移动或固定接口断开,转换至固定或移动接口。

E（Eyes）:确认转运人员可以看到监护仪显示情况。

F（Fulcrum）:确认有无应急预案。

G（Get）:确认和妥善安置引流管等其他管道。

(二) 转运前

转运前转出部门与转入部门人员沟通,对患者的基本情况、液体治疗、通气和其他必要情况做说明。按核查程序准备转运所需的便携式监测设备和通气设备,准备需带至转入部门的物品和药品。等待转入部门做好准备的过程中患者情况有任何变化均应及时通知转入部门人员。

(三) 转运中

如非紧急情况,否则应待患者情况稳定再行转运,确保患者安全。转运中应有专人对患者进行观察、监测和支持,转运时麻醉工作人员应在患者头侧,以便严密观察患者,及时发现呼吸、意识、呕吐等意外情况。监测包括心率和脉搏氧,必要时监测心电和血压。呼吸支持可使用便携式呼吸机或呼吸囊手控通气,注意维持供氧。对于危重患者保暖尤其重要。

(四)转运后

转运后,由一名主要负责人员向转入部门人员详细交接患者信息,包括所行手术、血流动力学情况、所行处理措施及效果、呼吸情况。同时其他成员按照核查程序安置患者。

五、转运途中患者并发症防范及应急预案

转运中的安全问题涉及人员、设备和患者三个方面。

(一)人为因素安全并发症

转运中的人为因素主要为核查不严格、沟通不良、交接不完善。建立和使用核查清单、交接清单,建立完善的核查和交接制度可减少此类因素导致的安全隐患。

(二)设备缺陷安全并发症

设备缺陷包括转运设备准备不充分、检查不完善和突发故障。设备检查清单有助于减少此类故障。气源和电源的检查尤为重要。

(三)患者并发症及应急预案

1. 心血管系统 包括低血压、高血压、心律失常,甚至心搏骤停。应急预案包括根据患

者情况准备急救药品和抗心律失常药物。循环不稳定者转运中应监测血压、心电、脉搏氧。

2. 呼吸系统 低氧血症是最常见的转运中并发症。舌后坠引起的气道梗阻和一过性呼吸抑制是最常见的原因。其他并发症还包括气道痉挛、气管导管脱落或被意外拔出、气胸、呛咳等。严密的观察和携带必要的急救设备很重要。运送患者时应携带面罩、呼吸囊、口咽气道。必要时携带气管插管设备。一旦发生,气道梗阻可通过托下颌、辅助通气改善,必要时放置口咽气道。一过性呼吸抑制者应进行辅助通气。紧急情况下可进行气管插管。

3. 神经系统 转运中最常见的神经系统并发症为躁动。必要的镇静和束缚很重要。转运设备应有保护围栏以防患者跌落。

4. 内环境 转运中最常见也容易被忽视的内环境问题是低体温。应注意患者的覆盖,必要时可使用保温毯等设备。

5. 其他风险 其他风险主要包括恶心呕吐及其引起的反流误吸、窒息。应评估患者风险,及时给予预防措施。呕吐者应将患者头偏向一侧,吸净呕吐物,避免阻塞气道和误吸。

六、交接

(一) 交接的基本原则

不应当影响到对患者的紧急处理,应在完成对患者的紧急处理后或与紧急处理同时进行。

应由熟悉患者情况的主管医师进行交接，交接应为一对一进行。

管理小组成员均应在场，交接后应有管理小组成员的疑问和反馈环节。

交接应有交接记录。

（二）供参考的交接清单（表34-3）

表 34-3 交接清单

患者信息	麻醉信息	手术信息	管理方案
A. 姓名	A. 麻醉方法	A. 手术过程	A. 当前状态
B. 年龄	B. 麻醉并发症	B. 手术部位信息，包括引流管、缝合、包扎情况	（血流动力学稳定性等）
C. 体重	C. 术中用药	C. 手术并发症及处理体外循环等特殊技术	B. 可能出现的问题
D. 过敏史	D. 输液输血		C. 监测方案
E. 诊断	E. 失血和尿量		D. 镇痛方案
F. 手术名称			E. 输液和用药方案
G. 既往史			F. 相关外科和麻醉联系信息
H. 术前状态			

35. 气压止血带在四肢手术中应用快捷指南

马建兵　王　庚　王　强　王天龙(共同负责人)

王东信　王秀丽(共同执笔人)　卢志方(共同执笔人)

冯泽国　吕建瑞　米卫东(负责人)　许　鹏　孙绪德

李　军　杨　瑞　闵　苏　张　兰　张育民

陈绍辉　拉巴次仁　郝阳泉　胡　彬　袁红斌

徐　懋　高子军(共同执笔人)　高昌俊

郭　政　郭向阳(共同负责人)　章放香

董补怀(共同负责人)　董海龙　舒海华　薛荣亮

目　录

一、概述

气压止血带(pneumatic tourniquet,以下简称止血带)是外科手术常用的止血装备,尤以骨科四肢手术应用居多,其优点是维持清晰的手术视野,为手术创造便利条件,利于操作、缩短手术时间,节约用血。因存在一些并发症及不良反应,因此手术团队成员包括外科医师、麻醉科医师、巡回护士在内,由外科医师主导制定手术计划时,应综合考虑患者的病史、身体状况及实验室和影像学检查结果等因素,决定手术过程中是否使用止血带。

二、止血带分类及基本结构

常见止血带类型:矩形止血带、轮廓止血带(锥形)、双囊止血带。止血带的基本结构包括:①气囊袖带;②连接管;③压力装置。

三、气压止血带在四肢手术中使用的适应证和禁忌证

(一) 适应证

四肢矫形、切开复位固定手术;组织间包块切除;清创、肌腱缝合;截肢手术;四肢开放伤止血;膝、踝、肘、腕等关节融合、成形或置换手术。

(二) 禁忌证

1. 绝对禁忌证

(1) 皮肤移植。

(2) 三级高血压。

(3) 颅内高压。

(4) 四肢有透析通道。

(5) 既往肢体血运重建。

(6) 创伤后多个手指脚趾重建术。

（7）绑扎止血带部位的皮肤有破溃、水肿者。

2. 相对禁忌证

（1）严重的周围动脉阻塞性疾病。

（2）镰刀型红血球疾病。

（3）严重挤压伤。

（4）糖尿病神经病变患者属高危人群,易导致神经损伤。

（5）有深静脉血栓、癌症和肺栓塞病史的患者。

（6）酸中毒。

四、止血带使用原则及方法

1. 止血带使用前评估　在使用止血带之前应评估患者的总体健康状况和皮肤情况,准确把握适应证和禁忌证。

2. 止血带型号选择及固定方法　手术室应备存常规尺寸为 20cm、25cm、45cm、60cm 和 85cm 的止血带。应用于上肢时,袖带应放置在肩和肘之间上 1/3 处;应用于下肢时,袖带放置在大腿近端 1/3 处。

3. 压力和时间设定原则及方法

（1）基于收缩压（systolic blood pressure, SBP）设定:上肢充气压力为 SBP+50mmHg,使用时长为 60min;下肢充气压力为 SBP+100mmHg,使用时长为 90min,上下肢再次使用止血带中间间隔时长均为 15min。

(2)基于肢体闭塞压力(limb occlusion pressure, LOP)设定:LOP是指在特定的时间肢体的特定部位使用特定的止血带,通过气囊阻断动脉血流入肢体末端的最小压力值。可借助脉搏氧饱和度监测设定LOP,将多功能监护仪的血氧饱和度探头夹于将要手术肢体的手指或脚趾上,止血带气囊开始充气,观察监护仪血氧饱和度的动脉波形,当动脉波形变成一条直线后停止充气,记录此刻的止血带气压值即是LOP。

当LOP≤130mmHg时,止血带充气压力为LOP+40mmHg;当131mmHg<LOP≤190mmHg时,充气压力为LOP+60mmHg;当LOP>190mmHg时,充气压力为LOP+80mmHg;儿童均为LOP+50mmHg。止血带上肢使用时长为60min,下肢使用时长为90min,再次使用中间间隔时长均为15min。

为减少并发症,建议在LOP基础上设定止血带压力,上肢使用60min,下肢使用90min,如需再次使用,中间间隔15min,并缩短再次使用时间(Ⅰa)。

4. 充气放气注意事项

(1)止血带充气之前外科医师抬高肢体并由远向近端驱血,让血液回流。

(2)止血带放气之前,巡回护士应与外科医师和麻醉科医师确认后,缓慢放气。放气后应对患者的全身反应和失血量进行评估。

5. 止血带维护清洁注意事项　气囊袖带、管路和压力装置应根据产品说明书进行清洗、消毒和干燥保存。

五、止血带使用常见并发症及处理原则

1. 止血带疼痛　止血带疼痛是最常见的止血带并发症。建议使用较宽的袖带,降低设置压力,减少使用时间,唯一有效的方法是止血带放气。

2. 皮肤损伤　在止血带及袖套部位出现皮肤淤血、红肿,甚至水疱形成。建议在皮肤与止血带之间加一层保护衬垫,保持止血带和衬垫平整,可减轻皮肤损伤。

3. 神经损伤　止血带引起的神经损伤多发生于袖带边缘剪切力最大的地方,上肢神经较下肢神经更易受损,建议止血带应绑扎在肢体肌肉丰富的部位,同时掌握个体化止血带的压力设定,一旦发生应尽早诊治。

4. 血流动力学影响　止血带放气会导致中心静脉压和动脉压迅速下降,短期低血压可能会导致心肌抑制和心搏骤停。建议止血带放气时应抬高肢体,应将止血带压力缓慢降至零,若双侧肢体同时使用止血带,应先一侧放气,10~15min 后再另一侧放气,必要时快速输液,使用适量血管活性药物。

5. 深静脉血栓风险　在使用止血带期间,栓子的发生与止血带充气的时长之间存在重要的相关性。尽可能缩短止血带使用时间。

6. 缺血再灌注对肾脏损伤及内环境的影响　止血带放气后,无氧代谢产物会引起"肌肾病代谢综合征"。处理给予利尿、静脉输注碱性药物,纠正水电解质紊乱及酸碱失衡。

7. 缺血再灌注对呼吸系统的影响　严重肢体缺血再灌注后,发生全身炎症反应综合征和肺损伤。在止血带引起的缺血前进行预处理可减轻缺血再灌注引发的肺换气功能障碍(Ⅰb)。

8. 核心体温变化　驱血、充气会导致核心体温降低。术中应监测体温,加强肢体保温。

六、结语

在使用止血带前应综合评估患者全身情况设定适合的压力和时间值,尽可能选择宽幅袖带,基于 LOP 设定止血带压力,上肢使用时长 60min,下肢使用时长 90min,如需再次使用,中间间隔 15min,并缩短再次使用时间,有条件的医院可以选择使用基于 LOP 的智能化止血带仪器。

36. 应用抗凝或抗血小板药物患者接受区域麻醉与镇痛管理快捷指南

马亚群　王　庚(共同执笔人)　王秀丽　冯泽国
米卫东(共同负责人)　李　军　陈绍辉　张　兰
张孟元　拉巴次仁　罗　艳　郭向阳(共同负责人)
郭永清　徐　懋(共同执笔人)　袁红斌
章放香　舒海华

目 录

一、处理总则

应用抗凝或抗血小板药物(抗栓治疗)患者拟实施区域麻醉与镇痛管理时,应注意遵循以下原则:

1. 衡量患者基础疾病是否必须行抗栓

治疗。

2. 抗凝及抗血小板治疗是否增加外科手术的出血风险。

3. 判断抗凝及抗血小板药物对麻醉可能产生的影响。

4. 围手术期抗栓治疗方案应由心内科、血液科、药剂科、外科及麻醉科等多学科医师共同讨论制定。

二、椎管内血肿引致神经损伤的发病率及危险因素

(一) 以下因素会增加椎管内血肿的发生率

1. 接受静脉注射(intravenous injection, IV)或皮下注射(subcutaneous injection, SC)(普通或低分子量)肝素治疗者。

2. 接受血管外科手术时静脉给予肝素者。

3. 凝血功能障碍或血小板减少症者,或椎管内麻醉前后使用抗血小板药物(阿司匹林、吲哚美辛、噻氯匹定)、口服抗凝剂(苯丙香豆素)、溶栓剂(尿激酶)或葡聚糖治疗者。

4. 椎管内麻醉穿刺置管困难者;脊髓或脊柱相关结构存在异常、高龄等。

(二) 按阻滞部位考虑,区域麻醉操作时出血及血肿形成风险由高到低依次如下。

1. 留置导管的硬膜外麻醉。

2. 单次硬膜外麻醉、蛛网膜下腔麻醉。

3. 椎旁神经阻滞(椎旁神经阻滞、腰丛神

经阻滞、颈深丛阻滞)。

4. 深层神经阻滞(近端坐骨神经阻滞等)。

5. 浅表血管周围神经阻滞(股神经阻滞、腋路臂丛神经阻滞等)。

6. 筋膜神经阻滞(髂腹股沟神经阻滞、髂腹下神经阻滞、腹横肌平面阻滞等);

7. 浅表神经阻滞(颈浅丛阻滞等)。

留置导管技术较单次阻滞风险更高。超声引导下的区域麻醉,可降低穿破血管的概率。

三、应用抗凝血药物、抗血小板药物或纤溶药物患者实施椎管内麻醉的围手术期管理(表 36-1)

四、中草药疗法

单独使用中草药不会增加椎管内穿刺出血的风险。建议无需强制停用此类药物,对使用此类药物的患者可进行局部麻醉技术。

五、血液学指标与区域阻滞麻醉的实施

(一)手术及椎管内麻醉对凝血指标的要求(表 36-2)

(二)血液系统疾病与区域阻滞麻醉的实施(表 36-3)

表 36-1 应用抗凝血药物、抗血小板药物或纤溶药物患者实施椎管内麻醉的围手术期管理

药物	阻滞前需停药时间	拔管前需停药时间	椎管内留置导管期间用药	阻滞后/拔管后恢复用药时间
抗凝血酶药 普通肝素静脉治疗剂量	4~6h 且 APTT 正常	4~6h 且 APTT 正常	谨慎	1h
普通肝素皮下低剂量预防	4~6h 且 APTT 正常	4~6h 且 APTT 正常	没有禁忌	1h
普通肝素皮下高剂量预防	12h 且 APTT 正常	尚未建立标准	谨慎	无明确标准
普通肝素皮下高剂量治疗	24h 且 APTT 正常	尚未建立标准	谨慎	无明确标准
LMWH 皮下 QD 低剂量预防	12h	12h, 术后第一剂穿刺置管后 12h 应用	谨慎	4h
LMWH 皮下 BID 低剂量预防	12h	12h, 术后第一剂穿刺置管后 12h 应用	谨慎	4h
LMWH 皮下高剂量治疗	24h	24h, 术后非高出血风险 24h 恢复, 高出血风险 48-72h 恢复	不推荐	4h

续表

药物		阻滞前需停药时间	拔管前需停药时间	椎管内留置导管期间用药	阻滞后/拔管后恢复用药时间
抗凝血酶药	华法林 口服	4~5d 且 INR≤1.4	INR≤1.4 时拔除，给药 12~24h 内拔除，但 48h 内仍有风险	不推荐	立即 恢复，24h 内监测神经功能
	磺达肝癸钠 预防	36~42h	无推荐	不推荐	6~12h
	磺达肝癸钠 治疗	避免	无推荐	不推荐	12h
	利伐沙班口服低剂量预防（CrCl>50ml/min）	22~26h	22~26h	不推荐	6h
	利伐沙班口服高剂量治疗（CrCl<50ml/min）	44~65h 推荐停药 72h 方可实施	44~65h	不推荐	6h
	阿哌沙班口服低剂量预防（非高龄低体重肾功不全）	26~30h	25~30h	不推荐	6h
	阿哌沙班口服高剂量治疗（高龄、低体重、肾功不全）	40~75h 推荐停药 72h 方可实施	40~75h		6h

续表

药物		阻滞前需停药时间	拔管前需停药时间	椎管内留置导管期间用药	阻滞后/拔管后恢复用药时间
抗凝血酶药	比伐卢定	不推荐使用	不推荐	不推荐	不推荐
	阿加曲班 口服 预防/治疗	不推荐使用	不推荐	不推荐	不推荐
	达比加群 口服 预防/治疗				
	（CrCl>80ml/min）	72h	在末次使用34~36h后拔除导管，拔除前评估dTT或ECT	不推荐	6h
	（CrCl 50~79ml/min）	96h ⎫ 方可实施		不推荐	6h
	（CrCl 30~49ml/min）	120h ⎭		不推荐	6h
	（CrCl<30ml/min）	不推荐使用		不推荐	
抗血小板药物	阿司匹林（无联合用药）	无需停药	无特殊要求	无禁忌	无禁忌
	氯吡格雷（波立维）	5~7d	无负荷量可留置	留置1~2d拔除	⎫ 无负荷量拔除后即刻可以使
	普拉格雷	7~10d	不应留置导管	不推荐	⎬ 用；有负荷量
	替卡格雷	无明确推荐	不应留置导管	不推荐	⎭ 6h后开始
	噻氯匹定（抵克立得）	10d	无负荷量可留置	留置1~2d拔除	无负荷量即刻
	替格瑞洛	5~7d	不应留置导管	不推荐	有负荷量6h后

续表

药物	阻滞前所需停药时间	拔管前所需停药时间	椎管内留置导管期间用药	阻滞后/拔管后恢复用药时间
抗血小板药物				
替罗非班	4~8h 且 PLT 功能正常	无明确推荐意见	不推荐	6h
依替巴肽	4~8h 且 PLT 功能正常	建议术后用药开始前拔除	不推荐	6h
阿昔单抗	24~48h 且 PLT 聚集正常	无明确推荐意见，建议术后用药开始前拔除	不推荐	6h
双嘧达莫	24h		无禁忌	6h
纤维蛋白溶解/溶栓药物				
阿替普酶	48h	没有明确建议，监测	谨慎	10d
阿尼普酶 瑞替普酶 链激酶	48h	没有明确建议，监测	不推荐	10d
中草药				
大蒜、银杏、人参	无需停药		无禁忌	无禁忌

表 36-2 手术及椎管内麻醉对凝血指标的要求

实验室检查	正常值	低危	需进一步个体评估	避免手术及椎管内麻醉的实施
INR	0.8~1.2	≤1.4	1.41~1.7	≥1.7
APTT	28~42s	正常值上限	超过正常值 1~4s	超过正常值 4s
PLT	125~350 × 10⁹/L	>80 × 10⁹/L	50~80 × 10⁹/L	≤50 × 10⁹/L

表 36-3 血液系统疾病与区域阻滞麻醉的实施

疾病种类	术前准备合格标准
血友病及相关凝血障碍	对于未纠正的凝血障碍，应请血液科会诊，补充凝血因子纠正凝血功能障碍，术前48h 预测定缺乏的凝血因子水平 拟行较大型手术术前应将凝血Ⅷ因子活性提高至正常水平的 60%，心血管、颅内手术应提高至 >100%；IX因子活性应达正常水平的 60% 以上，老年骨折手术推荐执行心血管、颅内手术术前准备标准。 禁忌外周神经阻滞及椎管内麻醉。但有维持正常Ⅷ因子成功行区域阻滞的案例，需视病情及手术等综合因素确定

疾病种类	术前准备合格标准
血小板异常	术前需补充血小板至 >50 × 10⁹，对大手术及有出血倾向患者选用全身麻醉。一般认为特发性血小板减少性紫癜或单纯血小板减少等确定血小板功能正常且无自发出血倾向的患者，血小板计数 >80 × 10⁹ 可行区域阻滞麻醉，>50 × 10⁹ 可行深部神经阻滞，但因其血肿风险明显增大，需综合考患制定个体方案
贫血	根据贫血病因对症治疗至病情稳定，对血红蛋白在 80~100g/L 的患者围手术期根据患者心肺代偿功能、出血情况、有无代谢率升高等因素决定是否输血。对于存在缺血性心脏病的患者，应输血使 HCT 达 29%~34%；对于血红蛋白<80g/L，术前有症状的难治性贫血（铁剂，叶酸和维生素 B₁₂ 治疗无效，心功能Ⅲ~Ⅳ级）、血红蛋白低于 80g/L 并伴有胸痛或体位性低血压等症状的患者，须输血治疗
白血病	白血病患者谨慎行择期手术，必要时血液科协助诊治
红细胞增多症、淋巴瘤、溶血性疾病等其他疾病	请相关科室会诊协治

六、抗血小板/抗凝血治疗患者周围神经阻滞实施的注意事项

1. 深部外周神经阻滞,穿刺部位靠近无法压迫的大血管,应参照椎管内阻滞的停药时间。

2. 腰丛阻滞存在发生腹膜后血肿和死亡的报道。

3. 周围神经阻滞出血的危险高于阻滞相关神经并发症。

4. 超声应用可能更有优势,但不能完全避免穿刺出血及血肿的发生。

5. 及时发现潜在的出血、血肿、神经压迫,应及时处理。

37. 超声引导区域阻滞/镇痛快捷指南

万 里 王 云 王 庚(执笔人) 公茂伟 冯 霞
米卫东(共同负责人) 江 伟 张孟元 罗 艳
郭永清 唐 帅 薛张纲(共同负责人)

目 录

区域阻滞是一项经典的麻醉技术,可以为相应部位的外科手术提供安全有效的麻醉和镇痛。随着长效局部麻醉药的出现和神经刺激仪及超声等新技术的使用,新的阻滞方法不断涌现,区域阻滞的安全性和有效性也大大提高。由于镇痛效果好、对全身器官功能影响小、有利于减少阿片类药物相关不良反应,这一技术在日间手术、多模式镇痛、平衡麻醉及加快外科手术康复中的重要作用备受关注。

一、超声引导区域阻滞的优势

(一) 提高成功率

1. 精确定位,明显降低特殊人群(如肥胖、高龄、孕产妇及解剖变异患者)神经阻滞和椎管内穿刺的难度,减少穿刺次数。

2. 缩短起效时间,提高阻滞成功率。

(二) 减少并发症

1. 减少穿刺相关并发症,如出血、血肿、气胸、腹腔脏器损伤、直接神经穿刺损伤等。

2. 降低药量,减少邻近神经结构如膈神经、喉返神经、星状神经节等不必要的阻断。

3. 局部麻醉药中毒的风险降低 65%。

4. 使用超声不能完全避免神经损伤和神经内注射,但可明显减少无意识的神经内注射的发生。

二、超声引导区域阻滞/镇痛的适应证、禁忌证和并发症

超声引导区域阻滞/镇痛的适应证、禁忌证和并发症同传统定位。主要用于相应神经支配区域的手术麻醉及镇痛,可单独使用,也可与其他麻醉方法联合应用。应根据患者病情及手术或疼痛部位选择适宜的入路及用药。

禁忌证包括:患者拒绝、穿刺部位感染或肿瘤、凝血功能障碍、神经系统疾病、操作者经验不足等。其中,凝血功能障碍和神经系统疾病

为相对禁忌证,应根据患者病情全面分析和评估实施超声引导区域阻滞/镇痛的风险和收益;阻滞/镇痛操作前,应充分告知患者及家属相关风险,取得知情同意后谨慎实施。

超声引导区域阻滞/镇痛的并发症主要有:感染、出血和血管损伤、局部麻醉药全身毒性反应、神经损伤、损伤周围重要器官、阻滞邻近重要神经、药物误入硬膜外或蛛网膜下腔及导管相关并发症等。

三、超声引导区域阻滞的实施

(一) 实施前准备

超声引导下区域阻滞技术的基础是超声图像的获取和组织结构的辨识。在日常区域阻滞工作中熟练使用超声,需要熟练掌握超声成像的基本原理和超声仪器的使用方法,熟悉扫描部位的解剖结构,并能选择适宜的扫描技术获得更好的超声影像,且熟练掌握进针技术,使穿刺针能顺利到达目标结构。

1. 人员准备　操作者应熟练掌握区域阻滞/镇痛的相关临床知识,正确掌握其适应证和禁忌证;应熟练掌握超声基础知识;熟练掌握超声仪的基本使用方法;并具备实施超声引导区域阻滞/镇痛的基本操作技能,包括能够正确选择探头,熟练掌握扫描技术、进针技术、水定位和水分离技术及导管技术;应熟知超声引导区域阻滞/镇痛的相关并发症,并具备处理这些并发症的基本知识和应急能力。

2. 环境准备 操作环境应具备实施区域阻滞/镇痛所需的无菌、监护、吸氧条件,并配备基本抢救设备和抢救药品。

3. 物品和药品准备 操作前应准备好操作所需物品,包括:超声仪、无菌探头保护套、无菌耦合剂、神经刺激仪(双重引导时需要)、穿刺针、注射器、无菌手套等,选择好适宜的局部麻醉药种类及剂量并按需要配制至合适浓度,确认静脉通路已开放、监护已连结、抢救设备和抢救药品(包括脂肪乳剂)都处于备用状态。

(二)实施过程

1. 安全核查

(1)操作前核对患者信息和拟行操作种类,核对是否签署手术知情同意书和麻醉知情同意书,确认操作部位,建议于患者拟阻滞部位做明确标记。

(2)操作前再次核对患者是否存在影响阻滞实施或增加阻滞相关并发症的相关因素,如患者的凝血功能状况、抗凝及抗血小板药物的停药时间、既往是否存在神经系统疾患及目前疾病状况等。

(3)操作前确认静脉通路已建立并保持通畅。

(4)操作前确认操作所需物品药品、抢救设备和抢救药品已准备就绪。

(5)穿刺进针前即刻再次核对拟阻滞部

位,尤其左右侧,避免错漏。

2. 无菌技术

(1)操作者:戴口罩、帽子,去除手表等饰物,常规洗手、戴无菌手套。

(2)穿刺部位皮肤消毒:清洁穿刺部位皮肤,常规消毒铺单。

(3)物品、药品的无菌:操作前再次检查所使用的一次性物品、药品的包装及效期,操作期间注意保护一次性物品及配制好的药液处在无菌备用状态。操作时探头及其揽线均应保持无菌,尤其在进行椎管内阻滞和连续外周神经阻滞置管时,更应严格无菌。

3. 轻柔操作,时刻警惕神经阻滞相关并发症

(1)初学者或无法清晰辨认神经的情况下,易发生神经内注射,推荐:

1)联合神经刺激器定位;

2)在患者配合良好、无体动风险时实施操作,尽量避免在全身麻醉或深度镇静下操作。

(2)充分认识凝血功能障碍/抗凝抗血小板药物治疗患者实施区域阻滞/镇痛的风险,正确掌握适应证和禁忌证。

(3)推荐使用彩色多普勒以区分血管及周围结构,避免血管内注药及进针过程中无意识的血管损伤。

(4)危险区域操作(例如锁骨上臂丛神经阻滞)建议采用平面内技术。

（5）注射大剂量药物前,可先给予 0.5~1ml 的试验剂量,观察药物扩散部位及神经形态有无变化。

（6）重视水定位和水分离技术。针尖难以分辨时,建议使用水定位技术确认针尖位置;当针尖与神经、血管等结构贴近时,可采用水分离技术推开针尖周围的组织结构,减少不必要的穿刺损伤。

（7）超声引导技术可明显减少区域神经阻滞局部麻醉药用量,合理选择局部麻醉药的最适容量及最适浓度,降低局部麻醉药全身反应的风险;注射大剂量药物时,注意观察药物扩散并每 3~5ml 回抽一次,以减少无意识的血管内注药可能。

四、超声引导椎管内穿刺

超声引导椎管内穿刺可分为两大类,一类是超声辅助定位后盲探进针,另一类是超声引导下实时穿刺。两种方法均可降低椎管内穿刺的难度,但后者无菌要求更高,操作难度也更大。

实施超声引导椎管内穿刺时,除需遵循前述超声引导区域阻滞/镇痛的一般性建议外,还应注意:

1. 不管患者是否肥胖,使用超声定位脊椎节段较传统体表解剖标志定位均更准确。当具备超声引导椎管内穿刺的条件、操作者也能熟练掌握超声引导椎管内穿刺技术时,建议选择超声引导定位穿刺点,以减少穿刺次数和提高穿刺成功率;对肥胖患者或解剖标志难以扪及时,获益更大。

2. 侧卧位和坐位穿刺均可使用超声引导,建议在穿刺前即刻使用超声定位穿刺点,并作好穿刺点的体表标记,穿刺时需严格保持患者体位与定位时完全一致。

3. 通常选择低频凸阵探头进行超声引导椎管内穿刺,对特别瘦小的患者或小儿也可选择高频线阵探头。

4. 建议从第12肋开始向尾侧或从骶骨开始向头侧逐渐扫描,全面扫描和评估各脊柱节段、椎间隙及椎旁区域;选择矢状面扫描计数脊髓节段和标记椎间隙,选择横断面扫描辨识和标记脊柱中线;在临床允许的前提下,尽可能选择结构最清晰的节段,并标记穿刺点;穿刺前需测量皮肤到黄韧带的距离,依据这个距离选择足够长的穿刺针进行穿刺;穿刺时沿超声扫描方向进针。

5. 超声引导椎管内穿刺具有一定难度,操作者在实际操作前应熟练掌握相关基础知识并接受相应模拟培训;在临床实践初期,应有具备相当超声引导椎管内穿刺经验的高年资医师在场指导。

超声引导椎管内穿刺的争议:

1. 使用超声引导进行椎管内穿刺,可以提高患者满意度,但是否能减少椎管内穿刺后背部疼痛尚不明确。

2. 使用超声引导进行椎管内穿刺,能否减少穿刺时对硬膜外血管的损伤,目前尚无定论。

3. 超声实时引导的椎管内穿刺,技术难度相对更大,无菌要求相对更高。目前仍无充分证据证明两种超声引导技术的孰优孰劣。

五、新兴的筋膜间隙阻滞

近年来,随着超声技术的普及,以各种筋膜间隙阻滞为代表的新兴阻滞方法不断涌现。大量临床证据表明这些新的阻滞方法可以为婴幼儿、成人、高龄患者躯干部手术的麻醉和镇痛提供更多更好的选择。目前,筋膜平面阻滞命名尚未完全统一,对于部分筋膜间隙阻滞的具体作用机制和药物扩散范围仍不完全清楚,阻滞效果评价、最佳注射位点、药物浓度及容量等问题仍有待进一步研究。

由于筋膜间隙阻滞不直接定位神经和血管,理论上讲,神经和血管损伤的概率比传统区域阻滞方法相对低,但筋膜层内依然有血管存在,仍需警惕血管损伤等相关风险。且由于筋膜间隙阻滞对容量依赖性通常较大,存在潜在局部麻醉药中毒高风险,操作时应注意严格控制局部麻醉药总量。

38. 加速康复外科理念下疼痛管理快捷指南

王　洁　王国年　仓　静(共同执笔人)　冯　艺
华　震　刘子嘉　刘艳红　吴多志　闵　苏
沈晓凤　张铁铮　陈向东(共同执笔人)
姚尚龙(共同负责人)　黄宇光(共同负责人)　薛张纲

目　录

一、概述

加速康复外科(enhanced recovery after surgery, ERAS)是以循证医学证据为基础,以减少手术患者的生理及心理的创伤应激反应为目的,通过外科、麻醉、护理、营养等多学科协作,对围手术期处理的临床路径予以优化,从而减少围手术期应激反应及术后并发症,缩短住院时间,促进患者康复。其核心是强调以服务患

513

者为中心的诊疗理念。ERAS理念下的疼痛管理核心是多模式个体化充分镇痛,减少副作用。

本共识由中华医学会麻醉学分会疼痛管理学组和中华医学会麻醉学分会ERAS学组共同完成。为各级医院各学科围手术期疼痛管理医务工作者完善围手术期疼痛管理提供帮助。

共识要求的层级表述:①高度推荐:获益远大于风险,推荐使用、有指征、建议使用。②推荐:获益大于风险,合理、可能有用、可能需要。③建议:获益与风险不完全明确,或许合理的、有限性不明确。

二、镇痛药物选择

(一)非甾体抗炎药

非甾体抗炎药(nonsteroidal anti-inflammatory drugs,NSAIDs)是治疗轻到中度疼痛的有效药物。与阿片类药物合用可增强镇痛效果,减少阿片类使用剂量,降低相关不良反应(高度推荐)。

非选择性NSAIDs包括酮咯酸、布洛芬和双氯芬酸等,可预防性镇痛。在抑制炎性前列腺素发挥解热镇痛抗炎效应的同时,也抑制对生理功能有重要保护作用的前列腺素,长期使用可导致血小板、消化道、肾脏和心血管副作用(高度推荐)。选择性环氧合酶2(cyclooxygenase-2,COX-2)抑制剂包括塞来昔布、帕瑞昔布等。等剂量下,其COX-2选择性比 COX-1 至少高 200 到 300 倍,降低了胃十二指肠毒性。COX-2 选择性抑制剂对血小板功能的影响微乎其微,使用非选择性 NSAIDs 的出血风险大约是其 3 倍。选择性的 COX-2 抑制剂有潜在的肾毒性。使用较高剂量,其选择性可能受到影响(推荐)。

(二) 阿片类药物

阿片类镇痛药是治疗中、重度急慢性疼痛最常用药物。强阿片药物包括吗啡、芬太尼、舒芬太尼、羟考酮和氢吗啡酮等;激动-拮抗药和部分激动药,包括布托啡诺、地佐辛、喷他佐辛、纳布啡、丁丙诺啡,主要用于术后中度疼痛的治疗(推荐)。阿片类药物可能会增加术后与阿片类药物相关的不良事件的风险,例如恶心,呕吐,谵妄,膀胱功能障碍和呼吸抑制,痛觉过敏或延迟性痛觉过敏等。

ERAS 理念下疼痛管理采用低阿片或去阿片的镇痛药物使用为主。在最短的时间内使用最低剂量的阿片类药物,使用短效阿片类药物维持(高度推荐)。ERAS 模式下的术后镇痛不建议使用阿片类药物,但是在术后患者其他非阿片类药物效果不佳或疼痛剧烈的情况下,可考虑使用阿片类药物(推荐)。ERAS 术后镇痛方案中,阿片类药物作为急发疼痛单次剂量的应对药物。低剂量阿片类药物与非阿片类药物联合使用可作为备选的镇痛方式,用于手术切口大等特殊患者的术后镇痛。鞘内或硬膜外注射阿片类药物,减少了术后全身使用阿片类药物的需要量和副作用,可缓解术后 24h 疼痛。阿片类药物潜在副作用通常是可以预防或治疗的。术后不良事件的发生与阿片类药物呈剂量相关性,限制阿片类药物的剂量,应用替代方法包括局部麻醉、区域麻醉技术、非阿片类镇痛药及其他辅助药物,改变用药途径等方法,可以减少恶心,便秘和肠梗阻等不良反应(高度推荐)。

(三) 其他药物

1. 曲马多 为中枢性镇痛药,有两种异构体:(+)-曲马多和(-)-曲马多。前者及其代谢产物(+)-0-去甲曲马多(M1)是 μ 阿片受体激动剂,两者又分别抑制中枢 5-羟色胺和去甲肾上腺素的再摄取,提高了对脊髓疼痛传导的抑制作用。两种异构体的协同作用增强了镇痛作用。主要副作用为恶心、呕吐、眩晕、嗜睡、出汗和口干,便秘和躯体依赖的发生率低于阿片类药物。此外,镇痛剂量的曲马多有防治手术后寒战的作用(高度推荐)。

2. 氯胺酮 氯胺酮是 N-甲基-D-天冬氨酸(N-methyl-D-aspartic acid,NMDA)受体拮抗剂,主要用于各种表浅短小手术的全身复合麻醉或小儿基础麻醉镇痛。全身麻醉复合用药能减少围手术期阿片类药物的使用及术后恶心呕吐发生率,是多模式镇痛的重要组成部分。氯胺酮的不良反应与用药剂量相关,部分患者出现精神异常现象,在儿童中发生较少。艾司氯胺酮是从消旋氯胺酮中分离出的右旋异构体,麻醉镇痛效果是氯胺酮的 2 倍,具有氯胺酮所有的优点,不良反应更少(高度推荐)。

3. 钙离子通道拮抗剂 加巴喷丁和普瑞巴林是作用于大脑和脊髓电压门控钙离子通道 α_2 亚基的镇痛药物。围手术期使用加巴喷丁类药物能起到镇痛作用,并减少围手术期恶心、呕吐和焦虑,有助于提高患者满意度。不良反应包括头晕、嗜睡及协同阿片类药物的呼吸抑制作用,因此在老年人群、肾功能不全患者及有过度镇静风险的人群、大剂量用药均需谨慎(推荐)。

4. 右美托咪定 右美托咪定是高选择性 α_2 肾上腺素能受体激动剂。具有抗焦虑、降低应激反应、稳定血流动力学、镇痛、抑制唾液腺分泌、抗寒战和利尿作用。可以用作患者静脉自控镇痛(patient controlled intravenous analgesia,PCIA)药物组分之一,协同其他镇静镇痛药物使用(高度推荐)。具体使用方法参见《右美托咪定临床应用专家共识(2018)》。

5. 糖皮质激素 肾上腺糖皮质激素适应证包括:原先使用糖皮质激素治疗患者的围手术期替代治疗、术后恶心呕吐的防治、抑制气道高反应、辅助镇痛治疗、过敏反应的治疗、脓毒血症和脓毒性休克的治疗、防治脑水肿、器官移植手术、骨科手术和急性脊髓损伤等(推荐)。具体使用方法参见《肾上腺糖皮质激素围手术期应用专家共识(2017)》。

6. 利多卡因　静脉使用利多卡因可以减轻手术麻醉应激反应以及术后疼痛,节约阿片类药物用量,促进胃肠道功能的恢复,降低术后恶心呕吐(postoperative nausea and vomiting, PONV)和手术后认知功能障碍(post operative cognitive dysfunction,POCD)发生率,缩短住院时间(建议)。目前没有围手术期静脉应用利多卡因的最佳用药方案与最佳适应证。

三、镇痛方式

(一)患者自控镇痛

患者自控镇痛(patient controlled analgesia, PCA)使用镇痛装置,根据患者的年龄、体重、手术种类等情况设定参数,在维持稳定的血药浓度的同时,满足个体化需求。适用于手术后中到重度疼痛(高度推荐)。

1. PCA 常用参数

负荷剂量(loading dose)是指 PCA 开始时首次用药剂量。

持续剂量(continuous dose)又称背景剂量(background dose)。目的是维持稳定的血药浓度,保证术后稳定持续的镇痛效果。

单次给药剂量(bolus dose)又称追加量或指令量。是指 PCA 后,患者疼痛未能缓解或疼痛复发时,使用速效药物迅速制止暴发痛。

锁定时间(lockout time)是指两次有效给药的时间间隔。

最大剂量（maximal dose）是 PCA 的保护措施，目的在于防止药物过量。

2. PCA 的类型　PCA 根据给药途径不同可分为静脉 PICA、硬膜外 PCA（patient-controlled epidural analgesia，PCEA）、外周神经阻滞 PCA（patient controlled nerve analgesia，PCNA）和皮下 PCA（patient controlled subcutaneous analgesia，PCSA）。

（二）椎管内镇痛

硬膜外阻滞作为多模式镇痛的手段之一。胸段硬膜外阻滞曾被认为是胸腹部手术 ERAS 方案的最佳镇痛方法。对于胸、腹部和血管外科手术，推荐使用预先胸段硬膜外阻滞来控制术后疼痛。术后椎管内镇痛主要是硬膜外使用低浓度局部麻醉药和高脂溶性阿片类药物（高度推荐）。

（三）超声引导神经阻滞镇痛

超声引导下外周神经阻滞成为多模式镇痛的重要环节（高度推荐）。

1. 四肢神经阻滞（推荐）

（1）上肢术后采用臂丛神经阻滞可达到良好的术后镇痛效果。

（2）针对全膝关节置换术和股骨下 2/3 以下部位的外周神经阻滞镇痛，主要采用股神经阻滞，但膝关节后部的阻滞常不完全，宜加用坐骨神经阻滞。

（3）坐骨神经阻滞、闭孔神经阻滞和腰丛神经阻滞均可用于术后镇痛,但上述神经均含运动纤维,应控制局部麻醉药浓度并防止意外跌倒。

(4)收肌管阻滞可阻滞全部为感觉纤维的隐神经。

2. 躯干外周神经阻滞(推荐)

(1)腹横肌平面阻滞广泛应用于开腹和腹腔镜下的各种腹内手术,不良反应包括神经损伤、神经缺血、局部麻醉药中毒和局部感染。

(2)胸椎旁神经阻滞主要用于乳腺、心脏和肺等手术。可单次注药,随剂量增大可阻滞多个节段,但若希望达到长时间阻滞,应考虑放置导管。其主要并发症是气胸,也可能发生单侧注药致双侧阻滞。

(3)腰方肌阻滞有Ⅰ、Ⅱ、Ⅲ型之分。Ⅰ型阻滞将药物注于腰方肌外侧和腹横肌筋膜相连的平面;Ⅱ型阻滞将药物注于腰方肌与背阔肌之间;Ⅲ型阻滞将药物注于腰方肌前缘。腰方肌阻滞主要用于 T_6~L_1 平面手术。

(4)肋间神经阻滞主要用于胸壁外伤、多发性肋骨骨折和胸腔引流管的放置。前部的肋间神经由于神经已分支,主要用于正中胸骨劈开的心脏手术。低位的(T_{11}、T_{12})肋间神经阻滞也可用于肾脏手术。

(5)前锯肌平面阻滞主要用于乳癌和胸腔镜手术。

超声引导下外周神经阻滞,术后镇痛常采用的局部麻醉药为 0.15%~0.25% 罗哌卡因或

0.125%~0.2% 布比卡因,常用量不超过 20~30ml。

3. 其他方式(建议)　术后切口局部浸润可明显减少术后镇痛药物的使用。关节腔内注射局部麻醉药或 NSAIDs 药物均有镇痛作用,但前者浓度过高,有软骨坏死的报道,后者是否影响骨愈合尚无定论。NSAIDs 贴剂如氟比洛芬凝胶贴膏用于浅表切口周围有明显的术后镇痛效果,但指征、剂量和局部及全身影响仍待进一步明确。胸膜腔或腹膜腔应用局部麻醉药喷洒镇痛的方法,因存在镇痛效果不确定和局部麻醉药中毒的危险,不建议采用。

四、ERAS 理念下疼痛管理临床路径

(一) 术前镇痛

推荐多途径、多种方式进行患者教育。预防镇痛是有效的干预措施,可减轻外周和中枢神经敏化,提高疼痛阈值,降低术后疼痛强度,减少镇痛药物的需求和药物相关不良反应。

术前已经存在的急性疼痛对人体有害,需适当控制。术前存在慢性疼痛患者应加强关心和心理疏导,必要时加用镇静抗焦虑药物。重视术前心理管理,通过术前宣教和催眠、音乐、针灸、推拿或抗焦虑药物进行干预可减少围手术期镇痛效果的负面影响因素(高度推荐)。在使用镇痛药物时,应重视原发疾病的治疗(高度推荐)。

(二) 术中镇痛

1. 腹部手术　腹部手术镇痛需控制来源

于手术造成的皮肤、皮下组织及部分腹膜壁层的伤害性刺激引起的疼痛,以及手术引起的腹腔内组织脏器损伤所造成的疼痛。并减少其对神经和循环、呼吸功能的影响,促进肠道排气,早期进食进水,早期下地,达到患者术后快速康复。应用短效阿片类药物。采用全身麻醉联合硬膜外麻醉,全身麻醉联合超声引导下神经阻滞能有效控制疼痛(推荐)。

2. 胸部手术　胸科手术不仅通过不同的手术刺激(切皮、牵张肋骨、刺激胸膜、牵拉膈肌等),伤害性痛信号沿躯体神经致局部、中枢疼痛敏感化,而且手术触及肺门、心包、牵拉膈肌等激惹迷走神经、膈神经,以及术后引流等医源性刺激,均可活化躯体或内脏性疼痛;同时,不同的神经损伤、肌筋膜受累等易迁延为慢性疼痛综合征,使胸部术后疼痛时程长达 2~6 个月。镇痛方式选择全身麻醉联合椎管内麻醉、全身麻醉联合神经阻滞(推荐)。

3. 四肢手术　使用神经干、神经丛阻滞减少全身麻醉药物使用,加速术后恢复(高度推荐)。下肢手术麻醉选择椎管内麻醉或腰丛骶丛神经阻滞、腰大肌间沟阻滞、股神经阻滞、坐骨神经阻滞等(推荐)。

4. 头颈部手术　头颈部手术由于其部位的特殊,手术创伤会不同程度影响患者的视力、语言以及吞咽等功能,这些功能的影响也会加重患者的疼痛感觉。选择镇痛方式镇痛药物需要充分考虑。

5. 会阴部位手术　会阴部神经末梢分布极为丰富,手术损伤、炎症反应等均可使周围及中枢神经敏感性提高;此外,会阴部手术术后愈合时间长,排尿排便换药的刺激也会导致剧烈疼痛。局部浸润麻醉、双侧阴部神经阻滞、肛周神经阻滞是有效的围手术期镇痛方式(推荐)。

(三) 术后镇痛

术后镇痛的原则是根据手术创伤程度,有无内脏痛、炎性痛的存在,并结合患者术后功能康复需求,优化围手术期多模式镇痛方案,以获得最优的围手术期镇痛转归。目标是:①在安全的前提下,持续、有效镇痛;②无或仅有易于忍受的轻度不良反应;③最佳的躯体和心理、生理功能,最佳的患者满意度;④利于患者术后康复(高度推荐)。

出院后镇痛(高度推荐):出院后镇痛应达到四"A"标准:意识清醒(Alertness)、随意行走(Ambulation)、无痛(Analgesia)、营养良好(Alimentation)。出院后镇痛需加强随访。

五、ERAS 理念下疼痛管理常见并发症

镇痛相关的并发症与所选择的镇痛药物或镇痛技术密切相关。

(一) 镇静过度与呼吸抑制

临床表现为呼吸深度、呼吸频率减低甚至出现呼吸暂停。应定期监测患者的镇静程度、

脉搏血氧饱和度和呼吸频率。纳络酮拮抗可在短时间内逆转（高度推荐）。

（二）恶心呕吐

区分记录患者恶心与呕吐次数与程度。5-HT$_3$受体拮抗剂、地塞米松、东莨菪碱透皮剂以及神经激肽受体拮抗剂等药物预防效果良好。（推荐）。

（三）皮肤瘙痒

多见于椎管内应用阿片类药物，特别是蛛网膜下腔给药的患者，且发生率呈剂量依赖性。联合应用局部麻醉药进行椎管内镇痛可降低瘙痒发生率。小剂量阿片受体拮抗剂治疗或阿片受体激动-拮抗剂布托啡诺可作为补救措施（推荐）。

（四）腹胀便秘

鼓励患者早期进行床上和下床活动，肛管排气减轻腹胀。针灸相关穴位也有利于胃肠道功能恢复（推荐）。

（五）尿潴留

低浓度局部麻醉药的硬膜外镇痛方案可减少尿潴留发生。治疗上可首先尝试物理疗法或药物治疗（如新斯的明或酚苄明）来促进排尿。无效时宜留置尿管以解除尿潴留，待患者停用PCA后拔除尿管（推荐）。

（六）低血压

防治措施包括吸氧、抬高双下肢、输液扩容等（高度推荐）。

(七) 心动过缓

一般无需特殊处理,出现严重的心动过缓时可静脉注射阿托品 0.5~1mg,如无反应可静脉注射小剂量肾上腺素 5~10μg,同时加强生命体征监测(高度推荐)。

(八) 运动受限和感觉障碍

处理包括:①肢体肌力恢复前制动;②检查所用阻滞及镇痛的局部麻醉药种类和浓度;③排除穿刺神经损伤和硬膜外血肿可能;④硬膜外镇痛尝试拔出导管 1~2cm,数小时后一般可缓解;⑤必要时行肌电图、MRI 等检查;⑥对于下肢麻木、乏力较久的患者,要警惕压迫导致压疮、血栓形成等潜在问题(推荐)。

六、ERAS 理念下疼痛组织管理

(一) 疼痛评估

所有接受镇痛患者均需定时进行评估。评估包括静态和动态疼痛评估、镇静评估、运动阻滞评估。每次药物和治疗方法干预后需评估效果。治疗效果,包括不良反应均应清楚记录在案。制定应急预案(高度推荐)。

(二) 疼痛管理小组

提倡建立由麻醉医师、外科医师、护理与临床药师等组成的术后急性疼痛管理团队。建立统一的急性疼痛服务(acute pain service, APS)组织。

APS 团队的任务包括:①24h 随时待命的急性疼痛服务人员;②对疼痛进行评估的机制,包

括静态及动态疼痛评分,同时要有相应的记录;
③对护士及外科医师进行教育,制定术后活动
和康复目标;④对病房护士进行教育,使镇痛安
全有效;⑤让患者了解疼痛治疗的意义、目标、
益处以及可能出现的不良反应;⑥提高患者的
安全性。

(三) 管理模式

APS 统筹下的闭环管理(图 38-1)(推荐)。
术后疼痛管理成功的关键是所有人员之间完善
的沟通和反馈,定期讨论、分享方案,知识更新,
改进镇痛计划。ERAS 理念下疼痛管理融入临
床路径每一步,从术前、术中、术后的每个环节
采取降低创伤、应激的措施。

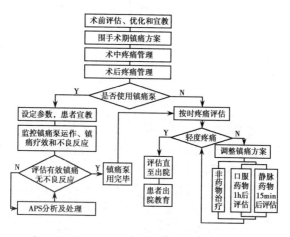

图 38-1 APS 闭环疼痛管理

39. 成人非阿片类镇痛药围手术期应用快捷指南

王国林　仓　静　邓小明(负责人)　朱　涛

严　敏　李文志　闵　苏　张加强　陈万生

罗　艳　袁红斌(执笔人)　徐仲煌　郭　澄

黄文起　戚思华　董海龙

目　录

一、围手术期常用非阿片类镇痛药的分类

1. 对乙酰氨基酚。

2. 环氧合酶(COX)抑制剂包括选择性环氧合酶(COX)-2抑制剂。

3. α_2-肾上腺素能受体激动剂。

4. NMDA受体拮抗剂。

5. 钙通道阻滞剂。

二、围手术期常用非阿片类镇痛药的临床应用

(一) 对乙酰氨基酚

常用剂量为每 6h 口服 6~10mg/kg,最大剂量不超过 3 000mg/d;也可与阿片类镇痛药或曲马多或 NSAIDs 药物联合应用,日剂量不超过 1 500mg。丙帕他莫是对乙酰氨基酚的前体药物,常用剂量为每 6h 静脉滴注 1~2g,日剂量不超过 8g。

支气管哮喘患者禁用,活动性消化道溃疡、胃肠道出血或炎症性肠病患者禁用,急性或慢性肝功能障碍、慢性肾脏疾病患者禁用。

(二) 氟比洛芬酯

手术结束前 15min 静脉缓慢推注(1min 以上),单次剂量为 50mg,3~4 次/d,日总剂量不超过 200mg;也可与阿片类药物合用。

重度心力衰竭患者、严重高血压或高血压控制不佳患者禁用,严重肝功能障碍者(血浆白蛋白<25g/L 或 Child-Pugh 评分≥10 分)禁用,活动性消化道溃疡/出血或炎症性肠病患者禁用。

(三) 酮咯酸

手术结束后肌内注射或静脉缓慢推注(15s 以上),单次剂量为 30mg,以后 15~30mg/6h,日剂量不超过 120mg,连续用药不超过 5d。

心血管疾病或心血管疾病危险因素的患者慎用,肝功能损伤或肝病史患者慎用,胃肠道病史如溃疡性结肠炎、克隆病患者慎用,慢性肾脏

疾病、血容量不足或有肾衰竭风险的患者禁用。

(四) 帕瑞昔布钠

推荐剂量为 40mg 静脉注射,间隔 12h 可重复给药,日总剂量不超过 80mg。

充血性心力衰竭(NYHA Ⅱ~Ⅳ)、冠状动脉搭桥手术(CABG)术后、缺血性心脏疾病、外周动脉血管和/或脑血管疾病的患者禁用,活动性消化道溃疡、胃肠道出血以及炎症性肠病患者禁用,肝病患者(Child-Pugh 评分 >10 分)禁用。

(五) 塞来昔布

第 1 天首剂 400mg 口服,必要时可再服200mg;随后根据需要,200mg/次,2 次/d。

充血性心力衰竭(NYHA Ⅱ~Ⅳ)、冠状动脉搭桥手术(CABG)术后、缺血性心脏疾病、外周动脉血管和/或脑血管疾病患者禁用,活动性消化道溃疡、胃肠道出血以及炎症性肠病患者禁用。

(六) 右美托咪定

全身麻醉推荐剂量为诱导前 10~15min 内持续泵注 0.5~1.0μg/kg,或者诱导前持续泵注0.2~0.7μg/(kg·h);用于区域阻滞的推荐剂量为0.2~0.7μg/(kg·h)。

老年患者负荷剂量应酌情减少,严重心脏传导阻滞或心脏功能衰竭的患者应慎用,慢性肾脏疾病或急性肾损伤患者慎用。

(七) 氯胺酮

全身麻醉诱导推荐剂量为 1~2mg/kg,维持剂量 10~30μg/(kg·min)。小儿基础麻醉推荐剂量为肌内注射 4~5mg/kg,必要时追加初始剂量的 1/2~1/3。

顽固性高血压、严重心血管疾病及甲亢患者禁用,颅内压增高、脑出血、青光眼患者不推荐使用,失代偿性休克患者或心脏功能衰竭患者慎用,孕妇慎用,精神病患者不推荐使用。

(八)加巴喷丁

术前 1~2h 口服 600~1 200mg,术后口服 300~600mg,3 次/d,持续 3d。

严重心脏衰竭患者禁用,慢性肾脏疾病患者应慎用或减量。

(九)普瑞巴林

术前晚口服 150mg,术前 1~2h 口服 150~300mg,术后当日晚口服 150mg,术后第 2 天口服 150mg,2 次/d,持续 3d。

严重心脏衰竭患者禁用,慢性肾脏疾病患者慎用。

围手术期应用对乙酰氨基酚、环氧合酶抑制剂包括特异性 COX-2 抑制剂、α_2 肾上腺素能受体激动药、氯胺酮、普瑞巴林或加巴喷丁等,可明显减少围手术期阿片类药物用量,降低围手术期阿片类药物的不良反应,抑制中枢或外周疼痛敏化作用。若无禁忌,建议常规使用非阿片类镇痛药,遵循预防性镇痛、多模式镇痛和全程个体化镇痛原则,并提倡口服镇痛类药物。

40. 糖皮质激素在慢性疼痛治疗中应用快捷指南

王　锋　冯　艺　许　华　杨　东

杨建军（共同负责人/共同执笔人）

陈向东（共同负责人/共同执笔人）

金晓红　黄宇光

目　录

　　为合理指导、规范糖皮质激素在慢性疼痛治疗中的应用，中华医学会麻醉学分会组织专家对《糖皮质激素在慢性疼痛治疗中应用的专家共识》进行了更新并形成本快捷指南。

一、糖皮质激素的药理作用及慢性疼痛治疗机制

（一）糖皮质激素药理机制

　　糖皮质激素经由特异性基因调控和非基因

调控两条途径产生广泛的生理和药理效应,包括调节物质代谢、应激反应、器官功能及抗炎、抗病毒、抗过敏、免疫抑制、允许作用等。

1. **特异性基因调控途径** 也称糖皮质激素的经典作用途径,通过胞内受体介导实现。特点是特异性,起效慢,持续时间长。

2. **非基因调控途径** 不涉及胞内受体,也无关任何基因转录和蛋白质合成,糖皮质激素使用后数秒至数分钟即出现效应,包括特异性非基因组效应和非特异性非基因组效应。

(二) 糖皮质激素治疗疼痛的药理机制

1. **抗炎作用** 糖皮质激素的抗炎作用既有快速的非基因组效应,又有延迟的特异性基因组效应。在炎症早期减少渗出、水肿、毛细血管扩张,解除对疼痛敏感结构的受压状态,改善微循环,降低伤害性感受器的敏感性,缓解红、肿、热、痛和痛觉敏化。在炎症后期,基因组效应可抑制毛细血管和成纤维细胞增殖,减少粘连和瘢痕形成,预防和治疗慢性疼痛的发生。

2. **免疫抑制作用** 糖皮质激素抑制 T 淋巴细胞的增殖和 Tc 细胞的活化、抑制吞噬细胞对抗原的吞噬、处理,影响细胞免疫;促进淋巴细胞的解体和破坏,抑制抗体生成,影响体液免疫。

3. **神经调节作用** 糖皮质激素可通过基因和非基因途径稳定神经元细胞膜,抑制神经元和神经纤维异位放电,阻断神经肽的合成,抑制磷脂酶 A2 活性,直接或间接调节伤害性神经兴奋性和神经性水肿。

二、糖皮质激素治疗慢性疼痛的适应证与禁忌证

(一) 适应证
1. 肌肉软组织无菌性炎症性疼痛。
2. 无菌性炎性骨关节痛。
3. 脊柱相关性疼痛。
4. 神经病理性疼痛。
5. 风湿胶原病性疼痛。
6. 癌性相关痛。
7. 其他疼痛性疾病。

(二) 禁忌证
1. 对糖皮质激素过敏。
2. 严重的精神病和癫痫。
3. 活动性消化性溃疡。
4. 未控制的全身或注射部位感染。
5. 皮质醇增多症。
6. 严重高血压、糖尿病。

三、糖皮质激素治疗慢性疼痛的常用制剂

常用于慢性疼痛治疗的外源性糖皮质激素药物包括泼尼松(prednisone)、泼尼松龙(prednisolone)、甲泼尼龙(methylprednisolone)、曲安

奈德(triamcinolone)、倍他米松(betamethasone)、地塞米松(dexamethasone)。根据作用时间不同,糖皮质激素可分为短效、中效、长效。口服、静脉、肌内注射均具有全身治疗作用,针剂也常用于局部治疗。治疗慢性疼痛所用糖皮质激素多为中、长效制剂。

1. 口服制剂　泼尼松、泼尼松龙、甲泼尼松龙最为常用,属中效糖皮质激素。其生物半衰期较短,可长期使用。

2. 溶液型针剂　水溶性无色澄清液体,如地塞米松磷酸钠、倍他米松磷酸钠,易吸收,起效快,对组织刺激小,可静脉注射及关节腔等局部用药,但维持有效浓度时间短。

3. 悬液型针剂　呈乳白色微细颗粒混悬状,如曲安奈德、复方倍他米松、醋酸泼尼松龙、醋酸可的松,注射后缓慢吸收,作用时间延长,但局部刺激性通常较水溶剂大。可肌肉或关节腔等注射,但严禁静脉注射(导致毛细血管栓塞)。

4. 冻干粉针剂　白色疏松块状物,溶解后用法及疗效特点同溶液型针剂。常用的有氢化可的松琥珀酸钠、甲基泼尼松龙琥珀酸钠。

5. 乳糜型针剂　常用地塞米松棕榈酸酯注射液,白色乳浊液,可静脉和关节腔等局部注射,成人2周注射1次,副作用少而轻。

四、糖皮质激素治疗慢性疼痛的给药原则、途径和方式

(一) 给药原则

1. 最低有效剂量、个体化给药,控制给药剂量和总量;

2. 局部给药时注意间隔时间;

3. 选择正确的注射部位与方式,局部注射时提倡在影像辅助下的精准给药;

4. 预防、监测、治疗全身和/或局部药物不良反应。

(二) 给药途径和方式

1. 全身用药 糖皮质激素具有高效抗炎、抗水肿和免疫抑制作用,全身作用常被用于风湿胶原病相关性疼痛和癌性疼痛的镇痛辅助治疗。临床实践原则是在尽可能短的时间内使用最小的有效剂量。给药途径包括口服和胃肠外给药,给药模式有短期大剂量冲击和/或阶段性小剂量维持。

(1) 口服给药:泼尼松和甲泼尼松龙最为常用,为糖皮质激素镇痛全身治疗的主要用药途径。模拟生理性激素分泌周期,每日早晨8:00 前顿服或隔日顿服,可降低对 HPA 轴的抑制、撤药反应和对生长的抑制。

(2) 胃肠外给药:包括静脉和肌内注射。针对放射性损伤性疼痛、脊髓压迫性疼痛等的短期糖皮质激素冲击治疗可采用静脉途径给

药,特别在病程初期阶段。维持治疗阶段不建议使用胃肠外途径。少数对口服不能耐受的患者可选择长效脂溶性糖皮质激素肌内注射,一年内使用不超过 3~4 次。

2. 局部用药 为增加局部组织糖皮质激素的浓度,提高疗效,同时减少全身吸收,降低对 HPA 轴的抑制等全身毒副作用,慢性疼痛治疗中常使用局部给药方式,选择中效和长效制剂。根据不同慢性疼痛特点,糖皮质激素局部给药途径和方式有不同侧重和要求。

(1)腱鞘、韧带、肌腱、肌筋膜周围注射:适用于肌筋膜炎、腱鞘炎、肌腱末端病、韧带的劳损和无菌性炎症疼痛等。建议在超声等实时引导下注射。

(2)关节腔和滑膜囊注射:适用于退行性骨性关节炎、部分创伤性骨关节炎、类风湿关节炎的选择性治疗。

(3)外周神经(节、根、丛、干)周围注射:适用于神经卡压、损伤、水肿等引起的疼痛,如坐骨神经痛、颈腰神经根性痛、臀上皮神经炎、带状疱疹相关性神经痛等。建议在超声、神经刺激器或 X 线等辅助下操作。

(4)硬膜外腔注射:适用于椎间盘突出、椎管狭窄引起的压迫性疼痛、非压迫性炎性脊神经根炎、带状疱疹后神经痛等,穿刺路径包括经棘突间隙、经椎板间隙、经椎间孔入路和骶管注射。

（5）鞘内注射：用于慢性疼痛治疗仍存在争议。除水溶性地塞米松外，其他糖皮质激素和剂型禁用于鞘内注射。

五、糖皮质激素治疗慢性疼痛的不良反应与防治

不良反应可由药物本身引起，也可由介入技术导致药物误入非治疗靶点引发。在慢性疼痛治疗中，无论全身用药还是局部注射，均要考虑糖皮质激素的单次剂量、累积剂量、疗程和撤药反应，避免和降低不良反应发生。

（一）药物相关不良反应与防治

糖皮质激素影响整个内分泌系统，包括糖代谢、骨代谢、脂代谢、免疫、胃肠、情绪、性激素和心血管等。单次或短时间使用少数患者可出现一过性面部潮红、兴奋、睡眠障碍、血压或血糖升高等。长时间或反复较大总量使用可能增加如下不良反应发生：

1. HPA轴抑制反应　长期或反复使用糖皮质激素可抑制HPA轴，突然停药或减量过快可能引发肾上腺皮质危象。应尽量短期使用糖皮质激素，并控制总剂量；需长期使用糖皮质激素时选择小剂量、早晨顿服或隔日顿服可降低对HPA轴的抑制。

2. 骨质疏松　是长期糖皮质激素治疗的潜在并发症。因此，使用糖皮质激素时应尽早补充钙剂和维生素D，针对已存在骨密度降低

者,可联合口服或胃肠外给予双磷酸盐。

3. 代谢性副作用 糖尿病或糖耐量异常的患者常出现血糖升高,单次注射后一般在 2~3d 内最明显。

4. 感染易感性 糖皮质激素增加局部或全身的感染易感性,因此糖皮质激素治疗的患者应认真评估感染风险。

5. 肌腱/韧带粘连、脆化、断裂 应避免肌腱和韧带内注射,同时控制局部注射糖皮质激素的剂量、次数和注射时压力。

6. 其他 活动性消化性溃疡、皮肤色素沉着、体重增加、低钾血症等。

(二) 技术和剂型相关不良反应与防治

糖皮质激素局部使用中由穿刺技术本身引起,或穿刺导致药物误入血管、蛛网膜下腔引发。糖皮质激素混悬液的颗粒常大于红细胞,误入血管或由破损血管吸收可能引发小血管的堵塞或血栓,强烈推荐注药前反复回抽以及在影像引导下操作给药。

41. 战创伤疼痛管理快捷指南

米卫东(共同负责人) 孙 立 张 宏

张利东(共同执笔人) 张铁铮(共同负责人)

易 斌 袁红斌 徐 波 徐建国 唐 希

唐 君 屠伟峰 葛衡江(共同负责人)

董海龙 嵇 晴 鲁开智(共同执笔人)

目 录

一、战创伤疼痛的评估及处理原则

1. 评估方法

(1)自评估:可将疼痛主观感受分为轻(能够忍受)、中(很难忍受)、重(不能忍受)。

(2)数字等级评估(NRS):用0~10数字对疼痛程度进行描述,分为无痛(0分)、轻度疼痛(1~3分)、中度疼痛(4~6分)和重度疼痛(7~10分)

2. 处理原则

(1)尽早原则

1)尽快使伤病员脱离火线或不安全环境。

2）利用口服或肌内注射镇痛药、伤口敷料包扎、骨折肢体固定等药品、器材或措施进行早期止痛处理,尽早有效控制疼痛。

（2）安全原则

1）确保救治环境安全,应努力使伤病员和施救人员脱离敌方火力威胁。

2）确保救治方法安全,应优先处置危及生命的伤情。

3）确保药物及技术安全,应选择合适的镇痛药物种类、剂型、剂量和给药途径,严密监测重要生命体征。

（3）个体化原则:增加伤病员治疗参与度,每隔 10~30min 重复评估和调整方案。

（4）多模式原则:联合应用多种药物和方法达到镇痛效果最大化、不良反应最小化。

二、战创伤疼痛管理流程

1. 战现场疼痛管理

（1）对于意识清醒、尚有作战能力的轻伤和轻度疼痛的伤病员:以口服非甾体抗炎药（NSAIDs）为主。

（2）对于伤情较重的中、重度疼痛伤病员:可通过肌内注射、黏膜贴剂、经鼻给药、静脉注射等方式给予包括阿片类药物以及氯胺酮在内的镇痛药物。

2. 战现场向战地医疗机构转运及战地医疗机构的早期治疗阶段的疼痛管理

（1）转运中

1）伤情较重或不具备继续作战能力的伤病员可维持战现场时疼痛治疗方案并注意评估生命体征。

2）对伤情不稳定或加重者应随时调整用药剂量。

3）可酌情考虑静脉用药。

（2）送达后

1）应进一步完善伤情评估、伤口处理。

2）再次进行疼痛评估，制定针对性治疗方案。

3）对需要进行损伤控制手术的伤病员进行围手术期疼痛管理。

4）围手术期疼痛管理

镇痛方法：区域神经阻滞（包括连续阻滞）、局部浸润、口服/肌内注射/静脉注射镇痛药物及伤病员自控镇痛（PCA）等。

镇痛药物：对乙酰氨基酚和 NSAIDs 类、阿片类药物、氯胺酮、局部麻醉药等。

3. 向后方医院转运及后方医院内的疼痛管理

（1）后送期间

1）伤情稳定的伤病员可延续先前疼痛治疗方案。

2）伤情不稳定或术后需紧急转运的伤病员可调整镇痛方案。

3）行神经阻滞的伤病员应根据后送时间选择相应时效局部麻醉药，定时观察阻滞效果。

（2）送达后方医院后应参照平时进行规范治疗。

三、各救治阶梯疼痛管理的技术要点

1. 战现场的战创伤疼痛管理

（1）对乙酰氨基酚和 NSAIDs 类药物

1）单兵或卫生员携带的首选镇痛药,适用于轻、中度疼痛。

2）美洛昔康常用剂量:7.5mg/次,每天1次,严重者当日可以追加1次,口服。

3）对乙酰氨基酚常用剂量:1.0g/次,每天最多4次。伴有或疑似消化道出血的伤病员不宜使用,口服。

（2）阿片类药物

1）通常由卫生员携带,适用于中、重度疼痛。

2）特殊剂型的阿片类药物(如吗啡10mg预充式注射剂型)可作为特种作战单兵携带的自救互救镇痛手段。

3）吗啡注射液常用剂量:5~10mg/次,肌内注射或皮下注射,30min 内疼痛未有效缓解可追加1次。

4）芬太尼注射液常用剂量:0.05~0.1mg/次,肌内注射。

（3）氯胺酮和 S-氯胺酮(右旋氯胺酮)

1）适用于中、重度疼痛。

2）二者尤其适用于伴有失血性休克或呼

吸道窘迫伤病员。

3）二者均无组胺释放作用，对心率、血压影响较小，且具有支气管舒张作用。

4）二者可预防中枢和外周敏化的形成、抗抑郁、抗焦虑。

5）二者均有升高颅内压和眼压作用，慎用于创伤性脑损伤或开放性眼球损伤者。

6）S-氯胺酮镇痛作用强于氯胺酮，副作用较小。

7）氯胺酮推荐剂量：0.3~0.5mg/kg，经肌肉、静脉或鼻内途径给药。

8）S-氯胺酮推荐剂量：0.2~0.5mg/kg，经肌肉、静脉或鼻内途径给药。

2. 战现场到战地医疗机构转运过程中的疼痛管理

（1）应在重复评估的基础上继续实施前序镇痛治疗。

（2）可酌情增减药量，一般不推荐改换药物。

（3）若出现危及生命的情况应立即采取相应急救措施。

（4）有条件时应给予血压、脉搏氧饱和度等监测。

（5）根据伤情需要建立静脉通路，给予NSAIDs类药物、阿片类药物或氯胺酮等。

3. 战地医疗机构的疼痛管理

（1）对乙酰氨基酚和NSAIDs类药物（用法用量见表41-1与表41-2）

表 41-1　常用口服对乙酰氨基酚和 NSAIDs 类药物的用法和用量

药物	每次剂量/mg	每日次数/次	每日最大剂量/mg
对乙酰氨基酚	300~500	3~4	单独<3 000 复合<1 500
布洛芬	400~600	2~3	2 400~3 600
双氯芬酸	25~50	2~3	75~150
塞来昔布	100~200	1~2	200~400
美洛昔康	7.5~15	1	7.5~15
氯诺昔康	8	3	24

1）主要适用于轻、中度疼痛。

2）继续推荐美洛昔康和对乙酰氨基酚。

3）推荐口服用药：布洛芬、双氯芬酸、塞来昔布、氯诺昔康。

4）推荐注射用药：双氯芬酸、氟比洛芬酯、帕瑞昔布、酮咯酸等。

（2）阿片类药物（用法用量见表 41-3）

1）主要用于中、重度疼痛。

2）给药途径（建议采用多模式给药以减少阿片类药物的用量及不良反应发生率）

A. 口服、经口腔黏膜给药（含服）、经皮贴剂、肌内或静脉注射等。

B. 经皮给药：芬太尼贴片，每 72h 更换一次，药物释放速率为 12~75μg/h；丁丙诺啡贴片，每 7d 更换一次，药物释放速率为 5~20μg/h。

C. 注射用药：可采用 PCA 方式给药，包括

表 41-2 常用注射用对乙酰氨基酚和 NSAIDs 类药物的用法和用量

药物	每次剂量/mg	静脉注射起效时间/min	维持时间/h	用法和用量
对乙酰氨基酚	500~1 000	15	4~6	1 000mg/6~8h, 最大日剂量 3 000mg
氟比洛芬酯	50	15	8	50mg/次, 每天不超过 250mg
帕瑞昔布	40~80	7~13	12	首次 40mg, 以后 40mg/12h, 连续用药不超过 3d
酮咯酸	30~60	50	4~6	首次 30mg, 以后 15~30mg/6h, 连续用药不超过 2d

表 41-3 注射用阿片类药物的使用方法

药物	负荷剂量	起效时间/min	达峰时间/min	单次注射剂量	持续输注	PCA 锁定时间/min
吗啡	1~3mg	15~30	30~60	1~2mg	0~1mg/h	10~15
芬太尼	10~30μg	1~2	3~5	10~30μg	0~10μg/h	5~10
舒芬太尼	1~3μg	1~3	3~5	2~4μg	1~2μg/h	5~10
氢吗啡酮	0.1~0.3mg	10~15	15~30	0.2~0.4mg	0~0.4mg/h	6~10
羟考酮	1~3mg	2~3	5	1~2mg	0~1mg/h	5~10
地佐辛	2~5mg	15~30	—	1~3mg	0.6~1mg/h	10~15
布托啡诺	0.5~1mg	3~5	30~60	0.2~0.5mg	0.1~0.2mg/h	10~15
纳布啡	1~3mg	2~3	30	1mg	0~3mg/h	10~20

静脉、硬膜外、局部连续给药等途径。静脉 PCA 若与其他药物联合,则酌情减量 25%~50%。

3)药物时效

A. 短效阿片类药物

常用口服:可待因、双氢可待因、羟考酮等,持续作用时间为 4~6h。

常用静脉注射:吗啡、芬太尼、舒芬太尼等,除吗啡起效较慢外,其余药物均在注射后 1~15min 后起效。

口腔黏膜吸收的芬太尼是速效和超短效镇痛药,曾用于治疗严重暴发痛。

B. 长效阿片类药物:美沙酮,作用时间可达 8h 以上,可用于控制神经病理性疼痛。因可能引起 Q-T 间期延长和扭转型室性心动过速,在使用时需注意。

他喷他多,作用时间可达 8h 以上,可用于控制神经病理性疼痛。

(3)氯胺酮和其他药物及应用

1)氯胺酮和 S-氯胺酮,用法用量如前所述。

2)α₂肾上腺素能受体激动药

A. 可乐定硬膜外给药。

B. 右美托咪定静脉给药,推荐剂量为 $0.2~0.5\mu g/(kg \cdot h)$。

3)口服加巴喷丁、普瑞巴林等药物均可减轻疼痛和减少阿片类药物用量。

(4)区域神经阻滞(适用范围见表 41-4)

表 41-4 不同神经阻滞的适应证

损伤部位	推荐阻滞技术	适用范围	使用药物及剂量
头颈部	枕大神经 颈浅丛	头颈部外伤,开颅手术	0.25%~0.5% 罗哌卡因:颈浅丛,每侧 5~10ml;枕大神经,1~2ml
胸部	肋间神经 前锯肌 椎旁	胸部手术,胸部创伤及肋骨骨折等	胸椎旁阻滞:0.25%~0.5% 罗哌卡因,单点注射每次 10~20ml,多点每个脊髓阶段 5ml
腹部	TAP 腹方肌(Q1、Q2、Q3、Q4)	腹部手术及创伤	0.25%~0.5% 罗哌卡因:TAP,每侧 10ml;腹方肌,15~20ml
上肢	臂丛(肌间沟、锁骨上、腋路)	上肢外伤,肩关节,锁骨部位外伤	肌间沟:0.2%~0.5% 罗哌卡因 15~20ml;锁骨上:0.33%~0.5% 罗哌卡因 20~30ml;腋路:0.33%~0.5% 罗哌卡因 15~20ml
下肢	坐骨神经(后路、前路、腘窝)腰丛 骶丛 股神经 隐神经	下肢创伤及手术(包括髋关节、膝关节手术)	0.25%~0.5% 罗哌卡因:坐骨神经,20~30ml;腰丛,30ml;骶丛,15~20ml;股神经,15~20ml;隐神经,5~10ml

1）推荐使用便携式超声或神经刺激定位仪以提高外周神经阻滞成功率。

2）常用局部麻醉药是 1% 利多卡因或 0.2%~0.5% 罗哌卡因。

4. 战地医疗机构到后方医院转运的疼痛管理

（1）原则上参照战地医疗机构的处理。

（2）由静脉给药逐步过渡到口服给药。

（3）由阿片类药物逐渐过渡到 NSAIDs 类药物。

（4）神经阻滞的连续镇痛可继续进行，但需注意防止给药导管的污染或脱落。

（5）对接受硬膜外 PCA 伤病员应进行阻滞平面评估，防止蛛网膜下腔给药等意外情况。

（6）静脉 PCA 配方中应减少阿片类药物用量，必要时可关闭背景剂量改为完全自控。

5. 后方医院战创伤疼痛的管理

（1）后方医院疼痛治疗与平时急性疼痛治疗方案相同。

（2）对于需大量使用阿片类药物的伤病员既要做到镇痛适当又要避免药物耐受和成瘾。

（3）可将射频神经消融术、针刺疗法、半导体激光照射以及电磁镇痛等补充疗法应用于战创伤康复期的镇痛。

（4）需要防止伤病员出现神经病理性疼痛以及 PTSD、抑郁、焦虑和失眠问题。

四、战创伤疼痛管理的特殊问题

1. 阿片类药物引起的呼吸抑制以及恶心、呕吐

（1）针对呼吸抑制

1）使用阿片类药物过程中应严密监测生命体征。

2）一旦发生呼吸抑制等紧急情况,应立即辅助通气。

3）必要时应用纳洛酮(首次纠正呼吸抑制时,应每隔 2~3min,静脉注射 0.1~0.2mg,直至逆转)等拮抗药物。

（2）针对恶心、呕吐：可以预防性给予 5-HT$_3$ 受体类拮抗药(昂丹司琼、帕洛诺司琼)、抗胆碱能药物(东莨菪碱)、糖皮质激素(地塞米松)及氟哌利多等止吐药。

2. PTSD 对于 PTSD 的治疗,以创伤为中心的心理干预是一线手段,目前尚缺乏特异、有针对性的治疗药物,主要采用抗抑郁、抗焦虑和抗精神病药物。

42. 低温环境战创伤麻醉快捷指南

刁玉刚(共同执笔人) 刘秀珍(共同执笔人)
米卫东(共同负责人) 孙 立 孙绪德(共同执笔人)
李 林 李 洪 宋丹丹 张 宏 张 惠
张铁铮(共同负责人) 陆智杰 袁红斌
徐建国 葛衡江 董海龙 鲁开智

环境温度低于18℃可视为低温环境。<10℃的低温暴露即可能对机体造成伤害,如发生创伤则影响更为严重。低温环境下的战创伤,机体受到寒冷及创伤的双重打击,病情变化及进展与常温环境时大不相同,有必要进一步细化其麻醉与救治策略,以利于进行快速、正确的评估和及时有效的处置。

一、病理生理特点

在下丘脑体温调节中枢的控制下,寒战产热和出汗散热是维持核心温度恒定的主要生理机制。人体对寒冷的适应能力远低于对高温的适应能力,极易因体温调节障碍、热平衡被破坏而引发低体温效应。

人体正常体温为 36.4~37.3℃。创伤性低体温亦可分为:①轻度,34℃≤体温<36℃,伤病员感觉不舒适,并有寒战,氧耗迅即增加;②中度,32℃≤体温<34℃,伤病员生理功能下降,若数小时内未能进行有效干预,体温难以恢复正常;③重度,体温<32℃,危及伤病员的生命。不同程度的低体温对机体各系统具有不同的影响,其中,对凝血功能和酸碱平衡的影响与低温环境战创伤救治的关系尤为密切。

1. 呼吸系统　轻度低体温因反射性刺激导致呼吸加快;中、重度低体温因抑制脑干呼吸中枢导致呼吸节律随体温下降而变慢、变深,直至呼吸停止。重度低体温可致呼吸道纤毛运动减少、支气管分泌物增加及支气管痉挛,机体缺氧加重。

2. 循环系统　轻度低体温可致心动过速、心排血量增加及血压轻度升高;中度低体温可致心率减慢、心肌收缩力减弱、心排血量下降及血压降低。体温<33℃,冠脉血流量开始减少,心肌缺氧;体温<28℃,可发生心律严重失常;体温<22℃,可发生室颤和心搏骤停。

3. 中枢神经系统　体温<33℃可致判断力下降、意识错乱模糊、反射功能减弱;体温<31℃可致寒战产热消失,体温持续下降,神经纤维的

兴奋性和传导功能逐渐减弱甚至阻断,引发肌强直和阵发性肌痉挛;体温<28℃可致意识丧失、瞳孔对光反射和腱反射均消失。低体温可降低中枢神经系统氧耗和氧需,对脑损伤产生一定的保护作用。

4. 凝血功能　低体温直接影响凝血级联反应,可引发凝血功能障碍,主要是凝血因子活性降低、血小板黏附和聚集力下降、纤溶反应活跃、肝脏合成功能下降等。体温降至33℃时,凝血因子整体活性低于正常水平的50%;降至25℃时,凝血因子Ⅱ和Ⅶ活性仅余5%,因子Ⅷ和Ⅸ活性几乎完全丧失。

5. 酸碱平衡　低体温是导致酸碱失衡,特别是代谢性酸中毒最重要的因素之一,主要原因:①呼吸系统损害致机体缺氧;②交感神经系统激活及儿茶酚胺分泌增加,引发微循环障碍、组织缺血缺氧,无氧代谢增强;③诱发寒战反应致乳酸生成增加;④肝脏清除乳酸的能力下降,加重乳酸堆积。

二、核心问题与救治原则

低温环境战创伤救治面临的首要问题是低体温。寒区环境下,低体温作为始动和核心因素,可诱发和加重凝血功能障碍以及酸中毒,上述3种因素相互影响并形成恶性循环,致使伤病员迅速陷入死亡三联征(或称死亡三角)。死亡三联征是低温环境战创伤伤病员的主要死亡原因,也是低温环境战创伤麻醉与救治的核心问题。

低温环境战创伤的救治原则:以体温管理为核心,尽快脱离低温环境,及时有效地保温、复温;加强凝血功能的监测与管理;支持呼吸与循环功能,维护内环境稳定,防治代谢性酸中毒。

三、麻醉与救治

常用的麻醉药物可抑制体温调节中枢,扩张外周血管,导致体温自主调节能力丧失,体热丢失增加,低温环境下更为明显。机械通气可增加呼吸道热量挥发,加重低体温。救治环境温度低、手术时间长、体腔暴露、低温冲洗、低温液体及血液制品输注均可加速加重低体温。

(一)麻醉实施要点

1. 评估和准备 重点评估以低体温为核心的死亡三联征的存在及其程度,强调早期和全程采取有效的保温、复温措施。

2. 选择 推荐超声引导下的神经阻滞麻醉,可单独或作为全身麻醉的辅助手段。对低体温伴凝血功能障碍者,原则上禁用或慎用椎管内麻醉及深部神经阻滞麻醉;对多发伤、不确定性手术及术中预计大量失血者,首选全身麻醉。

3. 监测 推荐监测核心体温(鼓膜、食管、直肠或血液温度)、有创动脉血压、麻醉深度、动脉血气、酸碱平衡、电解质、凝血功能、血糖及血细胞比容。有条件时,推荐监测血栓弹力图(TEG)。

4. 诱导　低体温可致胃内容物排空减慢,反流误吸风险较大,特别是意识障碍的伤病员。建议全身麻醉伤病员均按饱胃处理。

5. 建立人工气道　慎用声门上气道。低体温导致肌肉僵硬、张口受限等疑为困难气道者,应采用可视喉镜、光棒、纤维支气管镜等特殊器具。

6. 管理　低体温时,药物起效慢且作用时间延长,应减量选用起效、消除快的麻醉药,如丙泊酚、瑞芬太尼、苄基异喹啉类肌肉松弛药,以及不依赖肝肾代谢的吸入麻醉药。

(二) 救治要点

低温环境战创伤救治的核心问题为死亡三联征的防治,其诊断标准:体温<35℃,pH<7.2,活化部分凝血酶时间(APTT)、凝血酶原时间(PT)>正常值的 1.5 倍,纤维蛋白原(Fib)<1.0g/L,凝血因子减少 25%,TEG 表现为 R 和 K 值延长、α 角和 MA 值降低。

1. 体温管理　围手术期多模式体温管理策略适用于所有低体温伤病员。

(1)被动外部复温:脱离低温环境后采用自然复温。保留体表的防护装备,可更换干燥的衣服,尽快将伤病员置于绝缘表面,应用加热装置、干热毛毯、雨披衬垫、睡袋或任何其他干燥物品进行覆盖。推荐使用专业救生毯或低体温预防处置包。

（2）主动外部复温:充气式空气加温毯是有效且实用的主动外部复温方法,其他方法包括红外线灯照射、温水浴、加温(水)毯、加温包裹等。对血容量不足的伤病员,外部复温可致血管扩张、容量再分布而引发复温休克和体温后降等,应根据核心温度加强防范。

（3）主动核心复温:静脉输液输血加温、体腔冲洗液加温、吸入气加温湿化、体外循环复温等均是主动核心复温方法。体腔灌洗复温简单、安全、有效。重度低体温伤病员须立即采取紧急气管内插管及主动核心复温。人工鼻及气道加热与湿化也是维持体温的有效方法,体外循环复温用于重症战创伤伤病员须考虑出凝血问题。

2. 防治凝血功能障碍

（1）损伤控制性复苏:推荐寒冷环境下损伤控制性复苏或低压复苏,即维持收缩压80~90mmHg,以满足重要脏器基本灌注水平为目标。

（2）合理使用血制品:在有效复温、控制活动性出血的基础上,须尽早补充血液制品及凝血因子。伤后第 1 个 24h,应根据失血量按比例足量输注浓缩红细胞、新鲜冷冻血浆（FFP）及血小板,目标指标为 PT<15s、血小板>100 × 10^9/L;纤维蛋白原<1g/L 时,应输注冷沉淀,目标指标为 1g/L;条件具备时,可选用新鲜全血。大量失血伤病员输注血液制品时,应按

照浓缩红细胞:血浆:血小板体积比 1:1:1 的比例进行输注。TEG 检测有助于指导成分输血:R 值延长可输注 FFP 或凝血酶原复合物(PCC);α 角减小或 K 值升高提示须输注冷沉淀或纤维蛋白原;凝血功能受损或 MA 值降低时,须加强血小板输注;LY30 升高时,须输注氨甲环酸(TXA)。

(3)补充外源性凝血因子:重组活化因子Ⅶ(rFⅦa)对战创伤伤病员凝血功能障碍疗效较好。给予浓缩红细胞、血小板、FFP 和冷沉淀各 10U 仍未能有效纠治凝血功能障碍时,可给予 $100\mu g/kg$ rFⅦa,必要时可给予更高剂量或重复使用。大量输血或 $Ca^{2+}<0.9mmol/L$ 时,应及时补充钙剂。

3. 纠治酸中毒　单独应用碳酸氢钠等碱性溶液不能解决病因,故不推荐低体温伤病员纠正 pH 和 PCO_2 至正常范围,救治的首要措施为恢复正常体温,改善组织器官灌注,建议输注温热液体,应用东莨菪碱、银杏叶等药物改善微循环。当体温接近或恢复正常时,应根据检测结果及时纠正酸碱平衡紊乱。

刁玉刚　米卫东(共同负责人)　孙　立　李　洪

吴黄辉　张　宏　张　惠　张晓莹

张铁铮(共同负责人)　陆智杰　陈力勇

陈国忠(共同执笔人)　袁红斌　徐建国

麻伟青(共同执笔人)　葛衡江

目　录

一、高温环境下机体的病理生理特点

　　热致疾病根据严重程度分为先兆中暑、轻症中暑和重症中暑,后者又分为热痉挛、热衰竭和热射病(heat stroke,HS)三类。

　　1. 体温调节　主要受环境的温度和湿度的影响。高温环境辐射和对流散热均不能有效发挥作用,以蒸发散热为主。

　　2. 体液和内环境　以高渗性脱水常见(表43-1),常伴低钾血症;初入高温环境可出现呼

表 43-1　高渗性脱水的分级

分级	脱水量 （占体质量百分比）	血钠
轻度	2%~4%	145~160mmol/L
中度	4%~6%	160~170mmol/L
重度	>6%	>170mmol/L
危及生命	>20%	—

吸性碱中毒；脱水、血液浓缩可导致微循环障碍，易发代谢性酸中毒或混合性酸中毒。

3. 炎症反应　长期高温或短期超高温的热损伤可出现"类脓毒症"样炎性反应，重者可出现弥散性血管内凝血（DIC）、多器官功能障碍，甚至死亡。

4. 循环系统　高温环境轻度脱水时，交感神经兴奋性增高，心排血量随心率增快而增加；但心率过快时（>180 次/min），心排血量反而下降。中、重度脱水时，循环血量进一步减少，血压下降，重者可诱发心力衰竭。"类脓毒症"样炎性反应加重微循环障碍，有效循环血容量严重不足，血压明显下降。

5. 呼吸系统　初入高温环境者，通气功能呈代偿性增强，随着高温环境暴露时间延长及热损伤程度加重，通气功能受到显著抑制，直至呼吸功能衰竭。

6. 其他　脱水和血液浓缩致血栓形成危险性倍增。直接热损伤、合并战创伤、低血压及血液再分布均可导致中枢神经系统、胃肠道、肝、肾等多器官损伤。

二、核心问题与救治原则

1. **核心问题** 热和创伤复合应激导致的伤病员水、电解质、酸碱平衡紊乱、失血和体温调节功能障碍,引发多器官损伤,乃至 HS。

2. **救治原则** 尽快脱离高温环境、快速有效降温;纠正水、电解质失衡、酸碱平衡紊乱、低血容量和凝血功能异常;支持呼吸、循环和重要脏器功能。

三、麻醉与救治

(一)麻醉

1. **麻醉前评估和准备** 重点评估因高温引发的水、电解质和酸碱失衡状况,特别是高渗性脱水程度、血清离子水平及是否存在酸中毒。中、重度脱水者合并战创伤者对失血更为敏感,较少失血即可出现低血容量休克。临床需根据症状、体征和实验室检查,明确低血容量程度及出凝血功能状态,行有针对性的纠治。

2. **手术时限** 高温环境战创伤清创时机应提前至伤后 2~4h 以内。

3. **麻醉选择** 局部麻醉可单用或与全身麻醉联合应用。对于危重、多发伤、不确定性手术、术中预计大量失血或休克伤病员,首选全身麻醉。原则上慎用椎管内麻醉及深部神经阻滞。

4. 麻醉监测 全程动态监测核心体温(鼓膜、食管、直肠或血液温度);中、重度脱水和重症中暑者应监测呼吸、循环、肝、肾和凝血功能、内环境状态及麻醉深度,建议监测血浆渗透压;合并严重失血或失血性休克伤病员,应连续监测血流动力学。

5. 麻醉诱导 推荐诱导前超声评估胃内容量;无条件时,应将所有伤病员视为饱胃状态。

6. 麻醉管理 局部麻醉时宜选用低浓度局部麻醉药,并适当减量,以防局部麻醉药中毒;慎用辅助药物。原因不明的运动型热病或运动型横纹肌溶解症(rhabdomyolysis,RM)者,应慎用或禁用含氟类吸入麻醉药。合并肝、肾功能障碍的伤病员,应选用可控性好的短效麻醉药。

(二) 救治

1. 体温管理 推荐全程目标温度管理:尽早脱离高温环境,尽早监测核心温度,尽早有效降温,尽早达到目标温度。力争在 30min 内将核心温度降至 39.0℃以下,2h 内降至 38.5℃以下,当核心温度降至 38.5℃时停止降温或减弱降温强度,维持直肠温度在 37.0~38.5℃。主要降温措施见表 43-2。

表 43-2　主要降温措施

措施	方法	备注
蒸发降温	• 15~30℃凉水直接喷洒皮肤 • 薄纱布覆盖,凉水间断喷洒或湿毛巾或稀释的乙醇擦拭,同时配合持续扇风	最易实现的现场降温方式
传导降温	• 直接将伤病员浸泡于 2~20℃冷水中 • 将纱布包裹好的冰袋(冰帽和冰枕)置于颈部、腹股沟(注意保护阴囊)、腋下等血管丰富、散热较快部位	最高效的现场降温方式,但易引发寒战、躁动、低血压等不良反应
体内降温	• 4~10℃冰盐水洗胃(1min内经胃管快速注入,总量10ml/kg,放置1min后吸出,可反复多次) • 直肠灌洗(深度不小于6cm,以 15~20ml/min 速度注入,总量 200~500ml,放置 1~2min 后放出,可反复多次) • 快速静脉输注 4℃ 冰盐水(60min 内输注 25ml/kg 或总量 1 000~1 500ml) • 其他:连续性血液滤过(CRT)或血液透析(HD)或无菌生理盐水腹膜腔灌洗或将自体血液体外冷却后回输	适用于体外降温无效者
药物降温	主要包括非甾体抗炎药、冬眠合剂等	限用于院内救治

2. 内环境管理

（1）纠治脱水状态：纠治高渗性脱水首选低渗盐溶液。根据脱水严重程度预估补液量，轻度：1~1.5L；中度：2.5~3L；重度脱水应视病情而定。应注意：①机体总钠量减少，应适时补钠；②计算所得的补水量可分 2d 补给，避免水中毒；③现场救治第 1 小时输液量以 30ml/kg 或总量 1.5~2.0L 为宜；此后根据治疗反应调整输液量和输注速度，非肾衰竭伤病员可维持尿量100~200ml/h；④避免早期大量输注葡萄糖液，以免加重神经损伤。密切监测血钠浓度变化，血钠浓度每小时降低不宜超过 0.5mmol/L。

（2）维护电解质及酸碱平衡：急性低钾伤病员补钾原则与常温环境一致。酸碱平衡紊乱者应及时有效调控体温和改善组织器官灌注。病症较轻者，无需使用碱性药物；重症者在对因治疗的同时，可酌情使用碳酸氢钠。

（3）循环功能支持：选择外周较粗的静脉，现场快速建立静脉通路。首选低渗含钠液纠治脱水；失血性低血容量，根据监测指标，选择血液制品、胶体液和等渗晶体液纠正。液体复苏原则上以平均动脉压（MAP）65mmHg 作为初始目标。推荐目标导向液体管理，充分液体复苏后仍存在组织灌注不足，尽早使用血管活性药物，首选去甲肾上腺素，常用剂量0.05~0.5μg/（kg·min）。前负荷良好而心排血量仍不足时，应用正性肌力药，首选多巴酚丁胺,起始剂量 $2\sim3\mu g/(kg\cdot min)$。若上述治疗后仍未达标,应联合肾上腺素和/或氢化可的松 200mg/d。循环稳定但存在微循环障碍者,可考虑使用前列地尔。

(4)呼吸功能支持:保持呼吸道通畅,及时清除气道分泌物,防止误吸。积极氧疗,首选鼻导管或面罩吸氧,维持脉搏血氧饱和度(SpO_2)≥90%;对氧合不能达到要求或需要气道保护的 HS 伤病员,应尽早气管插管,持续监测 SpO_2;机械通气采用肺保护性通气策略:在保证充分氧合的前提下,降低吸入氧浓度,限制潮气量使平台压≤30cmH_2O 和合适的呼气末正压(PEEP)水平,重视气道的湿化。

(5)其他措施:早期有效降温、积极液体复苏和支持治疗是多脏器功能保护的关键。乌司他丁有助于改善微循环;循环稳定后尽早启动甘露醇脱水;高压氧治疗有利于神经保护;早期肠内营养有助于胃肠保护;补充还原型谷胱甘肽,必要时人工肝治疗有利于肝功能保护;液体治疗、碱化尿液、使用利尿剂和血液净化有助于肾功能保护,减轻横纹肌溶解继发的肾损伤。

四、特殊问题与处理

1. HS 与 RM　HS 为重症中暑中最为严重的类型,高温环境战创伤伤病员 HS 多为劳力型热射病(exertional heat stroke,EHS),紧急救治遵循"快速、有效、持续降温"原则。RM 是 HS

常见的严重并发症。最关键的治疗措施是快速有效降温和控制肌肉抽搐,其他方法包括早期、快速液体治疗,碱化尿液、利尿及 CBP 等措施。

2. 疟疾 疟疾者可出现溶血、严重贫血、血小板减少、凝血异常和骨髓抑制等,重症疟疾者可并存低血糖、充血性心力衰竭、非心源性肺水肿、急性肾损伤、类似脓毒症样感染和多器官系统功能损伤等。合并有疟疾的热致疾病伤病员,应关注上述系统的术前评估、术中监护及全程纠治。脑型疟疾伤病员应避免升高颅内压的各种因素;疟疾伤病员 Hct 低于 15% 或血红蛋白(Hb)<50g/L 时必须予以输血。

44. 高原环境战创伤麻醉快捷指南

习玉刚　米卫东(共同负责人)　孙　立　杨婉君
张　宏　张　惠　张昊鹏　张晓莹　张铁铮(共同负责人)
赵广超　耿智隆(共同执笔人)　徐建国　高钰琪
葛衡江(共同负责人)　董海龙(共同执笔人)　鲁开智

目　录

高原环境战创伤麻醉因其自身的特点而极具挑战性。本共识就高原环境下战创伤麻醉提出指导意见,以提高救治效果和成功率。

一、地域环境特点

高原创伤具有:①失血耐受能力低易休克;②液体耐受能力小易发生脑水肿、肺水肿;③多器官功能衰竭发生早;④死亡率高等特点。

二、病理生理特点

高原地区可出现低压性低氧血症,严重诱发高原肺水肿。高原缺氧使右心负荷加重,甚至肺血管和右心结构可发生改变。重度高原反应者引发脑水肿,出现晕厥、昏迷。血液系统造成血黏度增高、右心负荷过重,血栓形成的危险性倍增,肺栓塞和心源性猝死风险增加。消化系统易诱发应激性溃疡。

三、核心问题与救治原则

创伤、应激、疼痛等因素诱发的低压性低氧血症及肺水肿和脑水肿为高原环境战创伤麻醉与救治的核心问题。救治原则:纠正低压性低氧;降低肺循环阻力,防治肺水肿;迅速纠正神经元及脑组织水肿,降低颅内压。

四、麻醉与救治

(一)麻醉前准备

1. 麻醉前评估 除常规评估外,需关注创伤失血性休克严重程度及重要器官损伤程度;关注急、慢性高原病、红细胞增多症、肺动脉高压及右心功能不全等并存疾病;尤其注意伤病员胃排空时间、低体温事件及血源状况。

2. 围手术期"富氧"环境的建立 围手术期全程给予高浓度氧疗,氧流量控制在 6~8L/min,氧浓度(FiO_2)可达 0.45~0.55;吸氧时间每天不少于 6~8h。

3. 消化道屏障功能保护 推荐质子泵抑制剂保护胃肠道黏膜功能。

（二）麻醉选择

总体遵循三原则：①熟悉原则：对病情、不同麻醉方法的优缺点及自己的水平要熟悉；②有利原则：对维持伤病员病情的稳定有利；③有效原则：能给手术者提供充分的手术平台。

1. 区域或神经阻滞麻醉 条件允许时，推荐超声引导下神经阻滞麻醉。

2. 椎管内麻醉 应严格控制阻滞平面，防止呼吸循环抑制；血小板计数低于 $80 \times 10^9/L$ 的伤病员不建议选择硬膜外麻醉

3. 全身麻醉 以气管内插管、静吸复合麻醉多用。

（三）麻醉前用药

术前镇静镇痛类用药剂量需酌减，避免呼吸抑制。对于久居高原者，可在手术开始前给予抗胆碱药阿托品，预防心率减慢。

（四）麻醉药物的选择要点

①静脉麻醉药首选依托咪酯，也可使用氯胺酮，循环不稳定时慎用丙泊酚；②适当减少芬太尼或舒芬太尼用量，瑞芬太尼因有较强的循环抑制应慎用；③肌肉松弛药可选用罗库溴铵、维库溴铵或顺式阿曲库铵，慎用琥珀酰胆碱；④吸入麻醉药应以低浓度维持；⑤避免使用氧化亚氮（N_2O）。

（五）麻醉监测

在标准全身麻醉监测的基础上,推荐增加:有创动静脉压和体温、肌松监测;有条件及伤情需要时可扩展监测心排血量、每搏量变异指数、血栓弹力图及麻醉深度等。

（六）麻醉诱导与气道建立

1. 高原低氧和创伤后胃内容物排空减慢,不能确定时,所有伤病员均应视为饱胃状态。

2. 饱胃伤病员实施快速顺序麻醉诱导流程为:①给氧去氮 6~8L/min,3min;②快速顺序注射麻醉药物进行诱导;③诱导开始后按压环状软骨,直至插入气管导管、套囊充气后;④气管内插管完成后加深麻醉,追加阿片类镇痛药物。

3. 人工气道建立,慎用声门上气道。气管插管推荐使用可视喉镜,疑为困难气道者,宜使用纤维支气管镜等特殊器具。对于存在严重颌面部或咽喉部损伤,宜先行气管切开。血气胸伤病员应先行胸腔闭式引流。

（七）麻醉关注要点

1. 局部麻醉和区域阻滞时,应谨慎选用辅助阿片类药物,避免加重低氧血症。

2. 椎管内麻醉时应严格控制阻滞平面,常规吸氧;手术结束时,如果麻醉平面仍在 T_8 以上或阻滞平面仍扩展者,不应送回病房。

3. 全身麻醉时推荐吸入麻醉药+高浓度氧气吸入方案。术中慎用控制性降压。

（八）循环管理

推荐采用损伤控制性复苏策略,遵照个体化原则。创伤早期液体复苏总量不超过失血量的 2.5 倍,晶胶比约为 1∶1,输液速度以 0.5~1.0ml/(kg·min)为宜,必要时宜联合使用血管活性药物维持循环;移居汉族伤病员创伤早期液体复苏总量不超过失血量的 3 倍,晶胶比约为 2∶1,输液速度先快[1~1.5ml/(kg·min)]后慢;世居高原伤病员可按照平原地区标准进行快速复苏。高渗复苏液体(7.5% 高渗氯化钠溶液)有利于高原创伤失血性休克早期液体复苏,可减少肺水肿及脑水肿的发生。

高原伤病员强调液体复苏与血管活性药物联合使用。多巴胺的推荐剂量为 5~10μg/(kg·min)。多巴酚丁胺推荐剂量为 ≤40μg/(kg·min)。在失血性休克的治疗中,推荐去甲肾上腺素与多巴酚丁胺的联合使用。

（九）血液管理

急进高原伤病员输血阈值通常确定为:血细胞比容小于 30%(血红蛋白 ≤100g/L)。因此,重度失血性休克急进高原伤病员,输血量通常为失血量的 1/3~1/2;移居伤病员为失血量的 1/4~1/3,而世居伤病员可仅为失血量的 1/5~1/4。血液制品输注原则仍为 1∶1∶1(红细胞∶血浆∶血小板)。

（十）呼吸管理

高原全身麻醉过程中的肺保护策略与平原

基本相同,可允许 $PaCO_2$ 轻度升高($\leqslant$60mmHg),术后 24h 应继续实行氧疗,以改善全身组织的缺氧状态。

(十一) 体温管理

高原环境下低体温是常见的伴随问题,其相关内容参见"低温环境战创伤麻醉共识"。

(十二) 麻醉后处理

由于药物代谢能力降低,麻醉恢复期应特别注意包括肌松药物在内的药物残余作用。应准确把控拔管时机,建议清醒后拔管。术后镇痛慎用阿片类药物,宜选用神经阻滞镇痛或非阿片镇痛药物。

五、特殊问题及处理

(一) 肺水肿

主要救治措施如下:①首选将伤病员下撤后送,下降高度至少 1 000m;②不具备后送条件者应绝对卧床休息,通常为半卧位。推荐使用便携式高压氧舱(头高脚低位,头部上抬 15°);③吸氧:采用面罩吸氧。通常选择持续中低流量吸氧(2~4L/min),严重者可给予高流量持续吸氧(4~6L/min),但时间不得超过 24h。有大量泡沫痰时,可将氧气通过 50%~70% 乙醇瓶吸入,避免间断吸氧。若病情不能缓解,可试行持续正压通气。无论采取何种吸氧方式均以 $SpO_2\geqslant$90 为目标;④硝苯地平:口服,30mg/12h 或 20mg/8h,直至症状缓解;⑤他达拉非,口服,

10mg/12h;或西地那非,口服,50mg/8h。以降低肺动脉压力;⑥氨茶碱 0.25g 静滴,2/d,严重肺水肿者可增至 0.5g,2/d;⑦地塞米松:静脉注射 10~20mg/d 或首次口服或肌内注射 8mg,随后每 6h 给予 4mg,直至症状缓解;⑧呋塞米,静推,20~40mg/8~12h,根据病情和尿量可加大用量。20% 甘露醇,快速静脉滴注,250ml,1~2次/d。若伤员伴有低血容量,应慎用利尿脱水治疗;⑨纠正心力衰竭,若伴有休克,可给予多巴酚丁胺按照 2.5~7.5μg/(kg·min)泵注;心率≥100 次/min,可给予毛花苷 C 0.2~0.4mg 静滴;⑩抗感染治疗;注意补钾、保护胃黏膜。输入液体以 10% 葡萄糖注射液为主,同时静脉滴注大剂量维生素 C,严格控制输液量并密切监护生命体征。

(二)脑水肿

脑水肿伤病员中约 1/3 合并肺水肿,单纯脑水肿时,应先行甘露醇脱水,再利尿;合并肺水肿时则应先给予呋塞米利尿,再行甘露醇脱水,防止救治脑水肿诱发或加重肺水肿。

脑水肿的救治同样强调脱离高原环境,无法立即后送的伤病员推荐使用便携式高压氧舱治疗。氧疗目标为 $SpO_2 \geq 90\%$。其他主要救治措施包括:①轻度:减轻劳动、卧床休息、低流量吸氧(2~4L/min);口服呋塞米 20mg,1~2 次/d;泼尼松 5~10mg,1~2 次/d;适量使用镇静药物;②中度:绝对卧床休息,高流量吸氧

（4~6L/min）；肌内注射呋塞米 20mg，1~2 次/d；地塞米松 5~10mg，1~2 次/d。呕吐停止后改口服上述药物，1~2 次/d；③重度伤病员：建立静脉通道，持续高流量吸氧（4~6L/min），必要时可行气管插管或气管切开。明确是否合并肺水肿，以决定脱水和利尿治疗的先后顺序。20% 甘露醇 125~250ml 快速静脉滴注，每 6~8h 可重复 1 次。必要时可静脉注射呋塞米 20~80mg。生命体征稳定后，静滴 10% 的葡萄糖或低分子右旋糖酐 500ml 内加呋塞米 40mg、地塞米松 20mg、维生素 C 3~5g，期间行头部重点降温。利尿剂亦可选用乙酰唑胺，口服，250mg/12h，直至症状缓解；④脑水肿合并肺水肿者应以地塞米松为首选治疗药物，首次口服或肌内注射 8mg，随后每 6h 给予 4mg，直至症状缓解；⑤肺血管扩张药：硝苯地平 10~20mg，舌下含服；使用过程中应避免降低平均动脉压造成的脑灌注压降低、脑缺血增加的风险；⑥非甾体抗炎药：口服布洛芬或对乙酰氨基酚有助于缓解头痛；⑦禁用血管收缩药、慎用中枢兴奋药。

45. 海域环境战创伤麻醉快捷指南

卞金俊(共同执笔人) 邓小明(共同负责人)

米卫东(共同负责人) 孙 立 李 军 张 宏

张铁铮(共同负责人) 陆智杰(共同执笔人)

袁红斌(共同执笔人) 徐建国

陶坤明 葛衡江 蒋 鑫

目 录

　　海域环境下的战创伤麻醉因其自身特点而极具挑战性。本共识在《战创伤麻醉指南(2017)》的基础上,进一步细化海域环境下战创伤麻醉和救治的原则及具体措施,以提高共识的实用性和可操作性。

一、海域环境特点

　　1. 水面舰艇环境　具有空间密闭,受损后伤亡人员密集、阵亡率高的特点。常见战创伤包括爆震伤、冲击伤、机械伤和烧伤等,且以多发伤居多,并可并发海水淹溺、核化生污染等。

2. 潜艇环境　潜艇一旦遭遇创伤,自救性差,现场几乎无他救机会。受损逃脱时,迅即产生大批伤员,减压病、肺气压伤等为其特有疾病,并常伴有全身性创伤、中重度低体温等。

3. 岛礁环境　自然环境恶劣,具有高湿、高盐、强辐射、温度极端等特点。平时以应对守礁官兵及邻近海域平民意外损伤和常见病症救治为主;战时,岛礁特殊战略地位使其成为重要的攻防目标,可能遭受大面积杀伤武器的袭击,产生爆震伤、火器伤、烧伤、冲击伤、挤压伤、放射性损伤和化学损伤等。部分岛礁医疗条件较为完善,可作为平战时的三级救治平台。

4. 岸防基地环境　岸防基地往往是登陆和反登陆的重点区域,同时也可作为海战后方的三级或四级救治中心,除接收大量陆战与海战伤员外,也可能面临批量非战斗人员和平民伤员。

二、病理生理特点

1. 一般状况　由于补给不足、高温、高湿及卫生条件所限,舰艇伤员较易合并呼吸系统、消化系统、泌尿系统、皮肤系统、精神系统等疾病。远海作战时因为营养和供水有限,加之体力消耗大,人员易出现过度疲劳及免疫力低下等问题。

2. 海水淹溺　海水淹溺引发死亡的主要原因为肺水肿。多数淹溺者具有肺损伤,并继发肺水肿,进而出现急性呼吸窘迫综合征,表现为低氧血症和酸中毒。

3. 海水浸泡 受创部位组织微循环障碍及血管通透性增高,引起局部水肿和血管内微血栓形成;海水进入胸腹等腔隙导致渗透压异常,水、电解质紊乱和组织水肿,加重创伤部位损伤;伤口感染发生率明显增高,且以革兰氏阴性菌为主。

4. 低体温 轻度低体温时体温调节中枢基本正常,伤病员表现为意识清醒、明显寒战、呼吸急促、心率增快、心排血量增加、血压增高;中度低体温时寒战消失、神志淡漠、生理反射减弱、循环抑制;重度时会出现半昏迷或昏迷状态,呼吸循环系统严重抑制,极易出现室颤等恶性心律失常,严重者可发生心搏骤停或死亡。

三、核心问题与救治原则

海域环境下战创伤麻醉的核心问题是个体化应对淹溺所致的肺水肿,以及海水浸泡所致的低体温、微循环障碍、组织水肿和感染。救治原则是全力纠治呼吸窘迫综合征,支持呼吸与循环功能,加强体温管理,维护内环境稳定,保护创口。

四、麻醉与救治

(一)麻醉管理

1. 影响因素

(1)伤病员因素:长时间海上航行易产生

焦虑、抑郁等情绪,低频振动和晃动会导致心血管、胃肠道和内分泌系统功能变化,严重呕吐可导致水电解质平衡紊乱。晕船时人体自主神经张力增高,以迷走神经功能增高为主,导致心率和血压明显下降。缺乏运动和锻炼者更易出现窦性心动过缓和低血压。海上环境可导致患者对麻醉药物的耐受性下降。海上环境可刺激迷走神经,术中操作易诱发迷走反射。

（2）医务人员因素:舰艇航行中摇摆导致医护人员出现困倦、眩晕、注意力不集中等不同程度的晕船反应,同时船体晃动会严重影响操作的准确性和稳定性。海上环境的战斗应激易引起严重的睡眠障碍甚至睡眠剥夺,导致机体的整体能量消耗增加,重要器官发生明显氧化应激和炎症反应,多器官功能储备下降及脏器损害。

（3）手术环境的影响:船体晃动导致手术和麻醉操作难度加大,手术物品不易固定,无菌区域易受污染。

2. 麻醉方式的选择

麻醉的选择应遵循简单易行、安全有效的原则。

（1）岛礁环境或靠岸锚定时,麻醉方法的选择等同于陆地。

（2）航行或锚泊时,船体晃动,优先考虑局麻或外周神经阻滞,慎用蛛网膜下腔麻醉,必要时选择全身麻醉。对于简单的清创手术还可用监护麻醉(如氯胺酮)。

（3）选择合适的麻醉方式

1）外周神经阻滞麻醉用于四肢手术,各类躯干阻滞可以单独或复合其他麻醉方法,推荐在超声或神经刺激仪引导下进行。

2）椎管内麻醉适合下肢和下腹部手术。蛛网膜下腔麻醉,推荐使用等比重局部麻醉药。

3）全身麻醉用于中上腹部、颅脑和胸部手术,以及对于病情复杂的复合伤及伴有休克者。

3. 麻醉的实施要点

（1）麻醉前处理:①酌情给予镇静、镇痛及抗胆碱药物,危重伤员免用任何麻醉前用药;②开放 1~2 条静脉通路,麻醉前尽量纠正低血容量;③全面了解伤情,保持呼吸道通畅。

（2）麻醉期间的监测:依靠麻醉医师的直接观察外,有条件时应采用监护仪。优先选择易携带、多功能、使用方便的监护仪。应根据患者情况、手术类型,进行个体化动态监测。

需要监测的内容包括:①心电监测;②血压监测;③脉氧饱和度监测;④体温监测;⑤尿量监测;⑥其他,如中心静脉压、心排血量、肌松、麻醉深度等。

（3）麻醉中注意事项:①应根据海况对人员和设备进行妥善的固定;②全身麻醉时尽可能选择全凭静脉麻醉,避免麻醉废气对人员产生不利影响;③溺水及昏迷患者,诱导插管时要注意误吸风险;④椎管内麻醉应严格控制阻滞平面。

（4）麻醉后注意事项：①低体温导致药物代谢减慢,应注意包括肌松药在内的药物残余作用;②准确把握拔管时机,尽可能清醒拔管;③采用多模式镇痛,尽可能减少阿片类药物的用量,以减少相关并发症;④具有 PONV 风险患者,推荐常规采用联合预防措施。

（二）救治

1. 海水淹溺的复苏

（1）推荐沿用 A-B-C 的顺序复苏,强调第一时间开放气道、人工通气的重要性。施救者应活用 C-A-B,A-B-C 在内的 CPR 程序,进行因地、因人、因情、因器而异的差异化心肺复苏程序。

（2）海水淹溺特殊化的 CPR 方法是针对海水淹溺患者的伤情特点,以去除造成心搏骤停的病因为目的,有的放矢地进行心肺复苏。

（3）海上淹溺患者常发生低体温。控制复温 CPR 是指在坚持实施心脏按压及人工通气的同时,采用控制性复温(速度在 2~4℃/h)措施,缓慢恢复海水淹溺心搏骤停患者的体温。

2. 海水浸泡的救治　早期救治的目的是纠正机体因海水浸泡造成的内环境紊乱,维持并提升伤员的生存与救治条件,以利于接受进一步的战创伤救治。

3. 低体温的救治　早期保温复温至关重要。①最大限度地减少伤员的体表暴露;②用干燥的衣服更换下潮湿的衣服,尽快将伤员置于隔热表面上。③密切监测体温,根据低体温的程度选择合适的复温方法。

五、海域环境战创伤麻醉的特殊问题及处理

减压病是指机体在高气压环境下暴露一定时间后,由于外界压力下降过快,溶解于体内的惰性气体来不及随呼吸排出体外,而在组织和血液中形成气泡所引起的一种疾病。其发病机制中,气泡形成是原发因素,因液气界面作用,可继发一系列病理生理反应,可累及神经、皮肤、呼吸、骨骼、循环、消化等多系统,导致减压病的临床表现十分复杂。

减压病的救治措施:①使病员即刻平卧,垫高脚部约 20~30cm,以避免因气泡堵塞血管或中枢神经系统;②保持呼吸道通畅、高流量吸氧、必要时面罩加压给氧;如出现呼吸困难需进一步建立人工气道,控制呼吸;③循环支持、积极抗休克;④尽快将伤病员送往医院做减压舱加压治疗;⑤转送过程中应注意保持运输环境在一个大气压条件下,切忌高空运输。

46. 核化生战创伤麻醉快捷指南

刁玉刚　马亚群(共同执笔人)　刘秀珍

米卫东(共同负责人)　孙　立(共同执笔人)

张　宏　张铁铮(共同负责人)　郝建华

徐建国　高升润　高成杰(共同执笔人)

郭　旭　郭　航　葛衡江

一、核心问题与救治原则

建立快速有效的救治体系,充分完善施救人员的自身防护,优先处理危及生命的伤情是其核心问题。救治则强调现场救治、早期救治和专科治疗,其原则是快速有效地保护救援者和被救援者,同时遵循分级治疗原则。应使伤员尽早脱离有害环境、防止污染扩散、彻底洗消、特效抗毒、对症治疗。

二、麻醉与救治

参与救治的医疗机构、手术室应设置核化

生污染伤员专用通道,具备处理各类污染及防止污染扩散的条件。

(一) 现场评估与紧急救治

1. **防护** 救援人员应做好个人防护,包括穿戴防护服、防毒面罩,服用针对性防护药物;熟悉除沾染技术,确认污染源或传染源。

2. **评估** 对周围环境和伤员同时进行快速评估;遵循 ABCDE 原则,即气道、呼吸、循环、意识与肢体活动、全身显露等步骤进行检伤分类并确定救治顺序。

3. **急救** 缩短现场滞留时间和转运时间。将伤员转移至安全地带,去除外衣、鞋袜等沾染物或进行洗消。迅速判断是否存在气道梗阻因素,并清理气道。及时给予抗放药、解毒剂等针对性药剂。昏迷伤员应置于侧卧位,对改变体位不能纠正的上呼吸道梗阻者,首选置入鼻咽通气道(伴有颅底骨折的伤员不宜选用)、口咽通气道或喉罩;依然不能解除者,立即行环甲膜穿刺/置管;必要时给予气管插管、切开通气。应用自膨式复苏呼吸囊-活瓣-面罩或呼吸机行人工机械通气。关注循环及镇痛。

(二) 麻醉前评估

伤员送达医疗机构后,麻醉科医师应通过卫生员或其战友、伤票或野战病历等了解伤病史,按照 AMPLE 步骤进行快速病史采集:①过敏/气道状况(allergies/airway problems);②用药情况(medications);③既往病史(past medical history）；④最近进餐情况（last meal）；⑤环境/事件（environment/event）。应对伤员伤情进行再评估：①生命体征；②气道；③头面部、颈椎、心脏和肺部；④出血部位和出血量；⑤胸部、腹部和其他损伤。关注凝血功能、内环境、体温等。

（三）麻醉选择

针对损伤特点并结合下列因素选择麻醉方式：①救治环境和基础设施；②大规模伤亡时可能出现的工作负荷；③伤情或致伤机制的影响。多数伤员术前呼吸循环不稳定、伤情复杂，因此，局部麻醉、神经阻滞麻醉和椎管内麻醉实施受限，推荐采用全身麻醉。

（四）麻醉前用药

针对致伤机制确定术前用药种类，并减量应用，避免呼吸循环抑制。对失能性毒剂伤员，禁用阿托品；对神经毒剂伤员，应了解此前阿托品用药情况，必要时重复给药。

（五）麻醉药物选择

脱离致伤环境后，核化生致伤因素对伤员病情仍存在一定程度的持续作用，化生战剂或解毒剂与部分麻醉药物之间存在相互影响，应根据病情变化调整麻醉药物的种类及剂量。

1. 吸入麻醉药　推荐七氟烷低浓度吸入；慎用氧化亚氮。

2. 静脉麻醉药　慎用丙泊酚；氯胺酮仍推荐在伤员早期镇痛和麻醉中适量使用，S-氯胺酮更为安全有效。核损伤致肾上腺皮质功能受损者,不宜选用依托咪酯。

3. 肌肉松弛药 饱胃、挤压伤及大面积烧伤伤员,禁用琥珀胆碱;若需快速序贯诱导,可用罗库溴铵(0.9~1.2mg/kg)。术中首选不经肝肾代谢的药物,如顺式阿曲库铵。化生战剂可影响骨骼肌功能和肌松药的强度及残余效应,应在肌松监测指导下调整药物用量。

4. 阿片类药物 对芬太尼衍生物气溶胶中毒伤员,阿片类药物应酌情减量,并密切观察其相互间的协同作用。

(六) 麻醉监测

重点监测气道压、肺顺应性、氧合指数、呼气末二氧化碳分压、动脉血气等;对核化生导致的心脏损伤伤员,推荐采用经食管或经胸超声心动监测等各类心功能监测技术和心肌酶谱检测;对产生中枢神经毒性或损伤的伤员,推荐采用麻醉深度、经颅多普勒脑血流、脑氧饱和度等可判断和鉴别脑损伤程度的监测手段;对沙林等造成神经肌肉接头损害的化学战剂致伤者,强调神经肌肉功能监测,以判定损伤程度及救治效果,并指导使用肌松药;对霍乱、炭疽等生物战剂致伤者,重点监测循环、水电解质及酸碱平衡、渗透压、凝血与纤溶功能等。

(七) 麻醉诱导与人工气道建立

慎用声门上气道工具。轻度损伤者,尽量采用可视化技术行气管插管,避免再次损伤;损伤程度较重或严重颌面部及咽喉部损伤者,应先行环甲膜穿刺置管或气管切开。严重核冲击易致脊柱损伤，对颈椎不稳定者，应采取颈椎轴向稳定法气管插管。伴有血气胸者，诱导前先行胸腔闭式引流。

早期救治时所有伤员均按饱胃处理，采取快速序贯诱导方法行气管插管，禁用使胃内压增高的药物如琥珀胆碱等。推荐在从伤员失去保护性气道反射至确认气管导管位置、套囊充气后的整个紧急气道管理过程中持续应用 Sellick 手法。

（八）麻醉管理

1. 呼吸管理

（1）麻醉前：随时做好人工气道通气准备。吸氧可加快挥发性化学毒剂经呼吸道排出。对食入或吸入性中毒伤员，不宜实施口对口人工呼吸。紧急诱导和气道建立前应给予更长时间的预氧合。

（2）麻醉期间：推荐采用低潮气量和最佳呼气末正压通气。对伤员生命体征、麻醉药物浓度及麻醉深度进行监测，客观判断麻醉药效，调整用量。对呼吸衰竭、常规手段治疗无效的重危伤员，行体外膜氧合技术支持。

（3）麻醉后：合理掌握拔管时机，必要时延长机械通气时间。合并肺水肿、急性呼吸窘迫综合征者需长期呼吸支持，应转入 ICU。

2. 循环管理

（1）对有心肌损伤的伤员，应根据心脏超

声及心肌酶谱等监测和检测指标变化情况,有针对性地采取心肌保护措施,动态调整心脏功能,合理使用血管活性药物。推荐使用个体化目标导向液体治疗。

(2)核武器的热辐射会引起大面积烧伤,常伴有心肺功能损伤。液体治疗策略强调应用等渗晶体液,醋酸或乳酸钠林格液优于白蛋白、羟乙基淀粉、高渗盐水和血液制品,尤须注重客观指标监测下的个体化液体治疗。

(3)对霍乱等生物战剂所致极严重脱水、电解质紊乱乃至循环衰竭的伤员,核心技术为液体治疗。输液原则为早期、迅速、适量,先盐后糖,先快后慢,纠酸补钙,见尿补钾。晶体液宜选用与人细胞外液更相近的醋酸或碳酸林格液。早期经口补液治疗也是有效方法之一,尤其适用于救治成批伤员。炭疽毒素伤员,液体复苏首选晶体液,推荐限氯晶体液。对充分液体复苏后依然低血压者,推荐使用去甲肾上腺素。

3. 毒剂拮抗　化学战剂损伤必要时应再次给予特效解毒药。生物战剂损伤须针对性给予抗生素或抗病毒药物。

4. 血液管理　在早期急救或后期专科治疗时,需密切观察伤员出血征象,手术和麻醉前应准确评估和对因处理,根据指征及时输注浓缩红细胞或新鲜冷冻血浆、血小板、冷沉淀等血液成分,维持血液正常功能。

5. 麻醉后管理 初期手术后转入 PACU 或 ICU 内进行监测和继续治疗,转运中应全程吸氧并监测生命体征,保证气管导管等各类管道安全。后续治疗监测和管理目标与术中相同,及时评估和预测再回手术室紧急救治的可能性。生物战剂多引起严重炎症反应和器官功能障碍,麻醉后恢复和伤后重症监测与治疗十分重要。

三、特殊问题及处理

核化生战创伤的特殊性及其早期防治应引起麻醉科医师的特别关注,解除呼吸道梗阻、支持呼吸循环功能是核化生战创伤早期救治的基本措施。在确定伤员损伤类型后,对其围手术期存在的持续损伤给予针对性治疗至关重要。

主要参考文献

［1］中华医学会麻醉学分会. 2020 版中国麻醉学指南与专家共识［M］. 北京：人民卫生出版社，2022.

［2］GELB A W，MORRISS W W，JOHNSON W，et al. 世界卫生组织-世界麻醉科医师学会联盟（WHO-WFSA）：麻醉安全国际标准［J］. 中华麻醉学杂志，2018，38（10）：1153-1160.

［3］DE HERT S，STAENDER S，FRITSCH G，et al. Pre-operative evaluation of adults undergoing elective noncardiac surgery：updated guideline from the European Society of Anaesthesiology［J］. Eur J Anaesthesiol，2018，35（6）：407-465.

［4］SHORT T G，CAMPBELL D，FRAMPTON C，et al. Anaesthetic depth and complications after major surgery：an international，randomised controlled trial［J］. The Lancet，2019，394（10212）：1907-1914.

［5］REBECCA T. HAHN，THEODORE ABRAHAM，MARK S. ADAMS，et al. Guidelines for performing a comprehensive transesophageal echocardiographic examination：recommendations from the American Society of Echocardiography and the Society of Cardiovascular Anesthesiologists［J］. J Am Soc Echocardiogr，2013，26（9）：921-964.

［6］KINSELLA S M，CARVALHO B，DYER R A，et al. International consensus statement on the management of hypotension with vasopressors during caesarean section under spinal anaesthesia [J]. Anaesthesia, 2018,73(1):71-92.

[7] HALL T H,DHIR A. Anesthesia for liver transplantation [J]. Semin Cardiothorac Vasc Anesth,2013,17(3): 180-194.

[8] FIDKOWSKI C W,ZHENG H,FIRTH P G. The anesthetic considerations of tracheobronchial foreign bodies in children:a literature review of 12 979 cases [J]. Anesth Analg,2010,111(4):1016-1025.

[9] ORTEGA R,CONNOR C,RODRIGUEZ G. Endotracheal extubation [J]. N Engl J Med,2014, 370(13):1266-1268.

[10] WAHIDI MM,JAIN P,JANTZ M,et al. American college of chest physicians consensus statement on the use of topical anesthesia,analgesia,and sedation during flexible bronchoscopy in adult patients [J]. Chest,2011,140(5):1342-1350.

[11] 中华医学会消化内镜学分会麻醉协作组.常见消化内镜手术麻醉管理专家共识[J].中华消化内镜杂志,2019,36(1):9-19.

[12] SEWELL D,SMITH M. Awake craniotomy:anesthetic considerations based on outcome evidence [J]. Curr Opin Anaesthesiol,2019,32(5):546-552.

[13] BRINJIKJI W,PASTERNAK J,MURAD M H,et al. Anesthesia-related outcomes for endovascular stroke revascularization:a systematic review and meta-analysis [J]. Stroke,2017,48(10):2784-2791.

[14] MARIK P E,VARON J. Perioperative hypertension:a review of current and emerging therapeutic agents [J]. J Clin Anesth,2009,21(3):220-229.

[15] SIMHA V,SHAH P. Perioperative glucose control in

patients with diabetes undergoing elective surgery [J]. JAMA,2019,321(4):399-400.

[16] MURARO A,ROBERTS G,WORM M,et al. Anaphylaxis:guidelines from the European Academy of Allergy and Clinical Immunology [J]. Allergy, 2014,69(8):1026-1045.

[17] NEAL J M,BERNARDS C M,BUTTERWORTH J F,et al. ASRA practice advisory on local anesthetic systemic toxicity [J]. Reg Anesth Pain Med,2010, 35(2):152-161.

[18] OH E S,FONG T G,HSHIEH T T,et al. Delirium in older persons:advances in diagnosis and treatment [J]. JAMA,2017,318(12):1161-1174.

[19] APFELBAUM J L,SILVERSTEIN J H,CHUNG F F,et al. Practice guidelines for postanesthetic care:an updated report by the American Society of Anesthesiologists Task Force on Postanesthetic Care [J]. Anesthesiology, 2013,118(2):291-307.

[20] WICK E C,GRANTMC,WU C L. Postoperative multimodal analgesia pain management with nonopioid analgesics and techniques:a review [J]. JAMA Surg,2017,152 (7):691-697.